러닝 보강운동 바이블

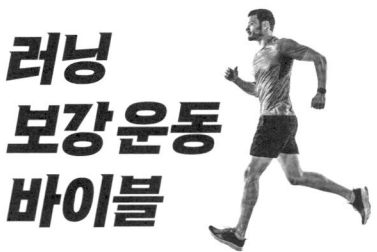

부상 없이 더 오래 달리기 위한
근력 운동과 스트레칭

러닝
보강 운동
바이블

하리 에인절 지음 | 임윤경 옮김

동글디자인

목차

1장 | 러닝을 위한 필라테스 · 10
코어 근육 · 12　균형과 협응 · 13

2장 | 러너였던 필라테스 창시자 · 18

3장 | 러닝 필라테스의 원칙 · 22
집중, 호흡 · 23　중심화, 정렬, 이완, 흐름 · 24　지구력 · 25

4장 | 자세 정렬 · 26
척추 · 28　달리기 자세 · 33　척추를 바닥에 밀착하기 · 36
척추 중립 · 30　복근·골반기저근 활성화 · 33
몸을 똑바로 세우고 서기 · 31　어깨 안정화 · 35

5장 | 호흡 · 38
필라테스 호흡 · 39　달리기 호흡 · 39

6장 | 장비 · 42

7장 | 러닝 보강 운동 필라테스 · 46
준비 운동 · 50　한쪽 다리 차기 · 76　가슴 열기 · 105
롤 다운 · 55　양쪽 다리 차기 · 78　한쪽 무릎 접기 · 106
균형감 · 57　기립 자세에서 팔굽혀펴기 · 80　양쪽 무릎 접기 · 107
아킬레스건과 종아리 근육 강화 · 59　캣 스트레칭 · 84　발목 가동성 · 109
발과 균형감을 위한 두뇌 체조 · 60　캣 스트레칭에서 다운 독 · 85　어깨 안정성 · 110
발뒤꿈치와 발가락으로 걷기 · 61　팔을 뻗은 아기 자세 · 87　팔과 어깨 · 111
스완 다이브 · 62　코브라 스트레칭 · 89　팔, 어깨와 척추 가동성 · 112
슈퍼맨 · 64　사이드 킥 · 90　팔로 원 그리기 · 113
다트 자세 + 삼두근 올리기 · 66　사이드 벤드 · 98　데드 버그 · 115
스위밍 · 68　클램·측면 고관절 열기 · 100　넥 컬 업 · 117
레그 풀 프런트 · 71　허벅지 바깥쪽 들어 올리기 · 101　헌드레드 · 118
회전하는 고양이 · 74　허벅지 안쪽 들어 올리기 · 103　한쪽 다리 스트레칭 · 122

Running Reinforcement Exercise Bible

양쪽 다리 스트레칭	124	공처럼 구르기	141	티저	151
어깨 브리지	127	롤 백	143	하프 티저	153
한쪽 다리 브리지	132	척추 스트레칭을 하며 롤 업	144	톱질	154
힙 서클	134	탄력 밴드를 활용한 롤 업	146	척추 비틀기	157
리버스 레그 풀	136	힙 트위스트	147	척추 가동성과 복사근 스트레칭	160
시저스	139	크리스 크로스	149	힙 롤	162

8장 | 러닝 후 스트레칭   164

탄력 밴드로 햄스트링·내전근·외전근 스트레칭	165	종아리 근육과 아킬레스건 스트레칭	168	장경인대 스트레칭	169
둔근·이상근 스트레칭	167	대퇴사두근과 고관절 굴곡근 스트레칭	168	햄스트링 스트레칭	169
누워서 대퇴사두근 스트레칭	167			내전근 스트레칭	170
				등 위쪽과 가슴 스트레칭	170
				기타 스트레칭	171

9장 | 수준별 15분 데일리 프로그램   174

초급자용	176	중급자용	177	상급자용	178

10장 | 오버트레이닝 회복 운동   180

11장 | 부상 증상별 운동   184

족저근막염	186	아킬레스건염	189	햄스트링 좌상	192
장경인대 증후군	187	러너스 니(슬개대퇴 통증 증후군)	190	종아리 부상	193
이상근 증후군	188	정강이 부목	191	발목 염좌	194

12장 | 러닝 마인드셋   196

13장 | 러닝을 위한 필라테스 시작하기   200

감사의 글   204
찾아보기   205

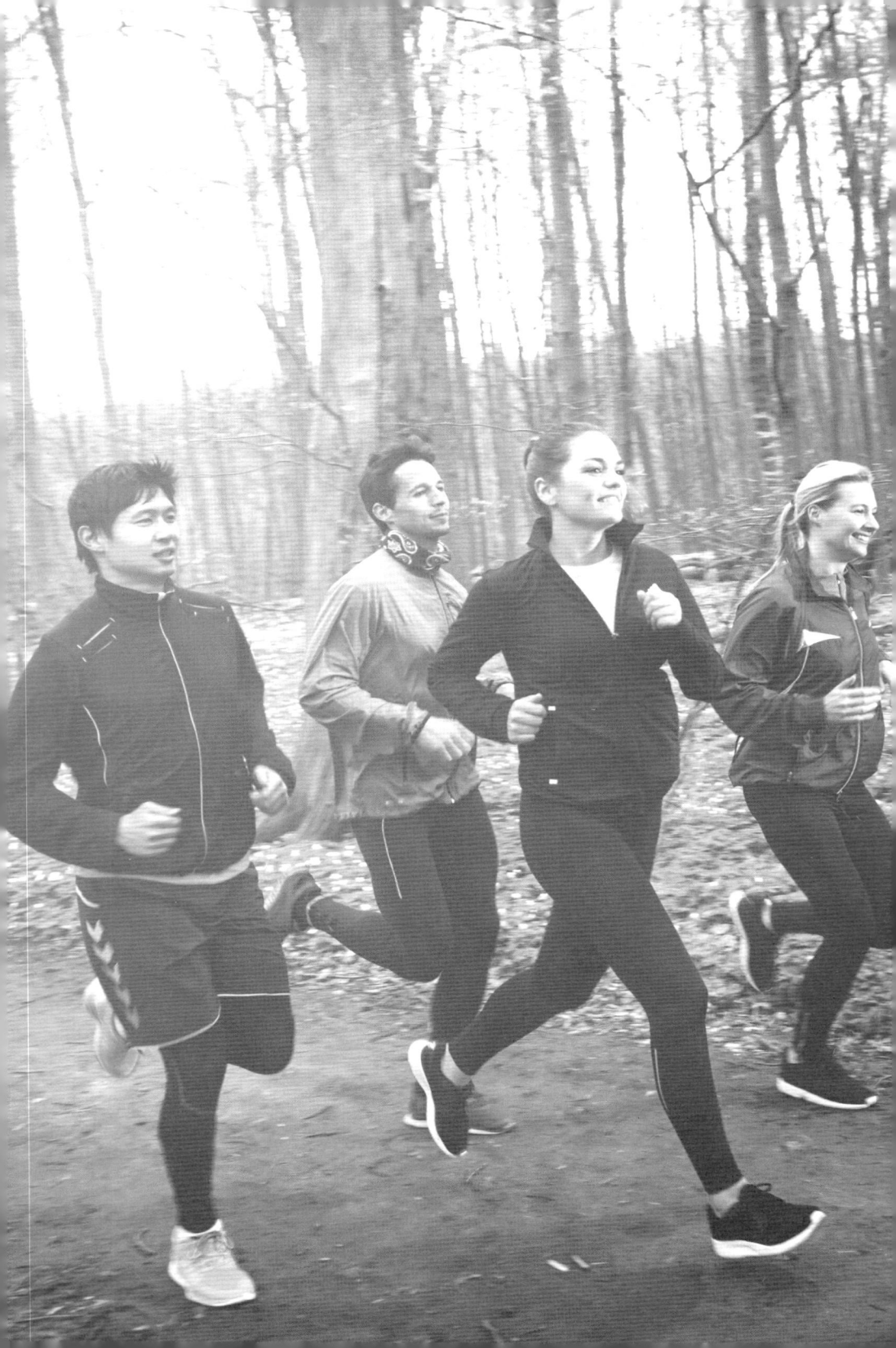

이 책은 달리기를 하는 모든 사람을 위한 책이다.

필라테스를 꾸준히 하다 보면 힘, 협응력, 가동성, 호흡, 균형감, 자세가 개선된다. 힘과 균형이 잡히면 달리기 자세가 개선되고, 부상 위험도 줄어든다. 이제 어깨가 말리거나 걸음걸이가 무너진 채로 결승선을 향해 달리지 않아도 된다. 나 역시 수련을 시작하고, 또 가르치게 되면서 달리는 방식은 물론 체력과 기록도 눈에 띄게 달라졌다. 생활 전반에도 긍정적인 변화가 있었다. 지금보다 나이가 더 들어도, 필라테스 덕분에 더 긴 시간 동안 편안하게 달릴 수 있으리라 생각한다. 누구나 일주일에 몇 번 필라테스를 하는 것만으로도 분명한 차이를 느낄 수 있다. 또한 몸매 개선은 덤이다.

1장에서는 필라테스가 러너에게 왜 좋은 운동인지 그 이유를 알아보고, 2장에서는 필라테스가 러너에게 어떤 도움이 되는지 설명한다. 지금 당장 필라테스를 규칙적인 훈련으로 만드는 데 필요한 모든 정보를 준비해 두었다. 이 책은 여성이든 남성이든, 주기적으로 마라톤을 뛰는 사람이든, 토요일 아침마다 공원을 뛰는 사람이든, 완전한 초보든, 이제 막 달리기에 관심이 생긴 사람이든 관계없이 모두를 위한 것이다. 삶을 만족스럽게 만들어주는 이렇게나 멋진 운동을 최대한 활용하는 방법은 물론이며, 부상의 위험을 피하는 데 필요한 모든 내용을 담고 있다.

이 책에서는 각자의 운동 능력에 알맞은 다양한 운동 동작을 소개한다. 본격적으로 이 운동들을 해보기 전에 4장의 자세 정렬에 관한 내용을 먼저 읽어보길 바란다. 설명한 부분들을 건너뛰고 곧장 운동 부분으로 가고 싶은 마음은 이해하지만, 책의 내용을 찬찬히 탐독하자. 거의 모든 운동 동작을 하나하나 단독으로 설명하고 있으나, 4장에서는 필라테스 수련을 최대한 효과적으로 하는 데 필요한 내용을 담고 있다. 설명한 기본적인 내용을 조금만 따라 해도 운동을 시작하기도 전에 자세가 좋아지기 시작할 것이다. 금세 변화를 느낄 것이다.

이 책의 모든 운동 동작은 러너에게 좋은 점을 간단히 설명하며 시작한다. 그 운동이 어떠한 역할을 하는지 완전히 이해하려면 자신이 왜 이 동작을 하고 있는지 항상 알고 있어야 한다. 그래서 곳곳에 필요한 설명을 적어두었다. 운동 동작을 배우는 데 그치지 않고 왜 그 운동을 해야 하는지도 알 수 있게 말이다. 또한 자신의 신체에 대해 조금 더 자세히 알게 된다.

해부학과 생체 역학에 대한 장황한 설명으로 흥미를 잃게 하려는 게 아니다. 필라테스로 최대한의 효과를 얻을 수 있는 방법을 가장 간단하고 안전하며 실용적으로 알려주고자 한다. 분명히 말하지만, 만약 불편함이 느껴진다면 중단해야 한다. 근육이 단련되는 느낌과 무언가 잘못되었을 때의 불편함은 분명히 다르다. 그 차이를 스스로 인식하고, 내 몸에 귀를 기울이며 자신에게 맞는 강도 안에서 운동하는 것이 중요하다. 특히

> 필라테스 수업 10번이면 몸이 달라지기 시작한다. 20번, 변화가 눈에 보인다. 30번, 완전히 다른 몸이 된다.
> 조셉 필라테스

러너들은 훈련을 무리하게 이어가는 경향이 있는데, 필라테스를 하며 각 동작이 왜 필요한지 이해하고, 그 흐름을 따라가는 것만으로도 큰 도움이 된다.

또한 필라테스를 훈련의 일환으로 활용하는 멋진 러너들의 일화를 이 책의 곳곳에서 만나볼 수 있다. 초보자와 숙련자, 젊거나 나이 든 러너들까지 각자의 경험을 통해 동기를 얻고 필라테스의 효과를 실감한 이야기를 전한다. 러너를 위한 필라테스를 지지하는 전문가들이 써준 유용한 조언들과 지나친 훈련과 부상에 관한 내용도 준비해 두었다. 최고 권위자인 조셉 필라테스의 영감을 주는 말들도 많이 실어두었다.

오랫동안 매트 필라테스는 그 운동 효과가 없다는 의심을 받거나 노년층을 위한 쉬운 운동이라고 여기는 분위기가 있었다. 이 책에서는 그러한 편견을 뒤집고 필라테스가 얼마나 정확하고 효과적인 운동 프로그램인지 보여주고자 한다. 거의 마법에 가까운 효과가 나타날 것이다! 이제까지 필라테스를 달리기에 도움이 되는 훈련으로 생각하지 못했더라도, 성별과 관계없이 더 많은 러너들이 일단 한번 해보기를 바란다. 이 책을 통해 필라테스가 얼마나 멋지고 좋은 운동인지 알게 되길 바란다. 필라테스는 달리기뿐만 아니라 자기 자신에 대해 느끼는 감정과 더불어 인생까지도 바꿔줄 것이다. 그러니 주변에 널리 알리자!

행운을 빈다. 행복하고 건강한 달리기가 계속되길 기원한다. 성장하기를 기대한다.

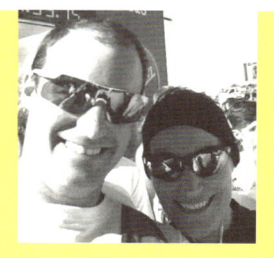

앤드루 슈트라우스와 그의 아내 루스 맥도널드는 2013년 한 자선 단체를 후원하기 위해 버진 런던 마라톤을 뛰었다. 마라톤을 뛰기 전에 루스는 평생 5km 마라톤을 달려본 게 다였고, 앤드루는 크리켓 훈련을 하면서 뛰어본 게 전부였다. 이런 상황에서 장거리 달리기 훈련을 하다 보니 몸이 아프기 시작했고, 필라테스를 시작해 보라는 충고를 듣게 되었다.

우리는 일주일에 한 번 필라테스 수업을 받기 시작했고, 필라테스를 하면서 몸에서 느껴지는 차이는 분명하고 놀라웠어요. 우리 둘 다 각자의 강점과 약점을 알게 되었고 필라테스 수업을 받는 동안 그 부분에 집중할 수 있었어요. 물론 집에서 수행할 과제도 있었고요! 루스는 골반, 무릎, 발목이 불편하여 고생했는데, 필라테스를 하면서 골반 정렬과 코어의 힘이 좋아졌어요. 진심으로 필라테스 덕분에 훈련을 받으면서 부상을 피할 수 있었다는 생각이 들었죠. 실제로 필라테스를 하면서 겪은 모든 경험은 마라톤을 준비하는 과정에서 신체적으로뿐만 아니라 정신적으로도 도움이 되었어요. 필라테스는 몸을 유연하면서도 강인하게 만들고 협응력을 키워주는 정말 좋은 방법이어서 정말이지 모두에게 추천하고 싶어요. 플랭크(71쪽), 사이드 벤드(98쪽), 티저(151쪽), 힙 서클(134쪽) 동작은 우리가 필요로 하는 바를 정확하게 집어내었어요! 마라톤 대회가 열린 그날은 완벽한 하루였고, 우리는 경기만큼이나 대회까지 가는 과정을 즐겼다고 이야기하고 싶어요. 필라테스가 없었다면 불가능했을 거예요.

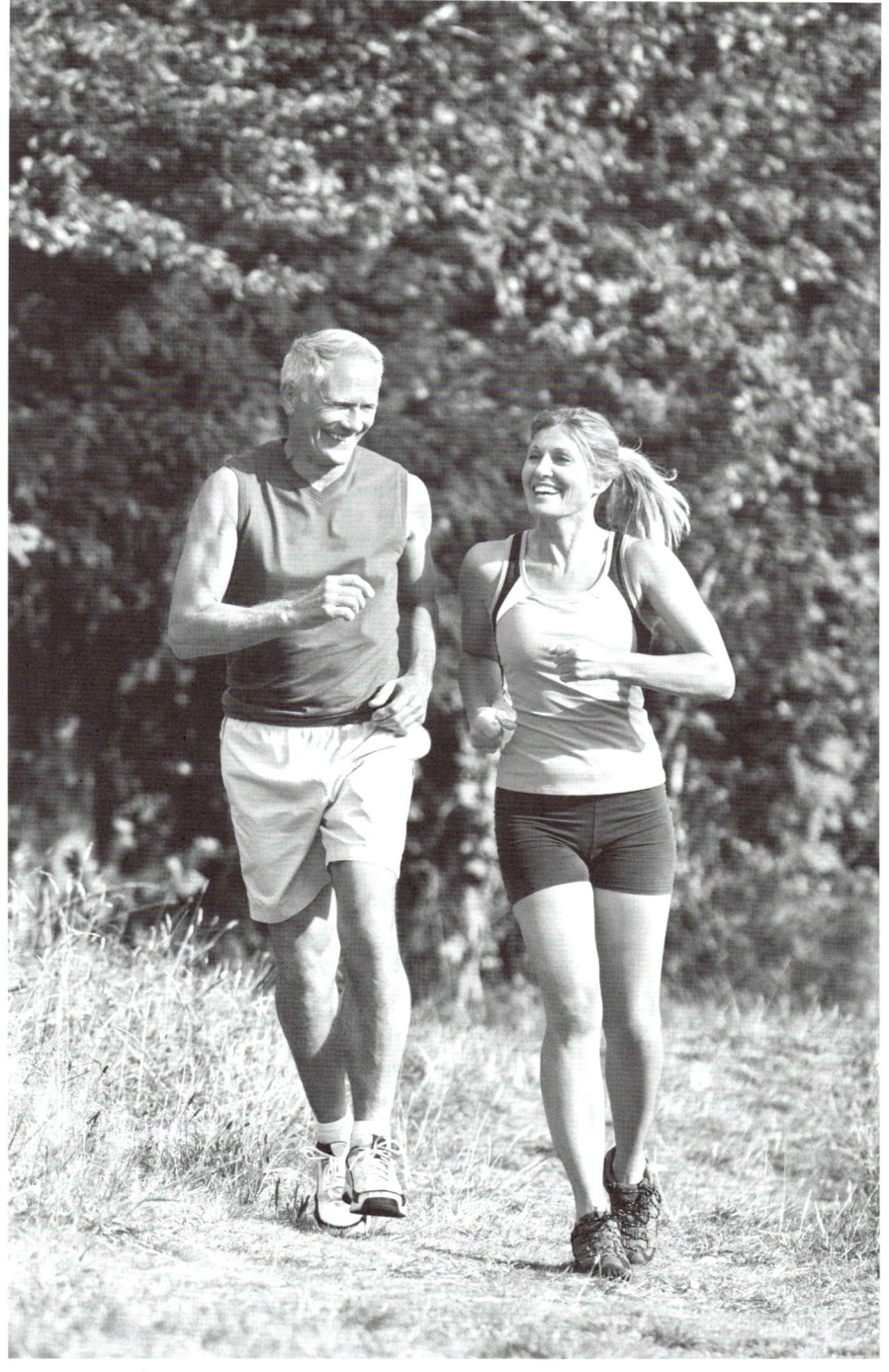

1장 | 러닝을 위한 필라테스

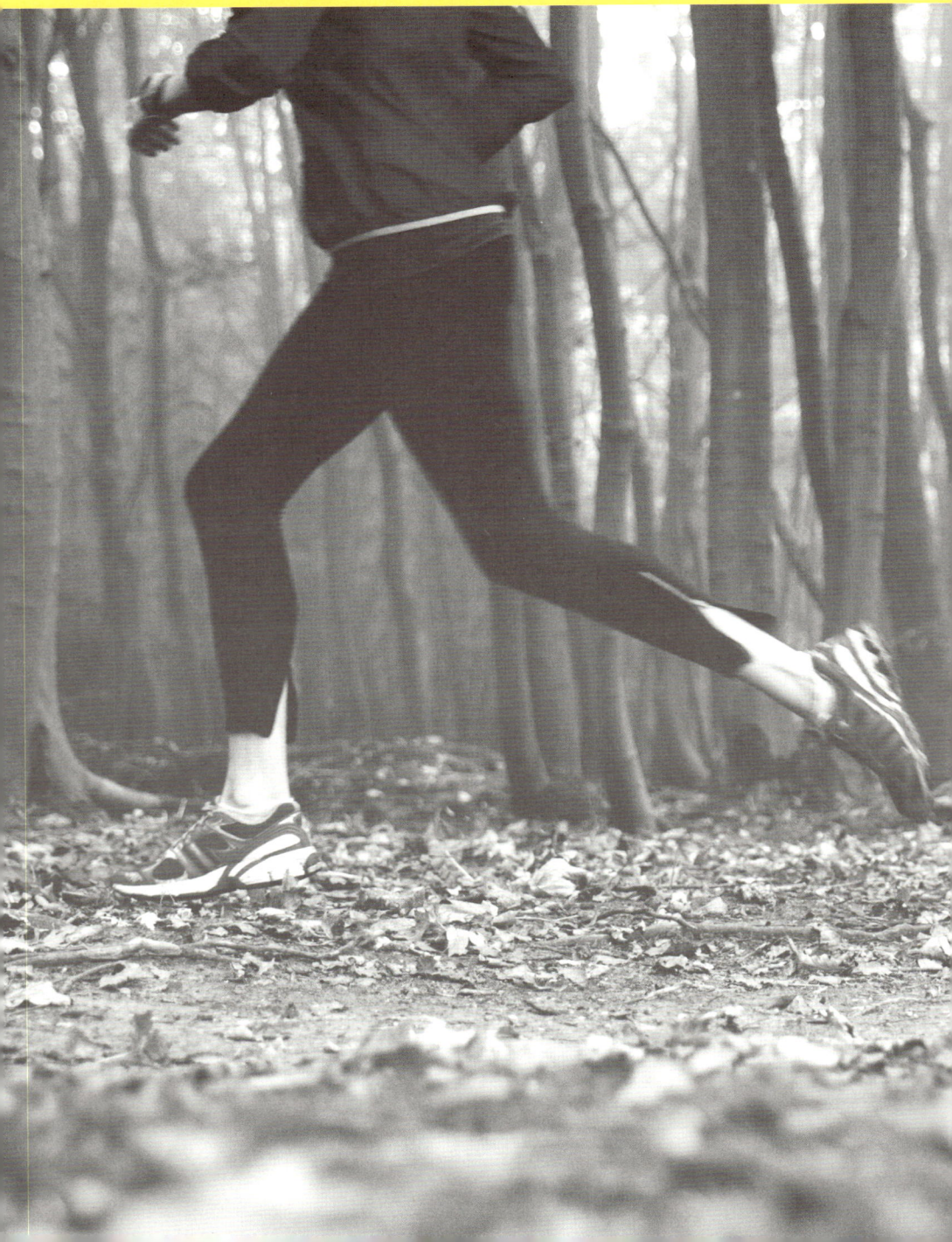

달리기는 반복 운동이다. 달릴 때마다 일부 근육은 과도하게 쓰이고, 어떤 근육은 거의 쓰이지 않는다. 이처럼 특정 근육만 과도하게 쓰이면 근육 불균형이 생기고, 결국 부상으로 이어질 수 있다.

달리기의 반복적인 속성으로 인해 발이 땅에 닿을 때마다 신체는 거듭되는 충격을 견뎌야 한다. 한 걸음마다 다리를 통해 요추(허리)와 흉곽(가슴)으로 힘이 전해진다. 만약 충격이 전해지는 길을 따라 약한 곳이 있다면 그곳이 바로 문제가 생길 수 있는 지점이다. 따라서 취약한 부분을 강화하여 달리기로 인한 스트레스에 좀 더 잘 대처할 수 있도록 단련해야 한다. 이 책에서 소개하는 필라테스 운동이 해답이 된다.

사람의 몸을 나무의 몸통과 뿌리라고 생각해 보자. 나무의 몸통과 뿌리에는 강하고 단단한 토대가 필요하다. 만약 나무(사람)의 몸통과 뿌리가 약하다면, 가지(팔과 다리)가 받는 힘에 나무의 뿌리는 뽑히고, 나무는 쓰러지고, 결국 나무는 부러지게 된다. 달리는 몸도 마찬가지다.

> 몸의 근육이 제대로 발달하면, 움직임은 덜 힘들고 몸은 더 자유롭다.
> 조셉 필라테스

필라테스는 코어(나무의 몸통과 뿌리)의 힘을 길러주는 운동으로 잘 알려져 있다. 코어의 힘은 달리기로 인한 충격에 잘 대처할 수 있도록 도와주고, 결과적으로 달리기의 효율도 좋아진다.

필라테스를 하면 코어의 힘이 길러질 뿐만 아니라 몸의 정렬과 자세도 좋아진다. 정렬과 자세가 바르면 몸이 더 가벼워지고, 그 결과 근골격계에 가하는 부담이 줄어들어 피곤함을 덜 느끼게 된다.

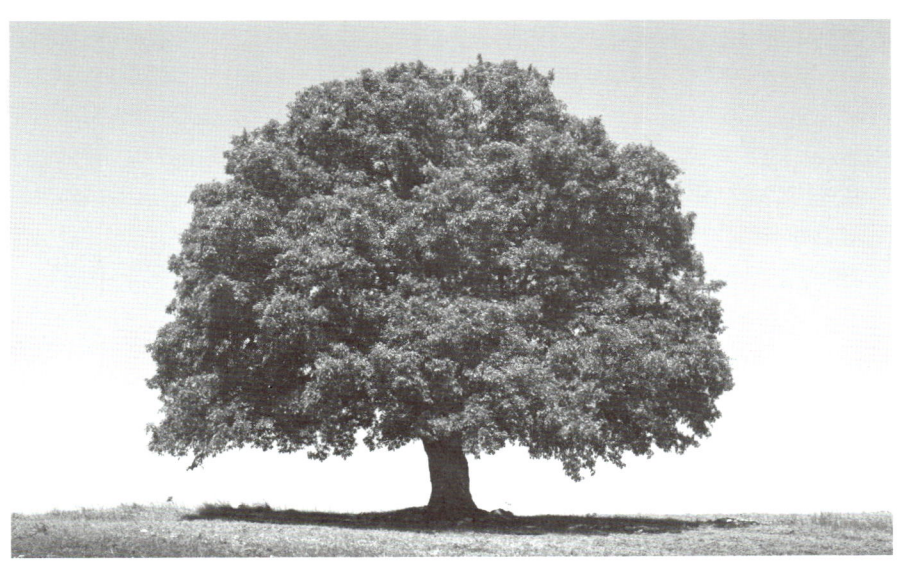

❱❱ 코어 근육
❱❱❱ 복근

필라테스에서는 복근보다는 '코어' 혹은 '파워하우스'라는 개념을 더 자주 사용한다. 코어는 사실 여러 근육군의 집합으로 이루어져 있다. 그중 가장 깊은 복부 근육인 복횡근(배가로근)은 코르셋처럼 허리 주위를 감싸며, 갈비뼈 아래와 골반 위 사이에 위치한다. 이 근육은 골반기저근과 함께 작용하며, 복부 압력을 유지하고 골반과 척추를 안정시킨다. 덕분에 달리기를 할 때 팔과 다리가 자유롭게 움직일 수 있다. 만약 등에 문제가 있다면 이 두 근육이 약해서인 경우가 많다(요추 참고, 28쪽).

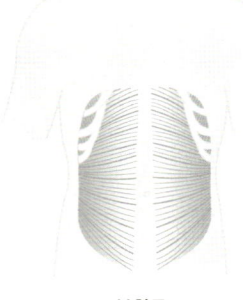

복횡근

허리 옆에는 내복사근과 외복사근이 있고, 복횡근 위에는 겉으로 보이는 복직근(배곧은근), 흔히 말하는 '식스팩'이 있다. 하지만 필라테스에서는 가장 깊은 복횡근에 집중한다.

> 강한 코어를 갖고 나서야 비로소 코어 근육의 중요성을 실감했습니다! 코어가 강해지니 단지 달리기뿐 아니라 일상생활 전반에도 큰 도움이 되었습니다. 앉는 자세, 서 있는 자세, 달리는 모습까지 모두 달라졌고, 허리 통증도 사라졌어요. 코어가 강해지면 정말 모든 게 더 좋아집니다.
> 배소스 알렉산더, 스포츠 중계자이자 마라토너

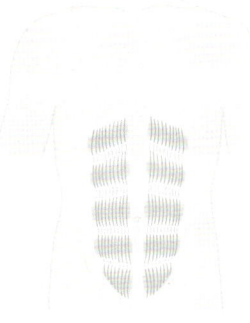

복직근

❱❱❱ 둔근

둔근(엉덩이 근육) 또한 중요한 코어 근육이다. 잘 달리고 힘차게 언덕을 오르기 위해서는 둔근이 튼튼해야 한다. 물리치료사나 접골사에게 '둔근이 잘 쓰이지 않는다'는 말을 들어본 적 있을 것이다. 이게 바로 근육 불균형의 예이다. 골반을 안정시키는 둔근이 제 역할을 하지 않는다면 햄스트링(허벅지 뒤쪽 근육)이 그 역할을 맡게 되고, 햄스트링이 불편해지기 시작할 것이다. 둔근을 강하게 만들어줄 수 있는 운동으로 127쪽의 어깨 브리지를 추천한다. 엉덩이 근육을 새롭게 인식하게 된다.

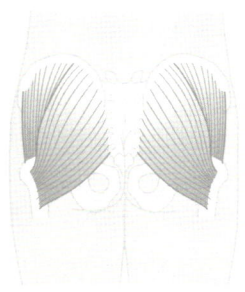

둔근

››› 등 근육

중요한 등 근육인 다열근과 척주세움근 역시 코어에 속한다. 다열근은 복횡근, 골반기저근과 함께 골반과 허리(요추)를 안정시키는 역할을 한다. 척주세움근은 척추를 뒤로 펴고 좌우로 굽히는 역할을 하며, 등을 곧게 세워주므로 달리기 자세에 영향을 미친다.

필라테스 운동은 이러한 코어 근육의 힘과 가동성을 키워 달리기 효율을 높인다. 코어 근육은 몸통과 하체의 안정성을 유지하는 데 핵심이다. 코어 근육은 나무의 몸통처럼 몸을 곧고 강하게 지지해 준다. 이 근육들이 제대로 작동해야 자신의 역량 안에서 편안하게 달릴 수 있고, 부상의 위험도 줄일 수 있다. 이 책에는 등 근육을 강화하고 척추를 길게 늘이는 데 도움이 되는 운동이 다양하게 실려 있다.

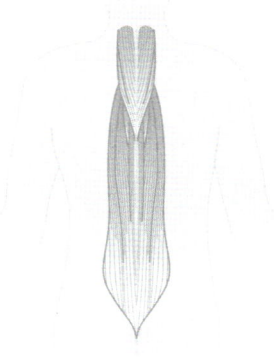

다열근과 척주세움근

> **RESEARCH**
>
> 플로리다 배리대학교의 키미타케 사토(Kimitake Sato)와 M. 모카(M. Mokha)의 연구에 따르면, 코어 근력 훈련은 달리기 속도와 운동 능력을 향상시키는 데 매우 효과적이다. 이 연구에서 참가자들은 6주간의 코어 근력 훈련 프로그램을 수행했고, 5km 기록이 유의미하게 단축되었다. 반면, 대조군은 속도 변화가 없었다.

›› 균형과 협응

››› 균형

러너에게는 균형 감각이 매우 중요하다. 달릴 때 우리는 걸음마다 한쪽 발이 공중에 떠 있기 때문이다. 울퉁불퉁한 길에서 발을 헛디디거나 발목을 접지른 경험이 있을 것이다. 특히 트레일 러닝을 즐기는 러너라면, 나뭇뿌리나 고르지 않은 길 때문에 자주 균형을 잃는 경우도 많다.

균형을 잘 잡으려면 '자기수용감각'을 발달시켜야 한다. 이는 팔다리의 위치, 방

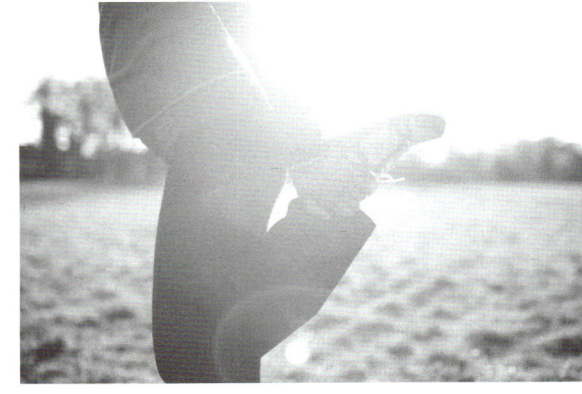

향, 움직임을 인지하는 능력으로, 저절로 생기는 기술이 아니다. 안타깝게도 나이가 들수록 이 감각은 자연스럽게 떨어지므로 꾸준한 훈련이 필요하다. 균형 감각을 훈련하는 다양한 방법은 이 책 57쪽에서 다룬다. 비포장된 길을 뛰는 러너라면 예고 없이 나타나는 웅덩이도 큰 시험대가 될 수 있다. 나 역시 예전에는 쉽게 넘어지곤 했다.

> 필라테스는 몸에 휘둘리지 않고 몸을 이끌게 한다.
> 조셉 필라테스

⟫ 협응

러너는 팔과 다리의 움직임을 잘 조화롭게 연결할 수 있어야 하며, 자신의 동작 의도를 몸으로 인식하는 '운동 감각(Kinesthetic sensing)' 또한 중요하다. 흔히 '배를 문지르면서 머리를 두드리는' 놀이를 떠올려보자. 이것이 바로 협응력이다. 협응력이 뛰어날수록 달리기 민첩성, 속도, 힘 역시 향상된다.

이처럼 균형 감각과 협응력은 부상을 예방하고 효율적인 달리기를 위해 매우 중요한 요소다. 이 책에 소개된 매트 필라테스 동작들은 코어 근력 강화와 더불어 균형 감각과 협응력 향상에도 큰 도움을 줄 것이다.

RESEARCH

독일 프랑크푸르트의 괴테대학교 스포츠의학과에서 실시한 7개의 수준 높은 연구 결과에 따르면, 고유수용성 감각·신경근 훈련(균형, 협응)은 회전이나 달리기, 점프 동작이 포함된 운동을 할 때 다리 부상이 일어날 확률을 줄여주는 것으로 나타났다.

⟫ 호흡

필라테스는 횡격막을 강화하고 자세를 개선하는 데 도움을 준다. 달릴 때 자세를 곧게 세우고 가슴을 활짝 열수록, 힘든 구간에서도 훨씬 수월하게 호흡할 수 있다. 러닝 후반부에 피로가 몰려오면 우리는 중심부터 무너지고 어깨가 말리며 시선도 아래로 떨어지는 경향이 있다. 이런 구부정한 자세는 횡격막과 폐의 움직임을 방해한다.

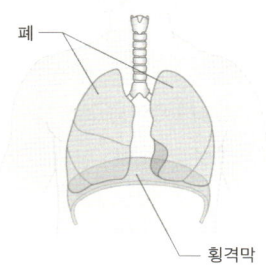
폐
횡격막

폐활량이 좋다는 것은 곧 달릴 때 더 많은 산소를 체내와 근육으로 공급할 수 있다는 의미이며, 이는 운동 능력을 높이는 핵심 요소다. 호흡 시에는 횡격막을 제대로 활용해 갈비뼈를 유연하게 확장하고, 폐를 충분히 쓰는 능력이 중요하다. 따라서 필라테스 호흡법을 연습하고, 자세를 정돈하며 횡격막을 강화하는 훈련은 달리기 자세를 향상시킬 뿐 아니라, 일상 속 전반적인 건강에도 긍정적인 변화를 가져다준다.

> 운동보다 먼저 배워야 할 건 제대로 숨 쉬는 법이다. 몸은 호흡을 따라 움직인다.
> 조셉 필라테스

RESEARCH

앨리슨 매코널 박사(Alison McConnell, PhD)에 따르면, 우리는 호흡을 하면서 사용할 수 있는 폐활량의 50~60%만 사용하고 주로 가슴 근육에 의존한다. 횡격막을 강화하고 달릴 때 입으로 호흡을 한다면 산소 섭취량을 증가시킬 수 있다.

》》 스트레칭

운동 후 스트레칭을 소홀히 하는 러너들이 많다. 스트레칭이 실제로 얼마나 중요한지에 대해서는 의견이 분분하지만, 개인적으로는 정말 중요하다고 생각한다. 근육이 짧아진 상태에서 다시 늘이지 않는다면 근육이 긴장하고 약해지면서 부상으로 이어질 수 있다.

정말 많은 사람들이 달리기를 한 후 햄스트링이나 종아리 근육의 긴장으로 불편함을 겪고 있다. 혹시 달린 후에 바로 샤워를 하거나, 혹은 책상 앞에 앉아 몇 시간이고 움직이지 않는 건 아닌가? 이런 습관은 햄스트링을 더 짧게 만들고 달리기 보폭까지 줄인다. 필라테스는 근육을 길게 늘임으로써 유연성을 길러준다. 잘 달리기 위해서는 달리기의 반복적인 동작에 필요한 모든 움직임을 견뎌낼 수 있을 만큼 근육이 길어야 한다. 그동안 이 근육들이 얼마나 많이 반복적으로 수축했을지를 생각해 보자.

RESEARCH

2011년 치앙마이대학교 의학부의 S. 프롬페(S. Phrompaet), A. 파웅말리(A. Paungmali), U. 피룬산(U. Pirunsan), P. 시틸러트피산(P. Sitilertpisan)은 필라테스가 유연성, 요추와 골반의 움직임에 미치는 영향에 대해 평가하고 비교하는 연구를 했다. 그 연구에 따르면, 필라테스 수련을 하는 집단은 유연성이 엄청나게 좋아졌다. 또한 4주간과 8주간의 훈련 모두 통제 집단보다 훨씬 더 많은 영향을 받는 것으로 나타났다.

》》 자세

필라테스를 하면 전반적으로 자세가 좋아진다. 4장에서는 자세 정렬에 대해 자세히 살펴보고자 한다. 러너를 위한 필라테스에서 자세 정렬은 그만큼 중요한 부분이기 때문이다. 자세와 관련하여 고려해야 할 부분들은 매우 다양하다.

간단히 말해서, 좋은 자세는 효율적인 달리기를 위해 매우 중요하다. 여기에서 좋은 자세란 달리는 동안 중력에 저항하여 몸을 어떻게 지탱하는지를 의미하고, 효율적으로 달리기란 힘을 덜 들이고 신체적으로 스트레스를 훨씬 덜 받는 것을 의미한다. 자세가 바르면 관절과 뼈가 정렬되어 부담이 줄어든다. 근육 역시 길고 강하게 유지된다. 그렇게 되면 마라톤 결승선을 향해 치달릴 때도, 일상의 리듬 속을 가로지를 때도, 몸은 한결 가볍게 앞으로 나아갈 것이다. 팔과 다리는 어떤 구속도 없이 시원하게 뻗어 나갈 수 있다.

> 30살이라 하더라도 척추가 유연하지 않고 뻣뻣하다면 늙은이다. 60살이라 하더라도 척추가 완전히 유연하다면 젊은이다.
> 조셉 필라테스

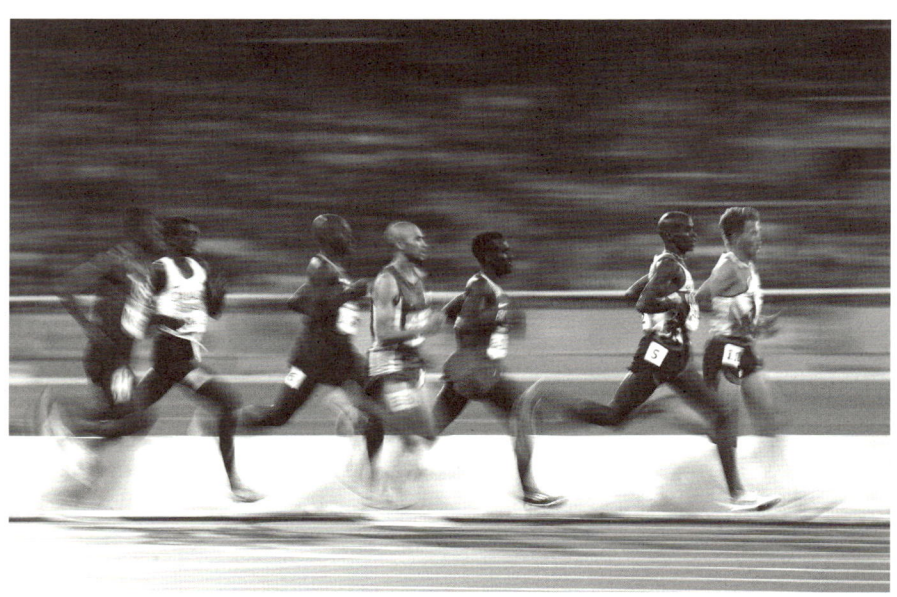

1장 러닝을 위한 필라테스 17

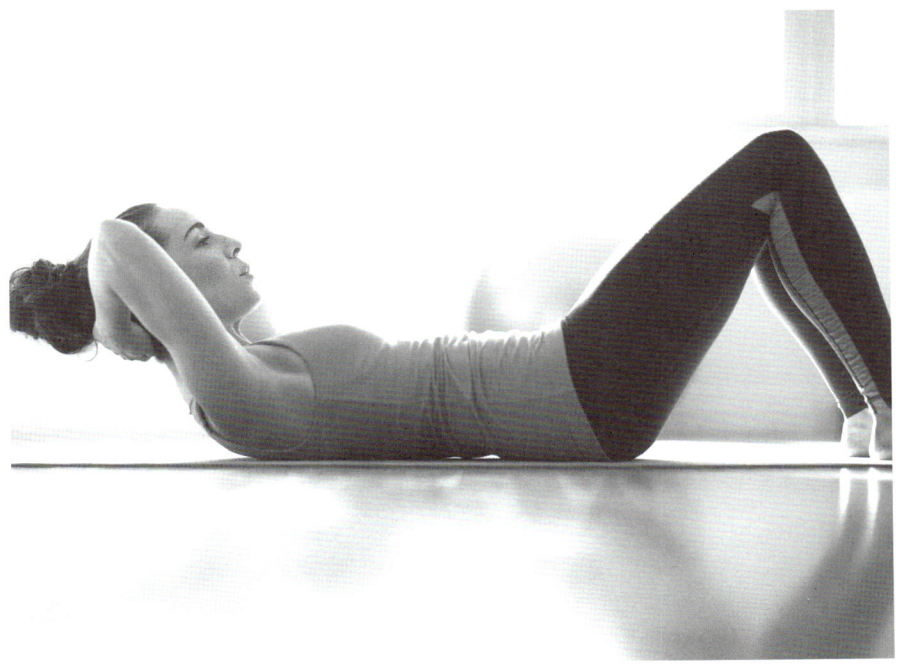

> 복근 운동 뒤에 근육통을 느껴본 적이 있다면, 우리가 일상에서 얼마나 자주 복근을 쓰는지를 실감했을 것이다. 겉으로 보이는 '식스팩'뿐 아니라, 자세를 지탱하는 심부 근육과 코어는 잠결에 돌아눕는 순간부터 의자에서 일어나는 동작까지 거의 모든 움직임에 관여한다.
>
> 달리기에서도 코어 근육은 매우 중요하다. 다치지 않고 효율적으로 달리기 위해서는, 매 한 걸음 한 걸음을 안정된 방식으로 내디뎌야 하기 때문이다. 달리기를 하다 보면 근육 불균형이 발생할 수 있다. 예를 들어 고관절 굴곡근(장요근)이 긴장하면서, 고관절 신전근(둔근)이 제 역할을 하지 못하는 경우가 대표적이다. 이는 곧 골반과 고관절 전체의 움직임이 비효율적으로 작동한다는 뜻이다.
>
> 필라테스는 이러한 불균형 문제를 해결하는 데 효과적이다. 골반 안정성을 높이고 부상 위험도 줄여 준다. 필라테스는 몸의 오른쪽과 왼쪽, 앞과 뒤를 균형 있게 움직여 근육의 불균형을 바로잡고, 자세 정렬까지 도와준다. 코어의 힘을 기르는 가장 효과적인 방법, 바로 필라테스다.
>
> 제인 카우셜, 접골사이자 러너

2장 | 러너였던 필라테스 창시자

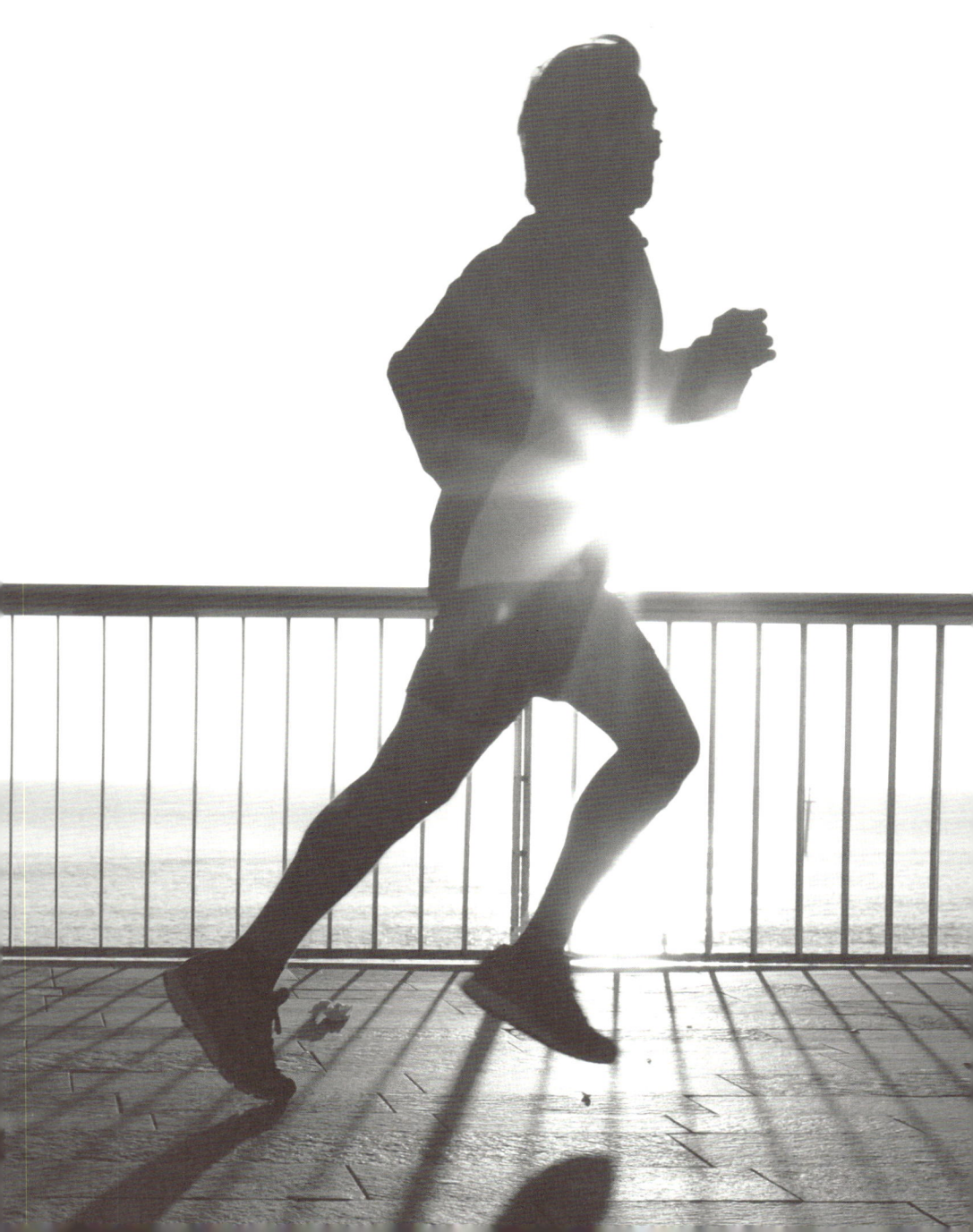

조셉 후베르투스 필라테스(Joseph Hubertus Pilates)는 1883년 독일의 묀헨글라트바흐에서 아홉 남매 중 둘째로 태어났다. 어린 시절 유복하지 못한 환경에서 자라면서 구루병, 천식, 류마티스열을 앓았다. 성장 과정에서 자신의 나약함 때문에 좌절을 겪게 되면서, 체력을 단련하고 건강해지는 방법을 찾기 시작했다. 그렇게 병약했던 유년기를 이겨낸 그는 체조, 스키, 복싱, 다이빙, 보디빌딩 선수로 활약했다. 또한 호신술과 명상을 연구했고, 몸이 탄탄해지고 체형이 발달하면서 해부도의 모델이 되기도 했다.

1912년, 필라테스는 영국으로 건너가 경찰과 군인들에게 자기방어술을 가르치는 일을 맡았다. 일부 전기에서는 이 시기에 그가 서커스 단원으로도 활동했다고 전하기도 한다.

제1차 세계대전이 발발하자 그는 수용소에 억류되었다. 수용소에 있는 동안 요가, 체조, 자기방어술, 웨이트 트레이닝, 무술 등 자신이 익힌 다양한 운동 기법을 바탕으로 운동 프로그램을 다듬고 체계화해 나갔다. 그는 동료 수용자들과 함께 이 운동을 실천하며 점차 자신의 운동법을 발전시켜 나갔다.

이 신체 단련 방식을 '컨트롤로지(Contrology)'라 이름 붙였다. 필라테스는 신체의 정렬이 흐트러지거나 특정 부위가 약하면 다른 근육과 관절이 이를 보상하려다 오히려 부상을 유발할 수 있다고 보았다. 이후 그는 자세 불균형을 개선하는 데 중점을 두었다.

전쟁이 끝난 후, 필라테스는 독일로 돌아갔다. 함부르크에서 군사 경찰과 군인들에게 호신술을 가르쳤고, 그에게 처음으로 무용을 알려준 루돌프 라반(Rudolph Laban, 안무가이자 무용 이론가)과 함께 일하기 시작했다. 1926년, 평화주의자였던 그는 독일 정치에 환멸을 느끼고 미국행을 결심했다. 이미 그곳에 친척들이 살고 있었다.

그는 미국으로 가는 배에서 미래에 아내가 될 클라라를 만났고, 우연한 계기로 체력 단련에 관한 자신의 열정을 나눌 수 있었다. 뉴욕에 도착한 두 사람은 피트니스 스튜디오를 열었고, 뉴욕 시티 발레단과 같은 건물에 있었다. 그들은 배우, 무용수, 운동선수들이 코어의 힘을 기를 수 있도록 훈련

> 컨트롤로지란 신체와 정신, 그리고 마음의 완전한 조화를 통해 유연성, 자연스러운 우아함, 그리고 숙련된 움직임을 길러주는 신체 단련법입니다. 이런 변화는 당신의 걷는 방식, 움직이는 방식, 일하는 방식에서 확연히 드러나게 될 것입니다. 근력과 함께 지구력도 향상되며, 지나친 신체적 피로나 정신적 스트레스 없이 고된 업무를 수행하고, 강도 높은 활동을 즐기며, 멀리 걷거나 달리거나 여행하는 능력을 갖추게 될 것입니다.
>
> 조셉 필라테스

하였고, 필라테스의 방식은 부상자에게 효과가 좋은 재활 치료로 유명해졌다. 현대 무용의 어머니라 불리는 마사 그레이엄(Martha Graham)과 미국 발레의 판도를 바꿔놓은 발레 안무가 조지 발란신(George Balanchine)은 일찍부터 필라테스를 믿고 따랐다.

필라테스는 제자들을 받아들이고 자신의 운동 프로그램을 가르치면서 필라테스 운동법을 다른 이들에게 전파하였고, 이 운동법은 지금도 계속 세계적으로 발전해 나가고 있다. 오늘날 사실상 세계 주요 도시의 모든 헬스클럽에서 매트 필라테스 수업을 들을 수 있다.

겨울에 흰색 팬티 차림으로 맨해튼 거리를 달리는 필라테스를 목격한 사람도 있다고 한다. 사실 그도 러너였다고 볼 수 있다. 물론 팬티 차림을 추천하는 것은 아니다!

운동하고 있는 조셉 필라테스.

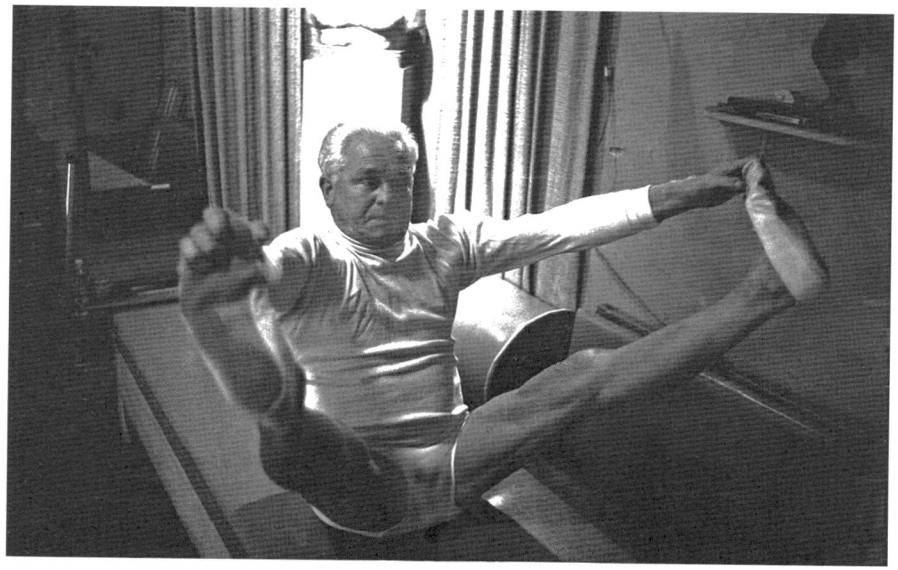

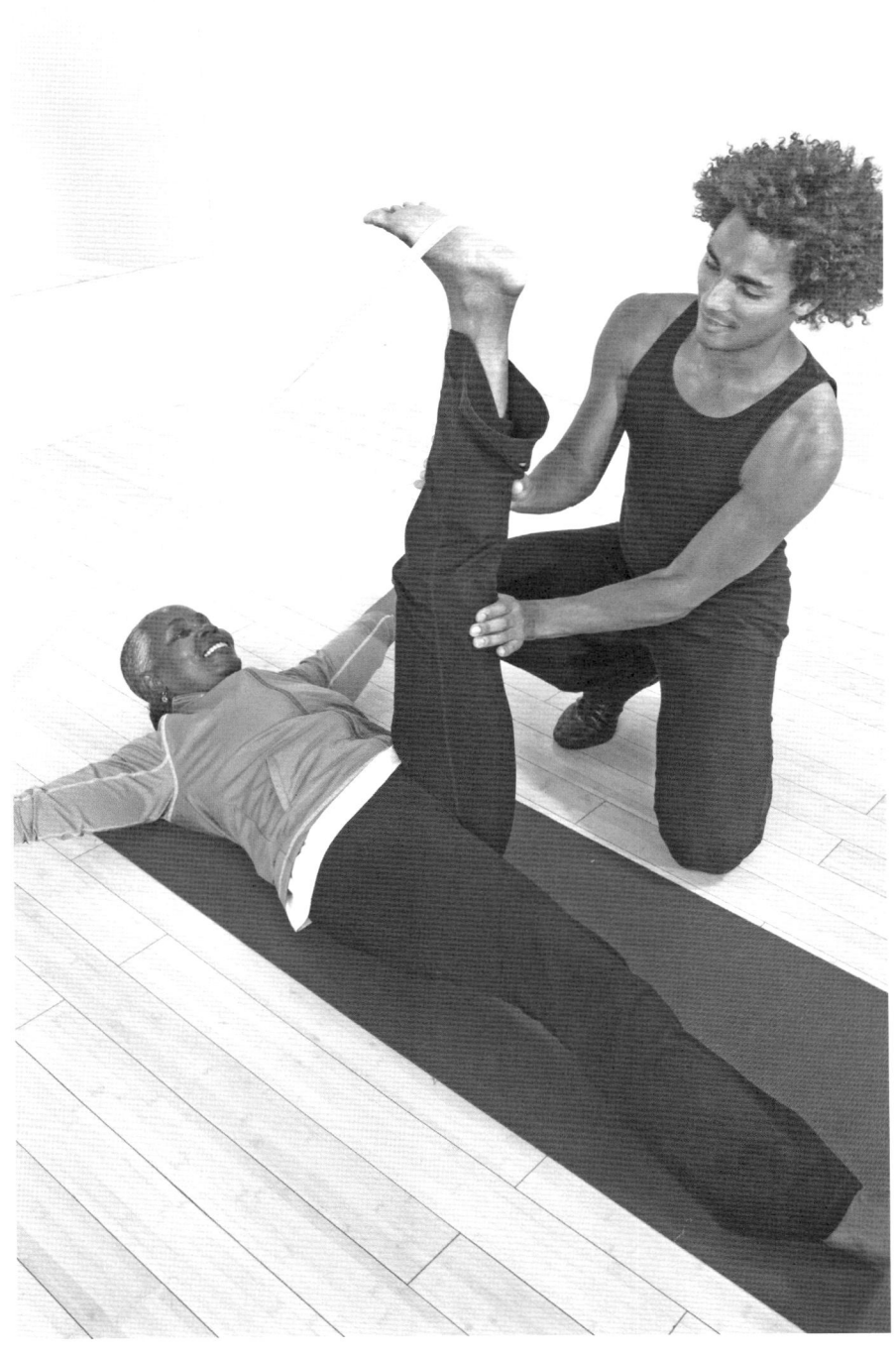

3장 | 러닝 필라테스의 원칙

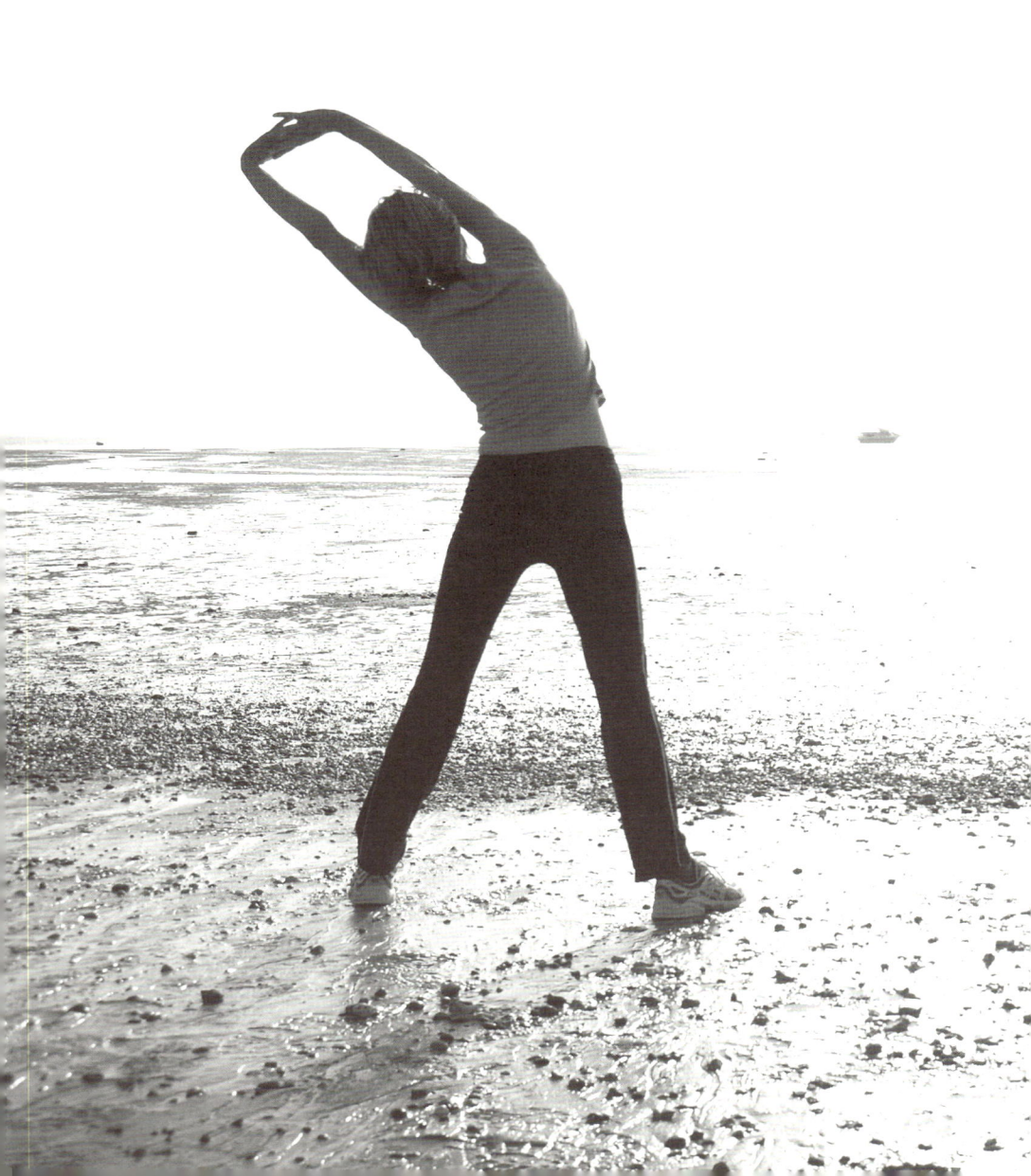

조셉 필라테스는 자신의 운동 프로그램을 따르면 몸을 완전히 통제할 수 있다고 믿었다. 그가 제시한 원칙들은 바로 그 통제를 가능하게 만드는 핵심이다. 오늘날 다양한 필라테스 수업에서 이 원칙들을 약간씩 수정하거나 새로운 요소를 추가하기도 하지만, 여전히 조셉 필라테스의 방식에 기반을 두고 있다. 개인적으로는 이 책에 소개한 운동을 수행할 때, 다음의 원칙들을 인식하고 적용하는 것이 큰 도움이 되었다. 물론 이 원칙들은 달리기에도 그대로 적용할 수 있다.

》》 집중

지금 여기에 온전히 몰입하고 외부의 방해 요소를 차단하는 일은 바쁘게 돌아가는 세상 속에서 결코 쉽지 않다. 하지만 이 책에 소개된 운동 동작에 익숙해지면, 각각의 동작에 자연스럽게 집중하고 흐름을 이어가는 것이 한결 수월해진다. 딴생각은 잠시 접어두고, '할 일 목록'은 내려두고, 핸드폰은 꺼두자. 대신 마음의 집중과 몸의 움직임이 하나로 연결되는 감각을 느껴보자. 연습을 거듭하면 동작이 저절로 몸에 배게 되고, 집중력도 함께 길러진다. 달리는 방식이나 움직임에도 자연스럽게 변화가 생길 것이다. 이런 점에서 마음 챙김(Mindfulness)과도 통하는 원칙이다. 지금 이 순간에 머물며 몸이 느끼는 감각과 반응에 집중해 보자.

》》 호흡

숨을 쉰다는 건 단순한 생존 이상의 일이다. 우리는 매 순간 호흡하고 있지만, 과연 얼마나 제대로 숨 쉬고 있을까? 필라테스에서 강조하는 측면 흉곽 호흡(39쪽)은 동작의 흐름을 자연스럽게 만들고 집중력을 높이며, 몸을 더 편안하게 움직일 수 있도록 돕는다. 운동 중에 숨을 참으면 근육은 산소를 충분히 공급받지 못해 몸에 무리가 가고, 동작 수행도 훨씬 어려워진다. 따라서 동작을 익히는 것만큼이나 올바른 호흡법을 익히는 일이 중요하다. 필라테스 호흡은 운동의 핵심 요소이며, 횡격막을 단련해 궁극적으로 달릴 때의 힘과 지구력을 높여준다.

> 호흡은 삶의 첫 번째 행동이자 마지막 행동이다.
> 조셉 필라테스

〉〉〉 중심화

'코어 안정성'이라는 표현은 비교적 최근에 사용되기 시작한 용어이며, 조셉 필라테스가 직접 만든 말은 아니다. 그는 코어를 몸의 '파워하우스'라고 불렀다. 모든 필라테스 동작은 강건한 중심, 즉 코어 또는 파워하우스에서 출발한다. 복횡근과 골반기저근(34쪽 참고)을 집중적으로 사용하면 전반적인 힘이 길러지고 몸통의 안정성도 향상된다. 중심을 잡는 것은 마음과도 관련이 있다. 몸의 움직임에 집중하고, 순간순간 몸의 안팎에서 일어나는 변화에 주의를 기울여보자.

〉〉〉 정렬

조셉 필라테스는 정렬을 '올바른 위치 설정'이라고 불렀다. 운동 동작을 할 때 근육과 관절을 올바른 위치에 중립 상태로 두는 것이 핵심이다. 척추 중립에 대한 자세한 내용은 30쪽을 참고하자. 몸은 머리에서 발끝까지 바르게 정렬된 상태일 때 가장 강한 힘을 발휘하며, 이때 근육과 관절이 최적으로 움직일 수 있다. 이는 달리기에서도 마찬가지다. 필라테스는 자세 개선을 강조하여, 각 운동을 시작하기 전 자신의 정렬 상태를 점검하게 한다. 정렬 원리를 이해하면 바로 생각하고 적용할 수 있다. 다음번에 달리기를 나설 땐, 자세 정렬을 한번 떠올려보자. 그러면 자연스럽게 달리는 방식이 달라진 것을 느낄 수 있을 것이다.

〉〉〉 이완

이완은 매우 중요하다. 운동할 때는 몸의 긴장이나 경직을 인식하고 인지하는 것이 필요하다. 동작에 집중하다 보면 자신도 모르게 어깨를 귀까지 올리거나, 주먹을 꽉 쥐고 이를 악물게 되기 쉽다. 필라테스 수업에서는 이런 모습을 자주 볼 수 있다. 몸에 느껴지는 긴장을 푼다는 것은 결국 긴장을 내려놓고, 동작을 보다 수월하게 수행할 수 있게 된다는 뜻이다. 몸이 충분히 이완되면 심박수도 느려지고, 그에 따라 스트레스도 줄어들 것이다. 올바른 달리기는 이완, 즉 긴장을 푸는 것부터 시작된다.

〉〉〉 흐름

필라테스의 모든 동작은 근육을 늘리고 강화하면서, 부드럽고 자연스럽게 서로 이어지도록 설계되었다. 처음 시작할 땐 동작이 어색하거나 부자연스럽게 느껴질 수 있다. 특히 호흡을 익히는 데 어려움을 겪는다면 더욱 그렇다. 해야 할 것이 많아 보일 수 있지만, 인내심을 갖고 꾸준히 연습하면 분명 변화를 느끼게 된다. 다시 말해, 몸이 지금 무엇을 하고 있는지 의식하고 그 변화에 주의를 기울이면 흐름은 자연스럽게 이어질 수 있다. 올바른 호흡법은 부드럽고 자연스러운 움직임을 만들어내는 데 큰 도움이 된다.

⫸ 지구력

필라테스를 통해 몸의 안정성을 기르고 근육을 규칙적으로 사용하는 습관이 자리 잡으면, 운동 수행 능력이 향상되어 반복 횟수가 늘고 더 높은 수준의 동작도 가능해진다. 이 과정에서 힘과 지구력은 자연스럽게 향상된다. 주간 운동 계획에 필라테스를 포함하면 몸의 밸런스와 저항력이 높아지고, 그 효과는 달리기에서도 분명히 드러난다. 체력이 높아질수록 부상 위험은 줄고, 먼 거리도 더 안정적이고 편안하게 달릴 수 있다.

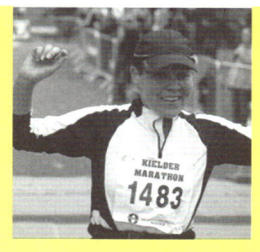

앨리슨 울스터홈은 랭커셔에서 10년째 달리기를 하고 있다. 그녀는 즐거움과 건강, 체력 유지를 위해 달리며, 지금까지 11회의 마라톤을 완주했다. 가장 좋아하는 대회는 스카이섬 하프 마라톤과 킬더호 마라톤이다. 그녀는 일주일에 한 번 매트 필라테스 수업을 듣는다.

필라테스를 시작한 이후로 유연성이 정말 좋아지고, 훨씬 더 힘차게 달릴 수 있게 되었어요. 호흡 연습 덕분에 호흡 패턴과 리듬도 확실히 좋아졌고요. 필라테스를 하면서 오르막길도 수월하게 오를 수 있게 됐어요. 코어가 강해지면서 허리에 느껴지던 부담도 줄었어요. 또 달릴 때 무릎과 고관절을 보호하고 지탱해 주는 대퇴사두근과 고관절 외전근이 확실히 강해졌어요. 필라테스를 하면서 서고, 걷고, 앉는 방식에 대해 더 많이 생각하게 됐고, 척추가 더 단단해지고 곧아졌다는 걸 느껴요. 달리고 나서 스트레칭은 꼭 하지만, 필라테스는 스트레칭으로도 풀리지 않는 전신의 부분까지 풀어주는 느낌이에요. 주변에서 보면 스트레칭을 하지 않으면 자주 다치더라고요. 그래서 저는 일요일에 장거리 달리기를 하고, 다음 날 필라테스 수업을 들으려고 일부러 월요일 반에 등록했어요. 그 수업을 들으면 온몸에 쌓인 피로와 충격을 풀어줄 수 있거든요. 또 필라테스는 머릿속 정리에도 도움이 돼요. 쓸데없는 생각이 정리되니까, 새 마음으로 다시 달릴 수 있을 것 같아요!

4장 | 자세 정렬

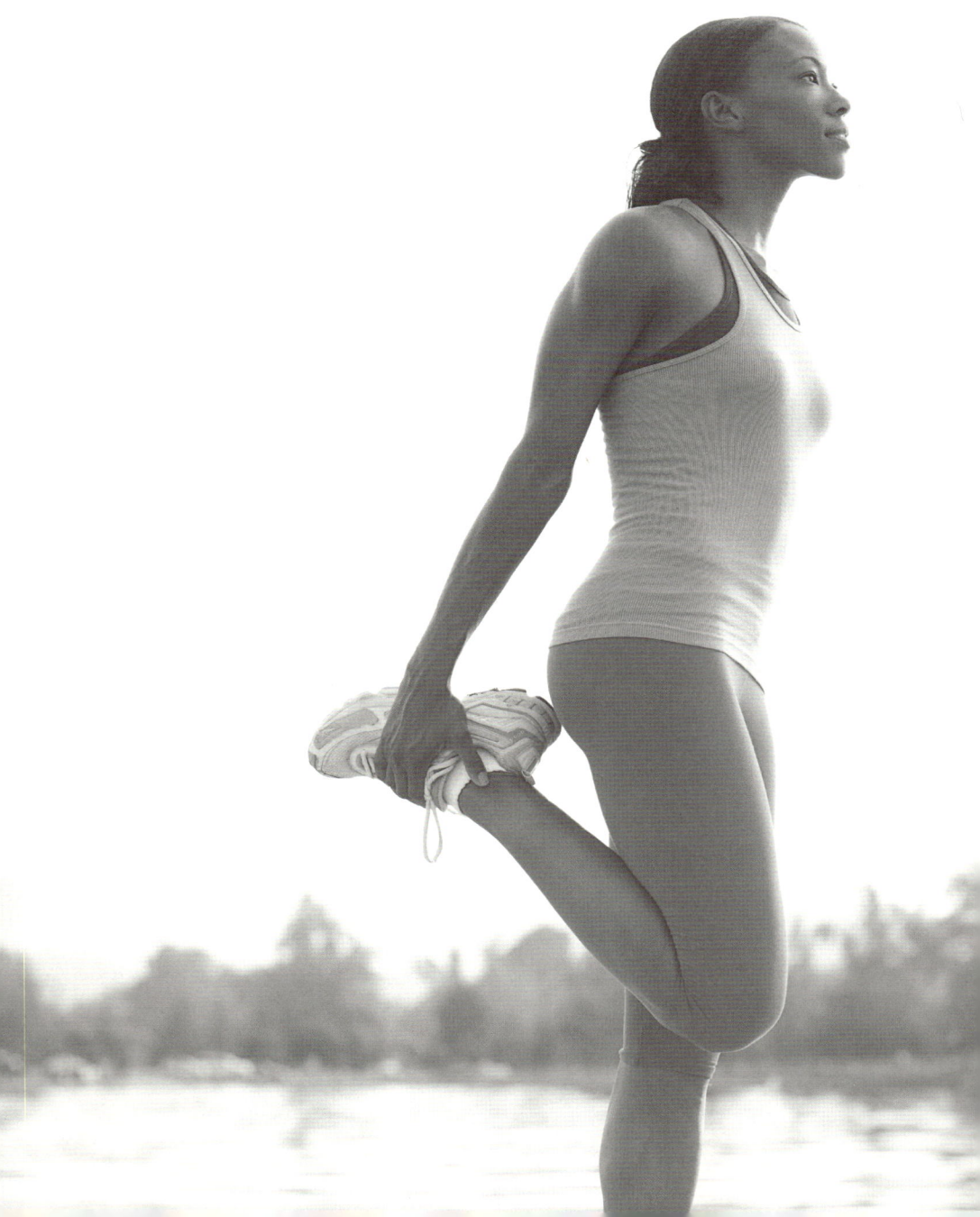

마라톤 결승선을 통과하는 다양한 달리기 자세를 본 적이 있을 것이다. 어깨는 말리고, 턱은 앞으로 빠지고, 무릎은 흔들리고, 몸통은 비틀리고, 팔은 제멋대로 흔들린다. 낯설지 않은 모습이다. 달리기를 마친 뒤 허리 아래가 뻐근하거나 햄스트링이 당기고, 어깨에 힘이 들어가는 느낌이 자주 든다면, 그 원인이 되는 근육을 필라테스로 단련하는 것이 도움이 된다. 꾸준히 수련하다 보면, 달리기 자세가 한층 매끄러워지는 변화를 느낄 수 있을 것이다.

    올바른 자세를 유지하면 더 좋은 러너가 될 수 있다. 에너지를 아끼고, 더 높이 뛸 수 있으며, 숨도 깊고 편하게 쉴 수 있다. 발걸음은 더 가벼워지고, 움직임은 훨씬 자연스러워진다. 최정상 선수들의 달리기 자세를 보면 얼마나 우아하고 안정적인지 느껴질 것이다. 반대로 자세가 흐트러지면 몸에 부담이 커지고, 에너지 소모도 늘어난다. 이를 방치하면 부상 위험도 함께 커진다.

    사람의 자세와 움직임을 보면 생활 습관이나 성격도 어느 정도 알 수 있다. 매일 컴퓨터 앞에 앉아 일한다면 어깨가 말리고, 고관절 굴곡근이 당기기 쉽다. 다리를 꼬고 앉거나, 화면이 눈높이에 맞지 않거나, 아기를 늘 한쪽으로만 안는 것도 자세에 영향을 준다. 감정 상태도 마찬가지다. 불안은 몸의 긴장으로, 스트레스는 부상으로 연결되기도 한다. 그렇게 쌓인 부담은 보상 동작으로 드러나고, 결국 몸이 먼저 불편함을 말하기 시작한다.

    자세는 단지 몸의 문제가 아니다. 건강과 행복, 감정과도 깊이 연결되어 있다. 척추를 길게 펴고 가슴을 활짝 열면, 기분도 자연스럽게 좋아진다. 움츠린 자세보다는 당연히 훨씬 낫다. 나이가 들수록 자세는 변한다. 그래서 가능한 한 빠르게 자세를 관리하고 몸의 감각에 귀 기울이는 것이 중요하다. 자세가 바르면 주요 장기들도 제자리를 찾아 더 잘 작동하게 된다. 그렇게 몸은 더 가벼워지고, 달리기도 훨씬 수월해진다. 필라테스는 그 시작에 좋은 길잡이가 되어줄 수 있다.

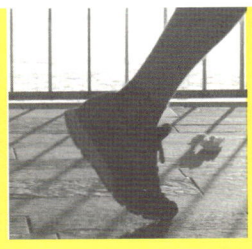

전문가 조언

사이먼 풀은 족부전문의로 다수의 러너를 진료했다.

직업, 취미, 출퇴근 같은 일상은 몸을 불균형한 자세에 반복적으로 놓이게 한다. 어떤 부위는 과하게 쓰이고, 어떤 부위는 거의 쓰이지 않아 약해진다. 특히 사무실에서 오랜 시간 구부정한 자세로 앉아 있다 보면 달리기 자세까지 흐트러지기 쉽다. 작업 공간을 잘 갖추는 것도 도움이 되지만, 스트레스를 완전히 없애긴 어렵다. 필라테스는 이런 영향을 줄이고 자세를 바로잡는 데 효과적이다. 흥미롭게도, 여성 환자들 중에는 한쪽 어깨가 더 올라가 있는 사람도 많다. 처음엔 다리 길이나 척추의 문제라고 생각하지만, 알고 보면 가방을 늘 한쪽에만 메는 습관이 원인일 때가 많다. 작은 습관이라도 반복되면 자세에 큰 영향을 준다. 필라테스는 이런 잘못된 패턴을 바로잡는 데 큰 도움이 된다.

›› 척추

척추는 걷고 달릴 때 몸을 지탱하는 중심이다. 머리, 몸통, 팔의 무게를 감당하며, 달릴 때 받는 충격도 고스란히 흡수한다. 좋은 러닝 자세란, 척추를 가장 안정적인 위치에 두고 디스크나 인대에 가해지는 스트레스를 줄이는 것이다. 이렇게 하면 부상 예방에도 확실한 도움이 된다. 구부정한 자세로 '달리지 못할 것 같아'라는 부정적인 마음가짐을 갖는 것보다, 척추를 펴고 깊게 숨 쉬며 '나는 할 수 있어!'라는 긍정적인 마음가짐을 갖는 것이 훨씬 더 좋다. 자세는 달릴 때 마음가짐까지 바꾼다.

정상적인 척추

››› 요추

요추(허리뼈)는 허리 아래쪽에 위치한 척추다. 대부분의 허리 문제는 이 부위에서 발생한다. 이 부위는 충격을 흡수하는 역할을 하기 때문이다. 복근이 약하면 요추를 제대로 보호할 수 없다. 복부를 감싸는 복횡근(12쪽)을 제대로 수축하지 못하면 복부가 앞으로 밀려 나오기 쉽다. 따라서 복근을 단단히 조여주는, 이른바 '코르셋을 졸라매는' 감각(복부를 감싸는 복횡근을 수축하는 느낌)이 중요하다. 이는 건강한 허리를 유지하는 핵심이다.

척추가 과도하게 앞으로 휘는 자세를 '척추전만증'이라고 한다. 고관절 굴근의 불균형이 원인일 수 있다. 한쪽 근육이 짧고 경직된 반면, 다른 부위는 약해져 있는 경우가 많다. 이 경우 허리, 햄스트링, 허벅지 안쪽 근육은 경직되고, 둔근과 복직근은 길어져 약해진다. 반대로 요추의 움직임이 거의 없는 편평등 자세(일자 허리) 역시 문제다. 이 경우엔 햄스트링과 복직근이 경직되고, 고관절 굴근은 길어져 약해질 수 있다.

》》 흉추(등뼈)

흉추는 등의 중간 부분으로, 어깨가 앞으로 굽는 데 영향을 주는 부위다. 이 책에서도 흉추를 강화하거나 사용하는 동작을 많이 소개하고 있다. 하지만 실제로 흉추는 쉽게 움직이지 않는 부위이기도 하다. 흉추는 러너에게 특히 중요하다. 호흡할 때마다 움직이는 가슴과 흉곽을 지지하고, 평균 4.5kg에 이르는 머리 무게도 떠받친다. 따라서 몸이 바르게 정렬되어 있지 않다면 흉추와 흉추가 지탱하는 부분들이 불편해지고, 달리기에도 부정적인 영향을 미칠 것이다.

흉추후만은 등의 윗부분이 과도하게 굽어 어깨가 앞으로 말린 상태다. 이러한 자세에서는 가슴 근육과 복직근이 매우 경직되고, 하부 승모근(등의 위쪽)과 삼각근(어깨)은 늘어나는 경향이 있다. 러너들 사이에서 흔히 발생하는 자세로, 지친 상태에서 장거리를 달리면서 굳어진 자세이기 때문이다. 또한 사무실에서 온종일 책상 앞에 앉아서 일하거나 혹은 키가 매우 큰 경우에도 이렇게 어깨가 앞으로 말려있는 자세에 익숙할 것이다.

흔히 말하는 '등이 굽은 자세'는 흉추가 지나치게 굽고(흉추후만), 요추는 반대로 평평해진 상태다. 경추, 즉 목뼈는 앞으로 굽고 머리와 턱은 튀어나온다. 이와 함께 고관절 굴근은 약해지고 늘어지며, 상부 복직근과 복사근도 약해질 수 있다. 햄스트링이 짧아지거나 무릎 관절이 과도하게 펴지는 경우도 많다.

이처럼 자세 불균형은 달리기 자세뿐 아니라 몸 전체에 영향을 준다. 하지만 필라테스를 꾸준히 하면 이런 문제들을 충분히 교정

척추전만

흉추후만

할 수 있다. 달리기 자세가 좋아지는 것은 물론, 달린 후에 나타나는 통증도 줄어든다. 가장 중요한 시작은 자신의 자세를 제대로 인식하는 것이다. 어떤 자세로 서 있고, 어떻게 움직이고 있는지 알게 되면 그때부터 변화가 시작된다. 자세가 달라지면, 필라테스가 만든 변화를 분명히 실감하게 된다.

몸의 정렬은 무엇보다 중요하다. 이 책에 소개된 모든 운동은 눕거나 엎드리거나 옆으로 눕거나 서 있을 때도 바른 정렬을 유지하는 데 초점을 맞춘다.

앞으로 소개하는 내용은 필라테스 동작을 이해하기 위해 꼭 필수적이다. 필요할 때마다 반복해서 찾아보길 바란다. 처음에는 전체 내용을 읽고 사진을 살펴본 다음 연습하자. 자세가 즉시 개선될 뿐만 아니라 운동이 훨씬 쉬워질 것이다. 처음 동작을 수행할 때 누군가가 다음 내용을 읽어주는 것이 도움이 된다.

≫ 척추 중립

모든 필라테스 동작은 척추 중립에서 시작한다. 척추 중립은 척추가 자연스러운 곡선을 유지한 상태로, 가장 건강하고 안정적인 자세다.

⫸ 등을 대고 누웠을 때 척추 중립

척추와 골반이 나란히 정렬된 자세는 디스크와 관절에 가해지는 스트레스를 최소화해 가장 안정적이다.

- 등을 대고 누워서 양쪽 무릎을 구부리고 발을 고관절과 평행하게 맞춘다.
- 양팔을 몸 옆에 내려둔다.
- 골반을 앞뒤로 몇 번 기울인다. 허리에 아치가 생기도록 만들었다가, 다시 척추를 바닥에 평평하게 눕힌다.
- 이 동작은 과장된 움직임으로, 중립 상태의 척추는 이 두 위치의 중간이다.
- 이 자세는 억지로 힘이 들어간 상태가 아니라, 자연스럽고 편안해야 한다.

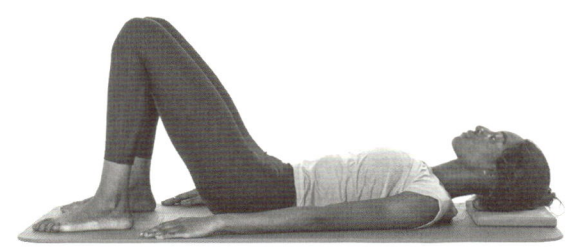

⫸ 서 있을 때 척추 중립

- 똑바로 서서 척추는 길게 펴고 발을 엉덩이와 일직선으로 맞춘다.
- 손을 엉덩이에 올린다.
- 골반을 앞뒤로 천천히 움직인다. 손 아래에서 움직임을 느낀다.
- 골반이 물이 담긴 그릇이라고 상상해 보자.
- 골반을 앞으로 기울이면 그릇의 물이 앞으로 쏟아진다.
- 골반을 뒤로 기울이면 그릇의 물이 뒤로 쏟아진다.
- 물이 평평하고 흘러내리지 않도록 골반(그릇)을 가운데에 둔다. 이게 바로 척추 중립이다.

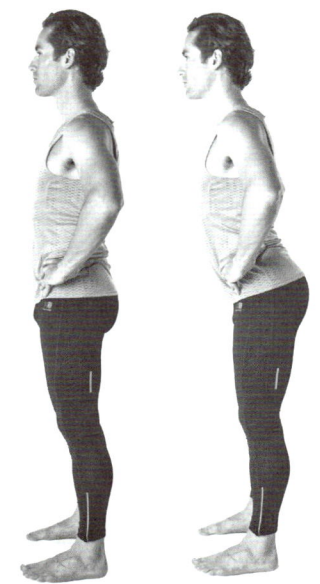

이 책에서는 운동하면서 척추 중립을 찾는 방법으로 '골반 기울이기'를 추천한다. 바로 앞에서 설명했듯이 골반을 앞뒤로 움직이는 동작이다. 또한 달린 후나 장시간 앉아 있어서 허리가 긴장했을 때도 할 수 있는 간단하면서도 매우 효과적인 운동 동작이다.

⫸ 몸을 똑바로 세우고 서기

필라테스를 위한 준비 운동에서는 똑바로 서서 중심을 잡는 방법을 익히는 것이 중요하다. 이는 달리기 기술은 물론 일상생활의 자세에도 큰 영향을 미친다. 긴 거울 앞에 서서 준비 운동을 하면 자신의 자세 중 어떤 점을 개선해야 하는지, 바른 자세가 어떤 모습인지 더 쉽게 파악할 수 있다.

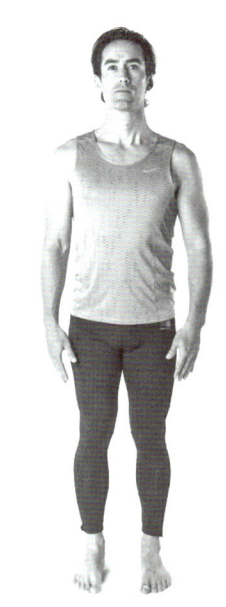

- 자신이 서 있는 모습을 잘 관찰해 보자.
- 머리가 한쪽으로 약간 기울어져 있지는 않은가?
- 어깨 높이는 양쪽이 같은가, 한쪽이 더 올라가 있지는 않은가?
- 고관절은 수평을 이루고 있는가?
- 체중이 양발에 고르게 실려 있는가, 아니면 몸이 한쪽으로 살짝 기울어져 있는가?

거울 옆에 서서 옆모습도 살펴보자. 다음 항목들을 하나씩 점검해 본다.

- 허리에 아치가 자연스럽게 형성되어 있는가? (요추 참고, 28쪽)
- 등의 중간 부분이 둥글게 굽어 있지는 않은가? (흉추 참고, 29쪽)
- 턱이 앞으로 돌출되어 있지는 않은가?
- 어깨가 앞으로 말려 있지는 않은가?
- 군인 자세처럼, 가슴이 과도하게 들려 있지는 않은가?

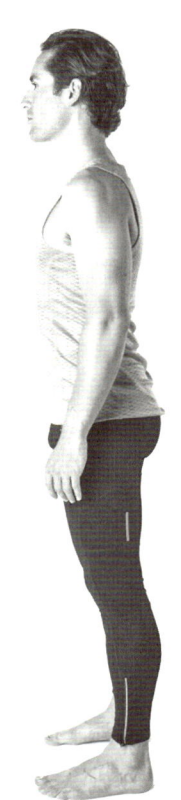

전문가들은 옆에서 자세를 확인할 때 '플럼라인(Plumb line)'이라는 연직선을 활용하기도 한다. 플럼라인은 귓불에서 복사뼈 바깥쪽까지 수직으로 이어지는 중력선으로, 몸의 정렬 상태를 파악하는 데 도움을 준다. 이제 자신의 정렬에 익숙해졌다면 다시 거울 앞에 정면으로 선다.

- 발은 고관절 바로 아래에 두고, 양발이 정면을 향하도록 한다. 발끝이 1시 50분 방향처럼 벌어져 있거나 발가락이 서로 모여 있으면 안 된다.
- 체중은 양발에 고르게 실려야 한다.
- 무릎이 발목 바로 위에 위치해 있는지 확인한다. 간혹 양쪽 무릎이 안쪽으로 살짝 모여 있는 사람도 있으므로, 해당된다면 의식해 보자.
- 고관절은 무릎보다 위쪽에 자연스럽게 위치해야 한다.
- 팔은 몸 옆에 편안하게 둔다.
- 이제 척추를 길게 늘이는 느낌을 가져보자.
- 머리 위에 커다란 헬륨 풍선 다발이 달려 몸을 위로 들어 올린다고 상상해 보자.
- 바로 키가 커진 듯한 느낌과 함께 몸이 훨씬 가벼워질 것이다.
- 이 자세를 유지하면서 목도 함께 길게 늘인다.
- 턱은 바닥과 평행을 이루고, 시선은 정면을 바라본다.
- 마지막으로, 턱과 어깨에 힘을 빼고 긴장을 풀어낸다.

> 서 있는 자세, 즉 기립 또한 매우 중요하다. 기립을 완전히 익힐 때까지 항상 연습해야 한다. 절대 구부정하게 서 있어서는 안 된다. 구부정한 자세에서는 폐가 눌리고, 다른 주요 장기들이 좁은 공간에 몰려 있게 되고, 등이 굽어지며, 균형을 잃게 된다.
> 조셉 필라테스

정렬이 바뀌면서 달라진 몸의 반응에 집중해 보자.

⫸ 달리기 자세

- 달릴 때는 앞에서 설명한 것처럼 척추를 위로 길게 늘이는 느낌을 가져보자. 이렇게 하면 척추와 골반이 자연스럽게 중립 또는 중립에 가까운 정렬 상태로 유지된다.
- 피로가 쌓이면 상체가 중심에서 무너지고 척추가 아래로 처지면서, 이 중립 정렬을 잃기 쉬워진다. 이럴 때는 머리 위에 헬륨 풍선 다발이 달려 몸을 위로 들어 올린다고 상상해 보자. 몸이 가벼워지고, 발걸음이 자연스럽게 앞으로 나아가는 느낌을 받을 수 있다.
- 또 하나 유용한 이미지화는, 가슴 가운데에 밧줄이 달려 누군가 그 밧줄을 목적지 방향으로 끌어당긴다고 상상하는 것이다. 시선은 눈높이보다 약간 높은 먼 곳에 두자. 척추를 길게 늘이고, 가볍고 경쾌한 느낌으로, 마음까지 가볍게 달려보자!

⫸ 복근·골반기저근 활성화

이 책에서 소개하는 필라테스 운동을 수행할 때는, 동작을 시작하기 전 반드시 심부 코어 근육(복부 깊은 코어 근육 중 복횡근 중심) 또는 골반기저근을 먼저 활성화해야 한다. 필라테스가 처음이라면 이 두 근육을 동시에 수축하기 어려울 수 있으므로, 책에서 두 가지 모두를 언급하더라도 처음에는 한 가지만 선택해 연습해도 괜찮다. 시간이 지나면 각각 수축되는 느낌을 스스로 인지하게 된다. 또한 이 두 근육을 수축하고 활성화하는 습관은, 운동을 할 때뿐 아니라 달리기를 할 때 몸의 움직임에 어떤 긍정적인 변화가 생기는지도 느끼게 해줄 것이다.

아래 소개하는 방법은 심부 코어 근육과 골반기저근을 활성화하는 감각을 시각화한 것이다. 슈퍼마켓에서 줄을 설 때, 버스를 기다릴 때, 개를 산책시킬 때도 연습할 수 있다. 물론 달리기를 하면서도 얼마든지 연습 가능하다.

⫸ 복근

- 허리에 큰 벨트를 두르고 있다고 상상한다. 벨트 구멍은 10개이다.
- 벨트를 10번째 구멍까지 꽉 조인다고 상상해 보자. 복근을 최대한 안으로 당기면 꽤 불편하다.
- 몸을 이완시킨다.
- 이제 벨트를 5번째 구멍까지 조인다.
- 복근은 약간 편해질 것이다.
- 몸을 이완시킨다.
- 이제 벨트를 3번째 구멍까지 당긴다.
- 운동 동작을 할 때마다 바로 여기까지 복근을 당겨야 한다. 상상의 벨트를 3번째 구멍까지 당겨보자.

이처럼 복근을 당기면 척추가 지지되고 안정화되어 몸통이 즉시 강해진다. 달릴 때도 마찬가지다. 복근을 살짝 당긴 상태를 유지하면 자세가 더욱 안정되고, 달리기도 훨씬 힘차게 느껴질 것이다. 복근을 계속 활성화하자. 몸의 변화가 바로 느껴질 것이다.

》》 골반기저근

복횡근과 함께 골반기저근은 운동하는 동안 복강 내 압력을 유지함으로써 척추와 골반을 안정적으로 유지하고 지탱하는 데 도움을 준다. 달리면 복강 내 압력이 증가하므로, 골반기저근이 약하면 성별과 관계없이 여러 가지 문제가 생길 수 있다.

필라테스는 골반기저근을 강화할 수 있는 매우 효과적인 방법이며, 만약 골반기저근이 약해서 문제가 있다면 필라테스가 해결책이 되어줄 것이다.

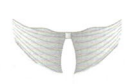

골반기저근

- 골반기저근을 수축하는 가장 간단한 방법은 소변을 보는 도중에 멈춘다고 상상해 보는 것이다! 성별에 상관없이 해볼 수 있다.
- 또한 골반기저근을 당겨 올렸을 때 복근이 어떻게 움직이는지 살펴보자. 골반기저근과 복근이 척추를 지탱하고 골반을 안정적으로 유지하기 위해 함께 움직인다는 것을 알 수 있다.

> 골반기저근은 골반 내 장기를 아래에서 그물처럼 지지하는 얇은 근막 구조로, 근육 슬링(Muscle sling)이라고 생각하면 이해가 쉽다. 방광, 장, 그리고 여성의 경우 자궁 등 골반 내 장기들을 지지하는 역할을 한다. 이 근육은 복부 안쪽의 압력을 유지해 척추와 골반을 안정화하는 데 중요한 역할을 하며, 특히 TVA(복횡근)과 함께 작용한다. 골반기저근이 약하면 복압이 높아지는 활동, 예를 들어 달리기 중에 다양한 문제를 겪을 수 있으며, 특히 여성의 경우 요실금 증상이 나타나기 쉽다.
>
> 골반기저근 운동은 이러한 증상 개선에 매우 효과적이며, 특히 스트레스성 요실금(기침, 재채기, 점프 등으로 인해 발생하는 소변 누출)에 유용하다. 이 운동은 수술과 같은 다른 선택지를 고려하기 전, 가장 먼저 권장되는 1차 치료법이기도 하다. 실제로 올바른 방법으로 꾸준히 운동하면 증상이 최대 70퍼센트까지 개선된다는 연구 결과도 있다. 필라테스는 골반기저근을 강화하는 데 매우 효과적인 방법이다. 가장 간단한 수축 방법은 소변을 멈추는 느낌을 상상하는 것이다. 이는 남녀 모두에게 적용된다.
>
> 이때 골반기저근을 들어올리면 복근도 함께 활성화되는 것을 느낄 수 있는데, 이는 두 근육군이 함께 척추와 골반을 지지한다는 것을 보여준다. 필라테스를 통해 이 '근육 슬링'을 인식하고 수축하는 법을 익히면, 골반 내 장기들을 제자리에 안정적으로 지탱할 수 있다. 결과적으로 필라테스는 잘 달리기 위해 필요한 근육을 강화할 뿐 아니라, 운동 중에 발생할 수 있는 요실금도 예방하는 데 큰 도움이 된다.
>
> 헬렌 케네디, 여성 건강 분야 전문가

> 필라테스만으로도 골반기저근은 현저히 좋아질 수 있다. 심지어 내리막길을 갈 때도 요실금 걱정에서 벗어날 수 있을 것이다. 예전의 나도 요실금 팬티를 입고 42km를 달려야 했다. 피부 마찰에 의한 쓸림은 말할 것도 없다. 필라테스는 최고의 배관공이나 다름없다. 절대 새어 나오지 않는다!
>
> 피오나 오도노반, 5km, 10km, 하프 마라톤, 풀 마라톤 러너

≫ 어깨 안정화

필라테스 운동 중 어깨를 안정적으로 유지하는 것도 자세 정렬에 매우 중요한 요소다. 어깨의 움직임을 인식하면 운동할 때 어깨가 불필요하게 긴장하거나 귀 쪽으로 올라가는 것을 방지할 수 있다. 어깨에 뻣뻣함이나 긴장이 있는 사람에게는 아래 동작이 큰 도움이 된다.

- 두 어깨를 귀까지 높이 들어 올린다.
- 어깨를 뒤로 보낸 다음 아래로 내린다. 이때 어깨뼈가 바지 뒷주머니 안으로 미끄러져 들어가는 느낌을 상상해 보자.
- 잠깐 어깨를 이완한 뒤, 이 동작을 몇 번 더 반복한다. 어깨를 귀까지 올렸다가, 어깨뼈를 부드럽게 아래로 내려준다.
- 이 동작은 가슴을 활짝 열어주고 어깨 긴장을 풀어주는 훌륭한 방법이다. 장시간 책상 앞에서 구부정하게 앉아 있거나 장거리 운전을 한 뒤, 또는 경기 전 긴장감이 느껴질 때 시도해 보면 좋다.

(달리기 전 긴장을 푸는 루틴은 197쪽 참고)

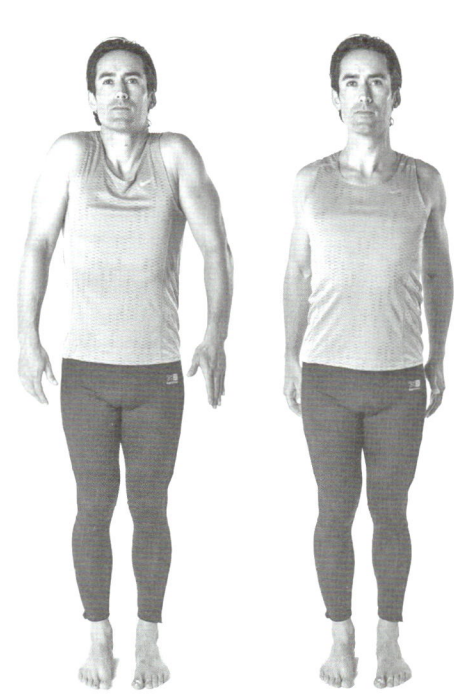

》 척추를 바닥에 밀착하기

양발이 바닥에서 떠 있을 때 척추를 바닥에 밀착하면 척추를 움직이지 않고 안정적으로 유지할 수 있다. 척추 중립을 유지하기 어렵거나 복근이 척추를 지탱할 만큼 충분히 강하지 않다고 느껴진다면, 테이블 탑 자세로 이동하기 전에 먼저 척추를 바닥에 밀착하는 것이 도움이 된다(헌드레드 동작 참고, 118쪽).

• 등을 대고 누워 무릎을 구부리고 발을 고관절에 정렬한다.

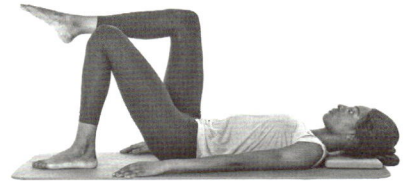

• 복근에 힘을 주고, 척추를 바닥 쪽으로 부드럽게 눌러 매트에 밀착시킨다. 한쪽 다리를 테이블 탑 자세로 들어 올린다.

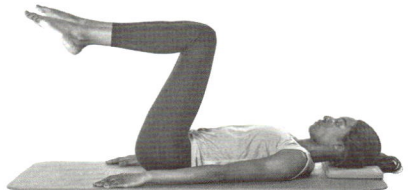

• 다른 다리도 테이블 탑 자세로 들어 올려 함께 맞춘다.

이렇게 '척추를 바닥에 밀착하는 자세'는 중립 척추를 유지하기 어려운 경우에도 척추를 안전하게 보호하기 위한 방법이다. 만약 심각한 허리 질환이 있는 경우, 이 자세가 본인의 상태에 적합한지 의료 전문가와 반드시 상담해야 한다.

> 허리에 문제가 생기기 시작하면서 달리기를 하지 못하게 될까 봐 두려웠어요. 그런 상황에서 필라테스를 알게 되었어요. 코어의 힘이 없는 상태에서 달리면 척추에 부담을 주게 되는데, 이것 때문에 허리가 아팠던 거예요. 몇 달간 필라테스를 하고 난 후 차이를 느낄 수 있었고 다시 달릴 수 있게 되었어요. 그뿐만 아니라, 필라테스로 인해 균형감과 호흡, 집중력도 좋아졌어요. 지금은 즐거운 마음으로 하프 마라톤 준비를 하고 있답니다.
>
> 디엔 애슈먼, 러너

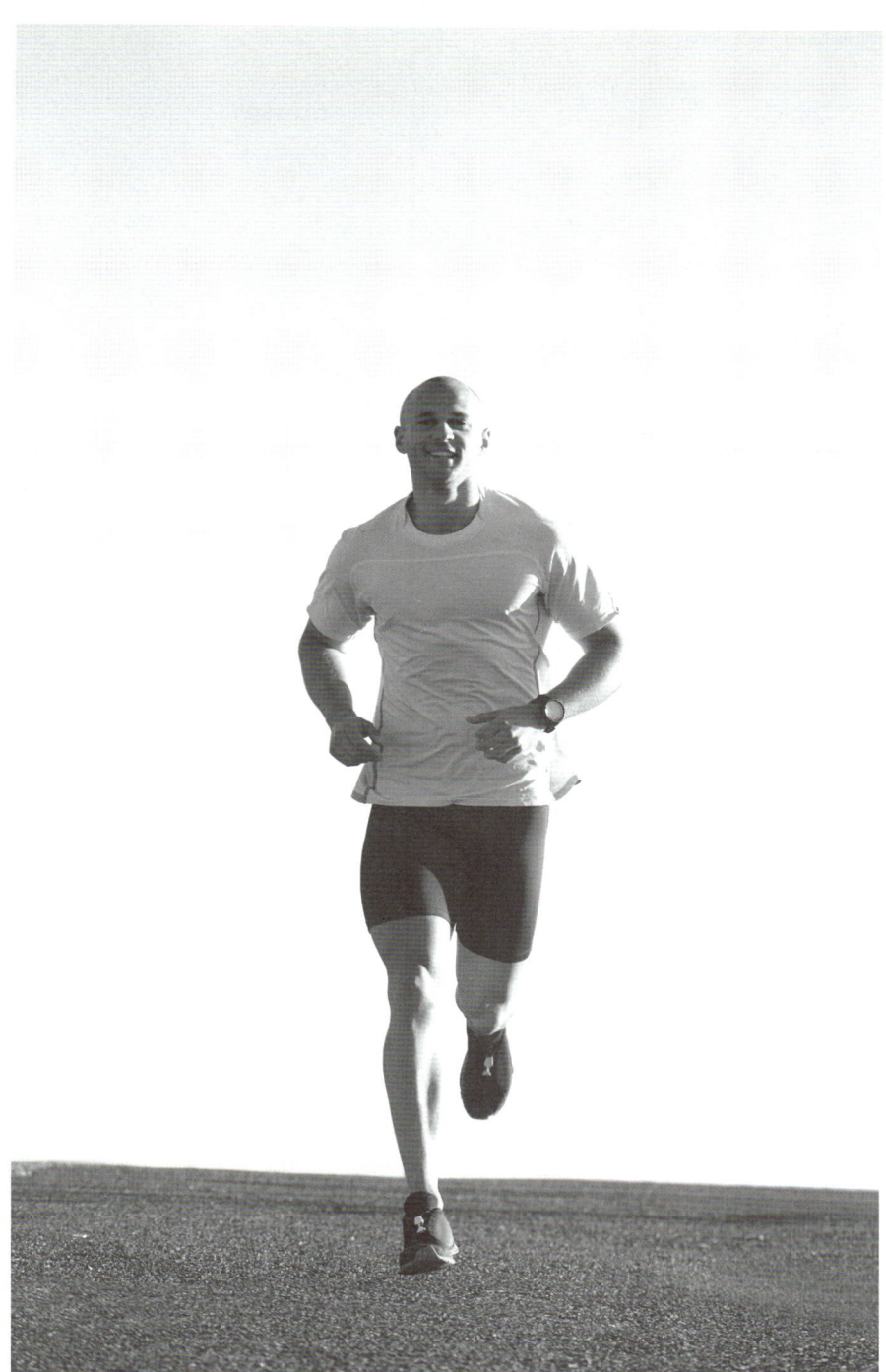

5장 | 호흡

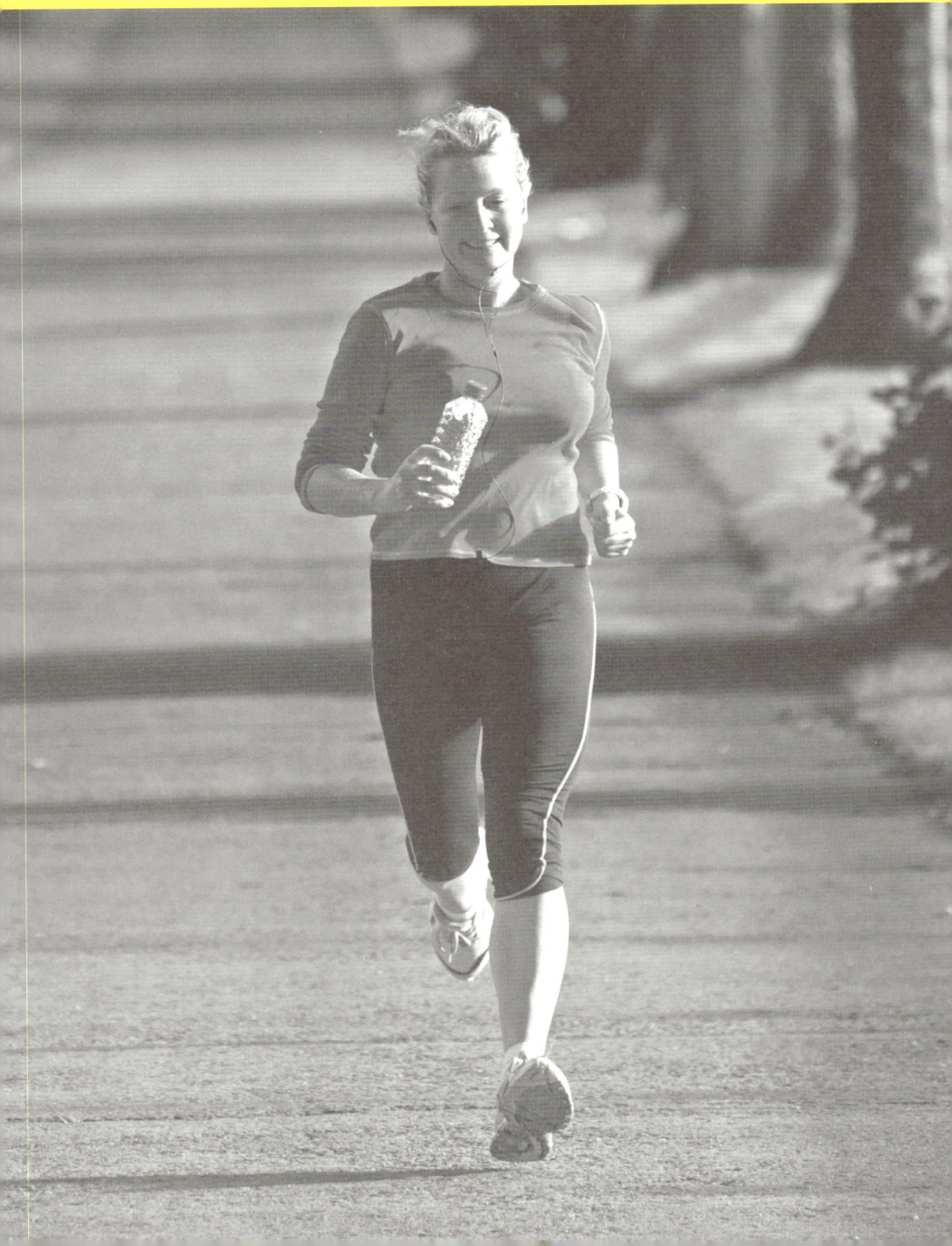

》 필라테스 호흡

필라테스 호흡은 '측면 흉곽 호흡'으로 불린다. 이러한 호흡법은 필라테스 동작과 자연스럽게 연결되어, 횡격막을 튼튼하게 만들고, 몸의 긴장을 풀어주는 데 효과적이다. 실제로 어떤 사람들은 필라테스에서 가장 어려운 부분으로 호흡법을 꼽기도 한다. 측면 흉곽 호흡이 처음엔 어렵게 느껴질 수 있지만, 시간을 두고 연습하다 보면 서서히 호흡 리듬에 익숙해질 수 있다.

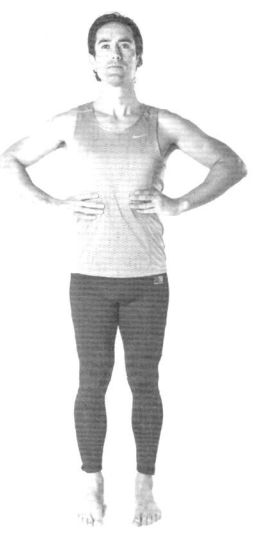

- 먼저 꼿꼿이 서서 척추 전체를 길게 늘인다. 코로 깊게 숨을 들이마신 뒤, 공기를 흉곽으로 보내고 입으로 천천히 내쉰다.
- 측면 흉곽 호흡은 복부 대신 갈비뼈 쪽으로 호흡하는 방식이다. 이러한 방식은 호흡하면서도 복근을 동시에 활성화할 수 있다는 점에서 중요하다. 만약 복식 호흡을 한다면 복근을 안으로 당기기 어렵기 때문에 필라테스에서는 권장하지 않는다.
- 호흡법은 반복 연습이 필요하다.
- 양손을 몸통 옆의 흉곽 위에 얹고, 코로 숨을 들이마실 때 손 아래에서 흉곽이 팽창하는 느낌을 느껴보자.
- 입으로 숨을 내쉴 때는 흉곽이 자연스럽게 이완되는 것을 느낀다.
- 이때 어깨가 위로 올라가지 않도록 주의한다.
- 무엇보다 중요한 것은, 운동 동작 중에는 반드시 호흡해야 한다는 것이다. 절대 숨을 참아서는 안 된다!

》 달리기 호흡

달리기를 처음 시작한 러너들이 가장 자주 묻는 질문 중 하나는 "달릴 때 어떻게 호흡해야 하나요?"이다. 러너라면 누구나 가능한 한 많은 산소를 근육에 공급하고 싶어할 것이다. 가장 빠른 방법은 입으로 호흡하는 것이며, 실제로 달리기 중에는 자연스럽게 입으로 호흡하게 된다.

하지만 달리기 호흡 방식에 대해서는 다양한 의견이 존재한다. 중요한 핵심은 어떤 방식이든 반드시 횡격막을 활용해 호흡해야 한다는 것이다. 가슴만으로 하는 얕은 흉식 호흡은 효율이 떨어진다.

달리기를 막 시작한 초보자는 심장과 폐가 아직 준비되지 않았는데도 속도를 내고 싶어하는 경우가 많다. 그러면 금방 숨이 차게 된다. 이 상황을 해결하는 유일한 방법은 속도를 낮추고, 몸이 자연스럽게 적응할 시간을 주는 것이다. 그러면 호흡도, 달리기도 점차 편안해질 것이다.

필라테스 호흡법인 '측면 흉곽 호흡'은 호흡 활동의 80%를 담당하는 횡격막을 튼튼하게 만들어준다. 폐 자체를 키울 수는 없지만, 자세를 바르게 잡고 횡격막을 효과적으로 활용하면 호흡의 효율을 높일 수 있다. 그 결과 달리기 지구력 또한 점점 좋아지게 된다.

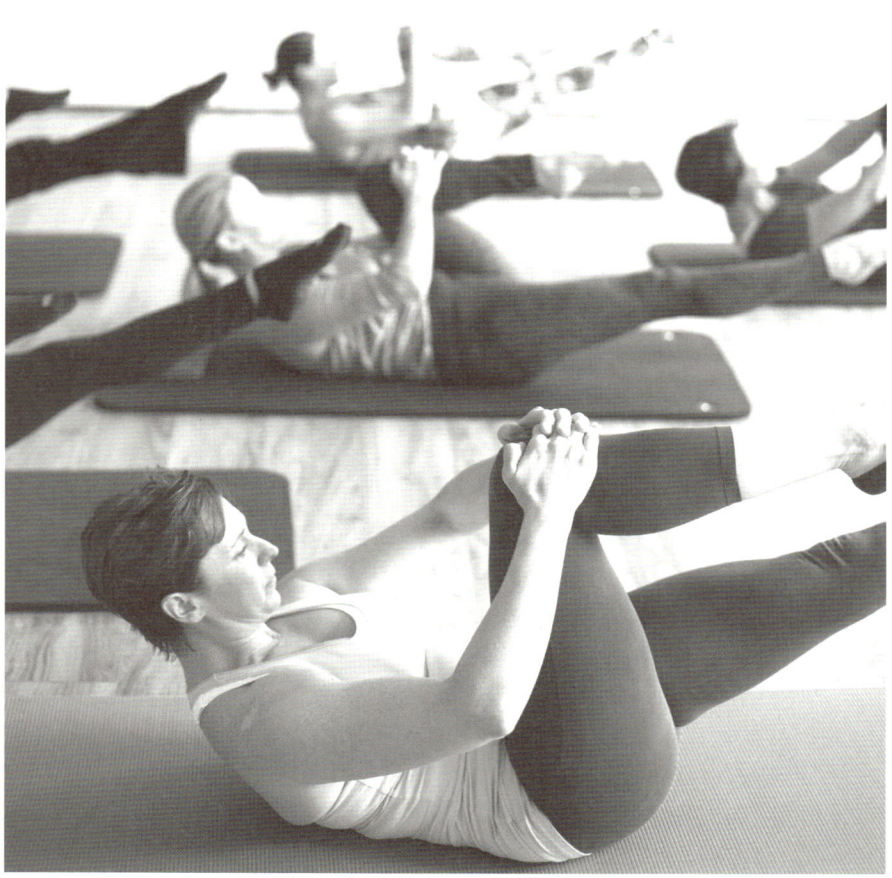

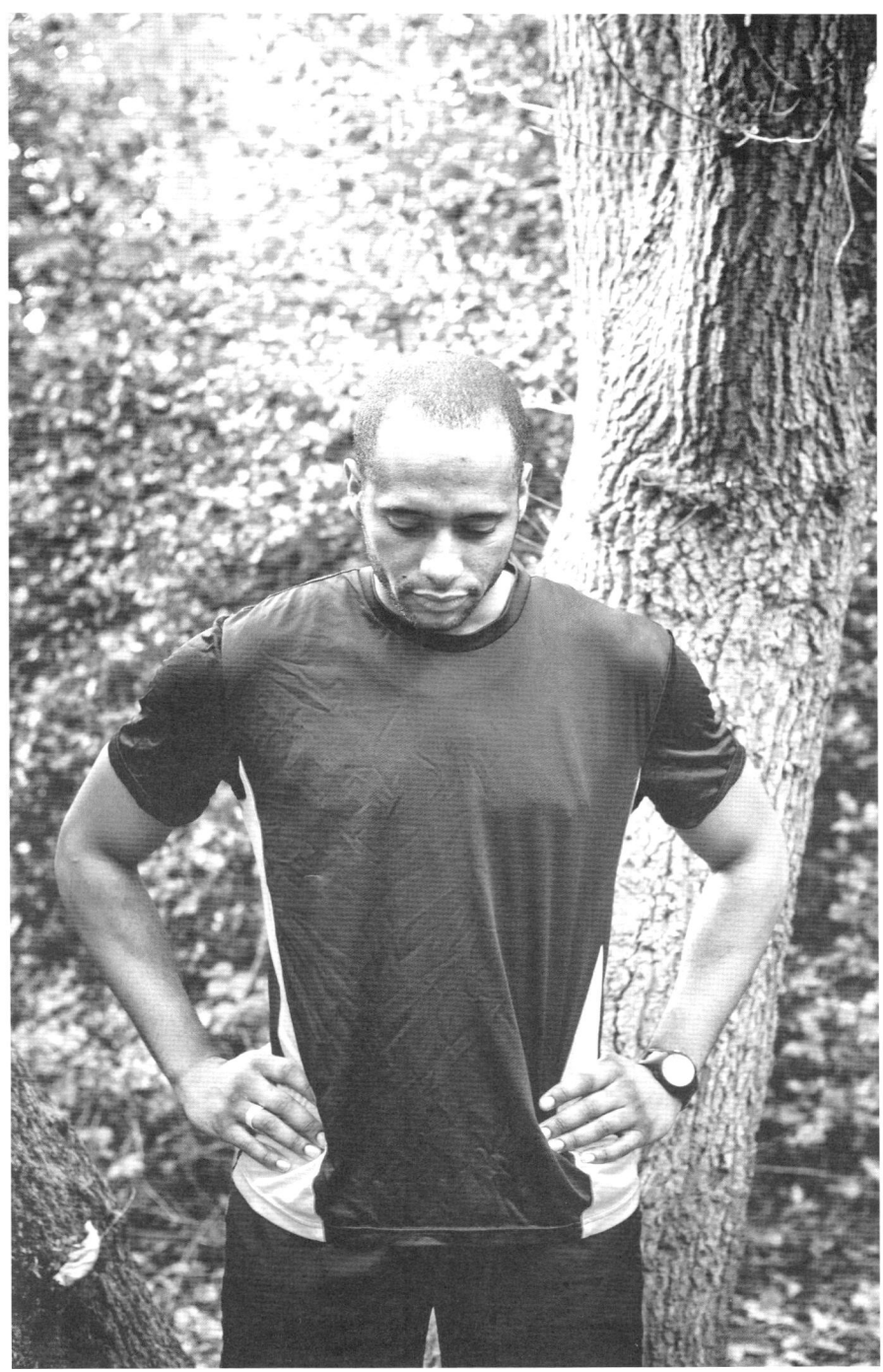

6장 | 장비

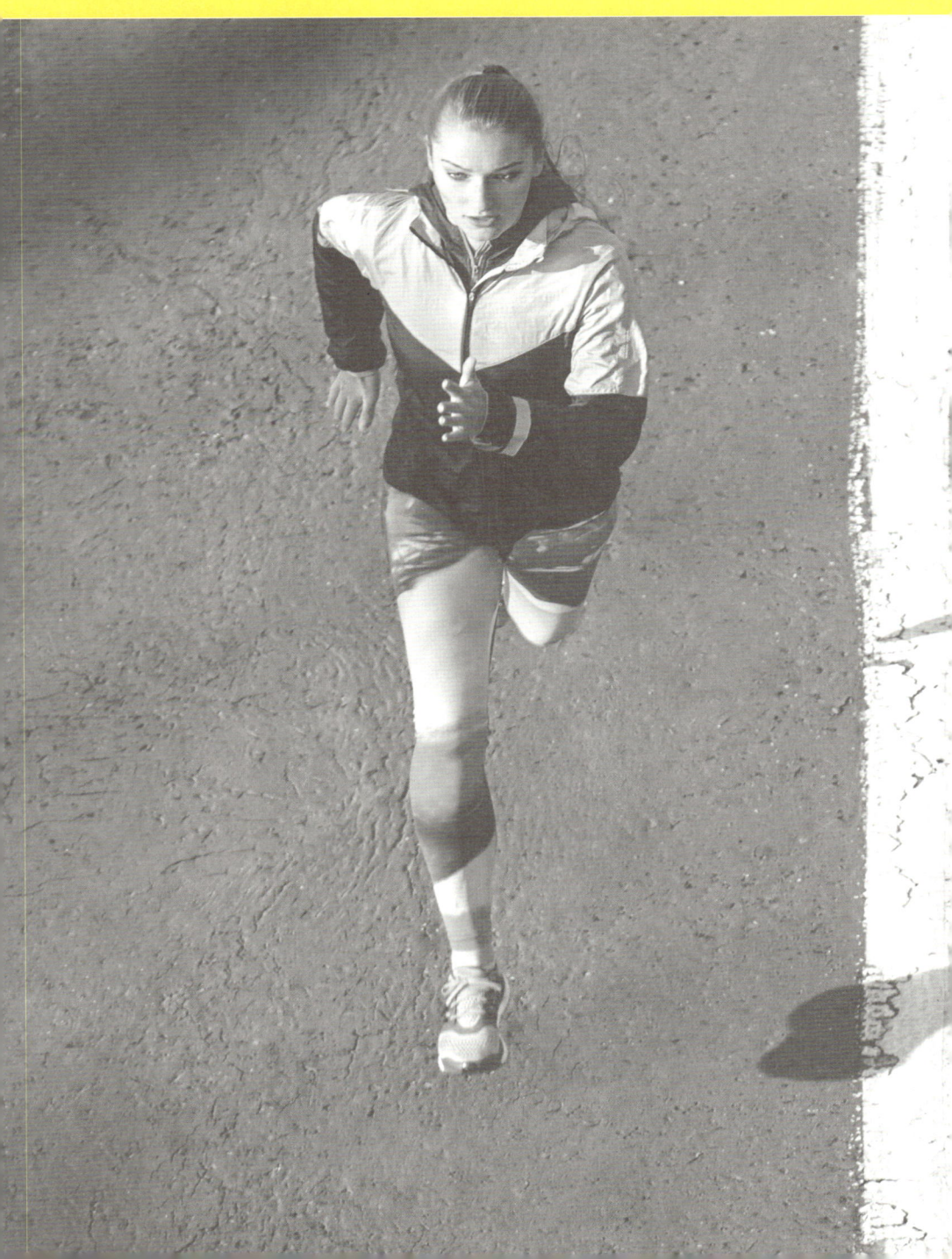

필라테스는 일반적으로 매트만 있으면 할 수 있다. 하지만 이 책에서는 일부 동작을 조금 더 어렵게 만들기 위해 여러 장비들을 소개한다. 이 장비를 자신만의 운동 프로그램에 포함할지는 선택 사항이다. 그러므로 책에 나오는 운동 동작들을 연습해 보기 전에 미리 준비해 두는 편이 좋다. 자유롭게 몸을 움직일 수 있는 편안한 옷을 입도록 하자. 달리기할 때 입는 옷을 입어도 좋으며, 충분한 공간도 필요하다. 모든 동작은 양말을 신거나 맨발로 하는 것이 가장 좋다.

- 필라테스 매트나 요가 매트가 있으면 훨씬 편안하게 운동할 수 있다. 운동할 때는 약간의 쿠션감이 필요한데, 특히 엎드리거나 옆으로 누워 있거나 구를 때는 쿠션이 필요하다. 시중에는 다양한 매트가 나와 있지만, 척추와 관절을 보호를 위해 조금 두꺼운 종류를 추천한다. 푹신한 바닥이 아닌 딱딱한 바닥에서 필라테스 연습을 하는 경우라면 반드시 미끄러지지 않고 손과 발을 잡아줄 수 있는 매트가 있어야 한다.

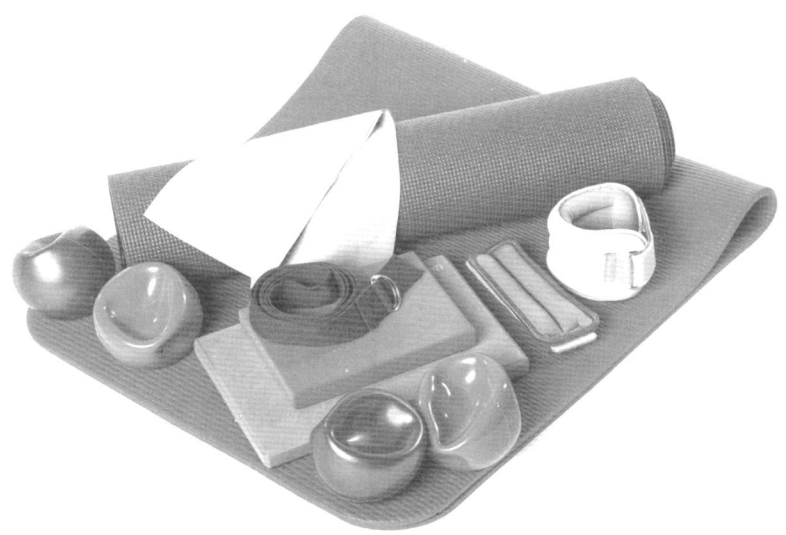

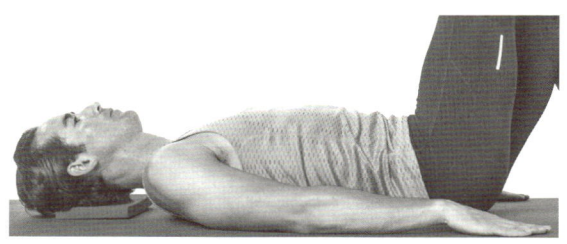

- 작고 단단한 폼 블록(20×15×2cm)이나 말아놓은 수건 혹은 작은 쿠션을 머리 아래에 두면 목과 척추를 바르게 정렬하는 데 도움이 된다. 사람마다 자세가 다르기 때문에, 직접 해보며 자신에게 맞는 높이를 찾는 것이 좋다. 평평하게 누웠을 때 머리가 뒤로 기울어져 턱이 하늘을 향하게 된다면, 목이 바르게 정렬할 수 있도록 머리 아래에 폼 블록을 두도록 하자. 반면, 블록 위에 머리를 올렸을 때 턱이 가슴 쪽으로 당겨지는 느낌이라면, 폼 블록을 사용하지 않아야 한다. 목과 척추가 바르게 정렬되어 있는지 확인한 뒤 각자의 상황에 맞게 조절해 보자.

- 힙 밴드와 스트레칭에 도움이 되는 탄력 밴드나 요가 스트랩은 가격도 저렴하고 다용도로 활용할 수 있다.

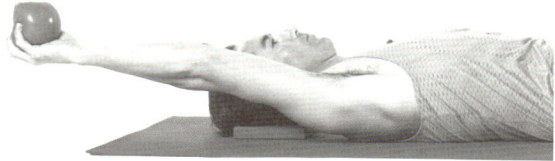

- 작은 덤벨은 훌륭한 도구이지만 이것 역시 선택사항이다. 이 책에서는 일부 운동 동작을 발전시켜나가는 과정에서 언제 가벼운 덤벨을 사용하면 좋을지 적어두었다. 이 책의 필라테스 수업에서는 딱딱한 덤벨보다는 좀 더 안전한 부드러운 공 모양의 덤벨을 사용한다. 아니면 플라스틱 물병에 모래나 물을 넣어 덤벨로 사용할 수도 있다.

- 중량 역시 선택사항으로, 옆으로 누워서 하는 동작을 발전시켜나갈 때(90~97쪽) 동작을 좀 더 어렵게 만들 수 있다.

> **NOTE** 중량을 추가하기 전에 먼저 운동 동작을 물 흐르듯 부드럽게 연결할 수 있어야 한다. 이때 처음부터 끝까지 정렬을 올바르게 유지해야 한다.

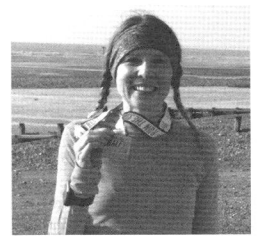

사라 소여는 브라이턴 출신의 러너이자 필라테스 강사로, 5km에서부터 160km 울트라 마라톤에 이르기까지 다양한 거리를 달린다. 전 세계를 달렸고, 그중 가장 좋아하는 장소는 요르단과 에콰도르, 프랑스 알프스이다. 집 근처에서는 사우스다운스 국립공원에서 달리는 것을 즐긴다.

저는 6년 반 전부터 달리기 시작해서 다양한 마라톤 대회에 25번 참가했어요. 짧은 거리의 마라톤은 수도 없이 달렸고요. 요르단의 사막과 에콰도르의 안데스산맥에서 며칠에 걸쳐 달려본 적도 여러 번 있어요. 필요한 모든 것을 넣은 가방을 메고 6단계를 거쳐 약 249km를 달리는 거예요. 음식과 잘 때 필요한 물건과 장비들을 합쳐 8kg가 되는 가방을 등에 메고 달린다고 상상해 보세요. 강한 코어가 없었다면 불가능했을 거예요!

달리기를 시작했을 때쯤 필라테스 수련도 하기 시작했어요. 러너들에게 필라테스를 추천하는 글들은 정말 많지만, 대부분은 귀담아듣지 않아요! 하지만 저는 그 조언에 따라 그때부터 지금까지 규칙적으로 필라테스를 하고 있고, 제가 다치지 않고 계속 달릴 수 있었던 것은 정말 필라테스 덕이라고 생각해요. 2년 전쯤 필라테스 지도자 과정을 듣기로 결심했어요. 처음에는 실력을 기르고 필라테스와 몸이 어떻게 움직이는지에 대해 좀 더 깊게 이해하기 위해서였어요. 작년에 자격증을 땄고, 자격증을 따자마자 수업을 몇 번 해볼 수 있었어요. 그때 정말이지 너무나 긍정적인 피드백을 받아서 '러너를 위한 필라테스' 수업을 개설하기로 결정했어요. 수업은 성공적이었고, 학생들이 필라테스 덕분에 시합을 준비하면서 부상 없이 훈련할 수 있었다고 이야기할 때마다 정말 보람을 느껴요.

저보다 훨씬 적게 달리면서 부상으로 고생하는 사람들을 여럿 보았어요. 그런 사람들은 코어와 둔근이 약하고 고관절이 경직되기 때문이라고 생각해요! 저만 해도 필라테스를 하면서 정말 많이 강해졌어요. 헬스장에 간 적은 한 번도 없지만 규칙적으로 매트 필라테스를 하면서 코어가 많이 강해졌어요. 제가 생각하기에 달리기에서 코어는 정말 중요해요. 특히 마라톤이나 그보다 더 긴 거리를 달릴 때와 오프로드를 달릴 때는 더 중요하죠. 필라테스를 하지 않았다면 8kg 배낭을 등에 메고 며칠간 달릴 수 있는 힘을 기르지 못했을 거예요. 또한 달리기 방식도 훨씬 좋아졌다고 느껴요. 특히나 결승선을 향해 가면서 몸이 힘들어지기 시작할 때 더 확실히 느낄 수 있답니다.

7장 | 러닝 보강 운동 필라테스

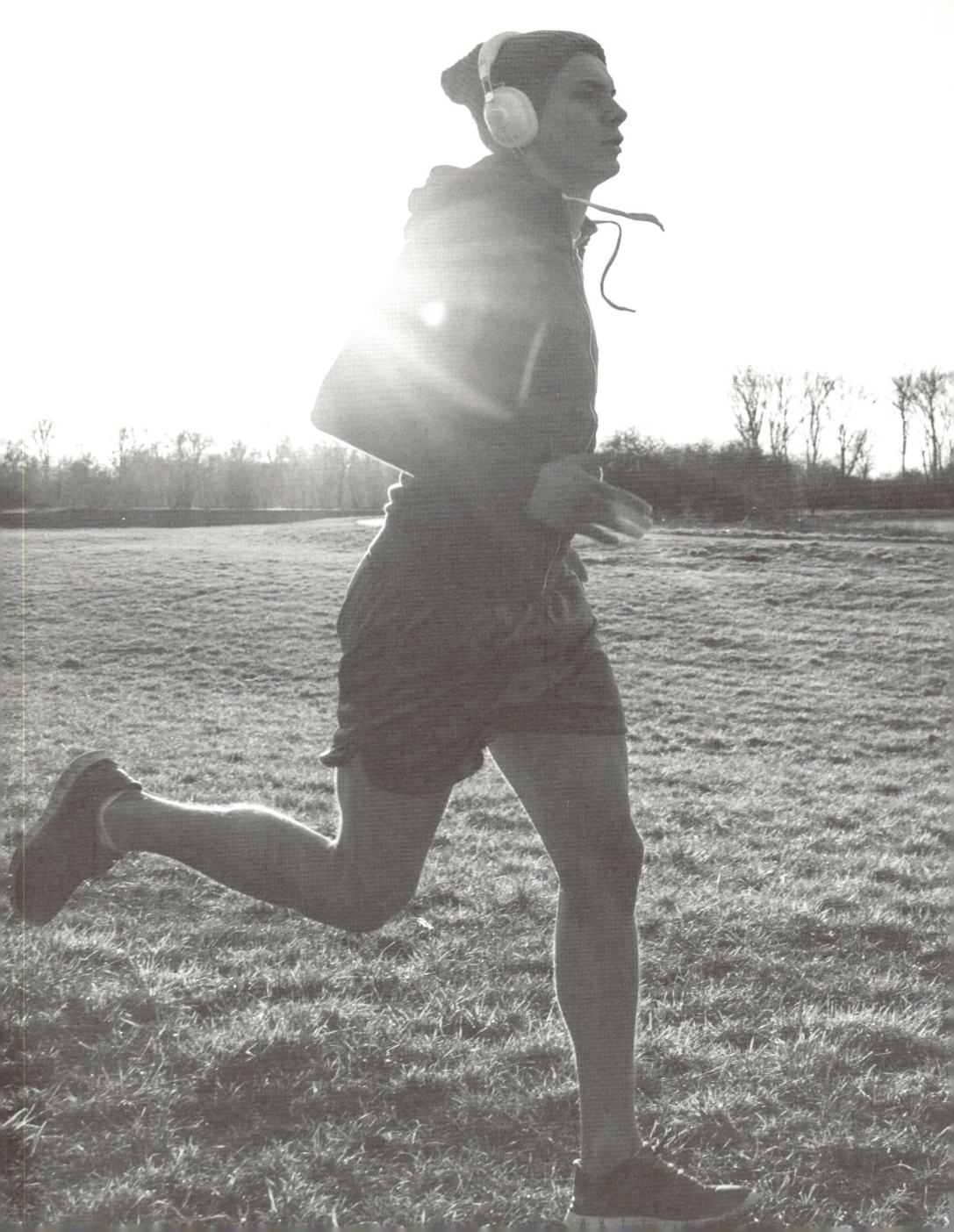

여기에서는 누구나 쉽게 따라 할 수 있도록 매트 필라테스 운동을 사진과 함께 설명하고자 한다. 모든 동작은 초급자, 중급자, 상급자용으로 구분했으며, 대부분의 동작은 변형하거나 심화할 수 있어서 자신에게 가장 적합한 단계를 선택할 수 있다.

반드시 알아둘 점은, 어떤 동작이 '쉬워' 보인다고 해서 굳이 할 필요가 없다는 의미는 아니라는 것이다. 모든 운동 동작은 더 잘 달리고 부상의 위험에서 벗어나는 데 도움을 주기 때문에 이 책에서 소개하는 것이다. 좀 더 어려운 동작으로 바로 넘어가면 더 빨리 실력이 좋아지리라 생각할 수 있겠지만, 실제로는 그렇지 않다. 따라서 초보자용 동작을 충분히 익히고 이해하기 전에는 상급자용 동작으로 넘어가지 않도록 하자.

책의 뒷부분에서는 일상에서 쉽게 할 수 있는 10~15분의 운동 프로그램을 소개한다. 혹은 달리기를 한 후 몸을 풀어줄 때 할 수도 있다. 이러한 운동 프로그램 또한 각자의 필요에 맞게 초급자, 중급자, 상급자용으로 구분했다. 일단 운동 동작을 익히고 나면, 자신에게 필요한 운동 프로그램을 선택하고 자신만의 프로그램을 만들 수 있을 것이다.

근골격 질환

허리, 무릎, 고관절 등 근골격계에 문제가 있다면, 여기에서 소개하는 운동을 시작하기 전에 반드시 전문의와 상담해야 한다. 필라테스를 하면 코어의 힘이 길러져서 대개는 허리에 생긴 문제가 좋아지지만, 중요한 것은 운동 동작을 하기 전에 먼저 설명을 찬찬히 읽어보는 것이다. 자신의 질환과 관련하여 특정 동작을 해도 되는지 확신이 없다면 반드시 전문가와 상의하자. 다수의 물리 치료사, 스포츠 치료사, 접골사, 척추 지압사, 지역 보건의는 필라테스를 권장하고 있다. 이와 같은 전문가의 도움을 받는 상황이라면 조언을 구해보자.

　일부 동작은 해보기 전에 먼저 주의해야 할 점을 살펴보아야 한다. 특정 부위에 문제가 있을 때 해당되는 내용으로, 그 동작을 해야 하는지 아니면 완전히 생략해야 하는지에 관한 설명이 있을 것이다. 다시 한번 말하지만, 조금이라도 의심이 든다면 반드시 의사나 전문가와 상의하는 것이 좋다.

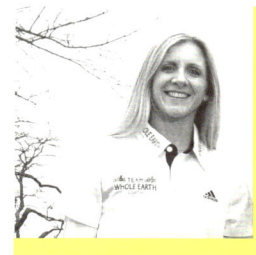

두 차례 올림픽에 출전하고 영연방 메달리스트이기도 한 리즈 옐링은 세계적인 마라톤 선수이자 존경받는 여성 러닝 코치이다(yellingperformance.com). 필라테스는 옐링의 훈련에서 중요한 부분을 차지했다.

필라테스로 인해 마라토너에게 중요한(간혹 간과되기도 하지만) 부분인 안정성과 체력 관리에 집중할 수 있었어요. 장시간의 훈련을 견디고 훈련의 기초가 되는 힘을 기르는 데 도움이 되었어요. 고강도 훈련을 하는 시기에는 일주일에 12~13회 정도를 달렸는데, 강인한 체력이 그 정도의 훈련량을 견디기 위해 필수였어요. 필라테스는 특히 마라톤 마지막 부분에서 제 코어를 강하게 유지하고 자세와 폼을 유지하는 데 도움을 주었죠. 시간이 흘러 점점 더 잘 달릴 수 있게 되면서, 실력을 향상하고 개선하는 방법을 찾기 위해 항상 노력했는데, 그건 바로 부상을 당하지 않는 방법을 찾는 것이기도 했어요! 그때 필라테스가 확실히 도움이 되었어요. 물론 처음 시작했을 때는 '체력과 컨디션 관리'에 중점을 두었고, 동작도 결코 쉽지 않았어요. 하지만 점점 필라테스를 이해하게 되면서 집중하여 움직임을 통제하는 것에 중점을 두게 되었어요. 이제 세 명의 아이들이 생겼지만 저는 여전히 규칙적으로 달리기를 하고, 작은 규모의 행사를 열고, 특히 트레일 러닝을 좋아한답니다. 이제는 시합에 나가 경쟁을 하지는 않지만, 몸을 돌보는 일은 여전히 저에게 중요한 일이고, 쌍둥이 아들들이 방해하긴 하나 일주일에 한 번은 꼭 컨디션 관리를 위해 운동을 하고 있어요! 여기에는 다양한 필라테스 동작들이 포함되는데, 제가 가장 좋아하는 동작은 팔과 다리를 뻗으면서 하는 테이블 탑 동작이에요. 정말 복근을 꽉 잡아준답니다! 그 화끈한 느낌이란!

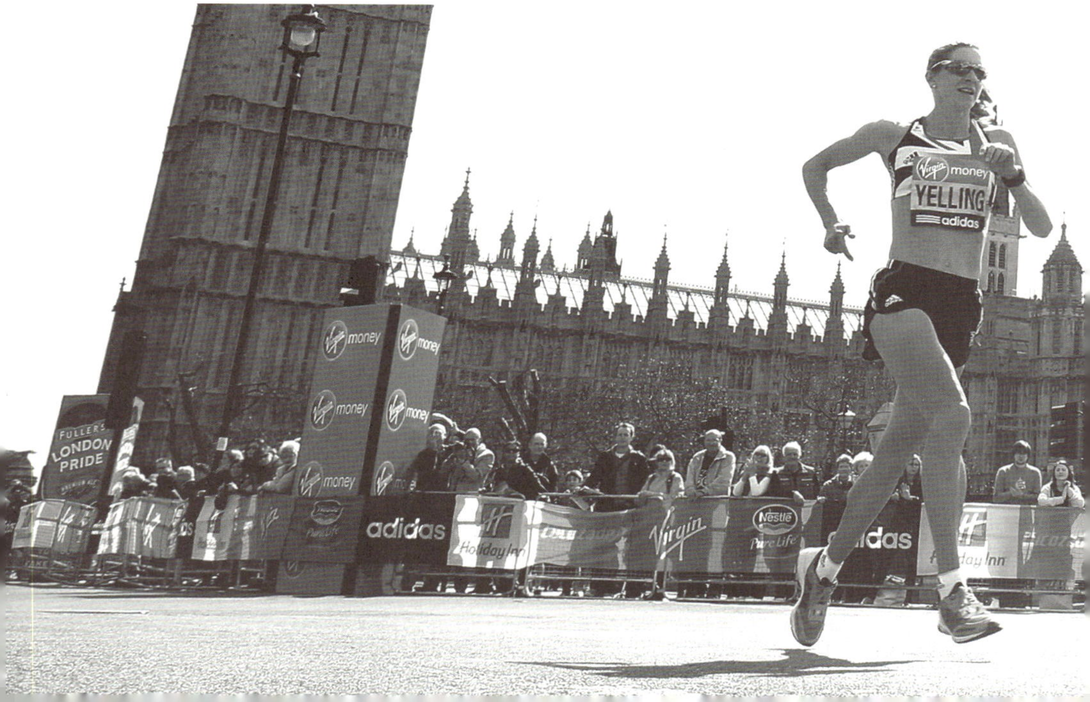

7장 러닝 보강 운동 필라테스   **49**

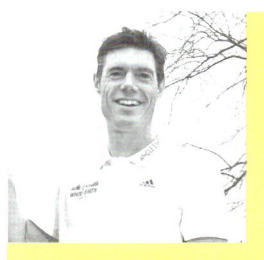

마틴 옐링은 장거리 달리기 선수이자 스포츠 코치이다. 또한 영국에서 가장 인기 있는 달리기 팟캐스트인 '마라톤 토크'의 공동 진행자이자 설립자이며, 본머스 마라톤 축제(Bournemouth Marathon Festival)의 공동 설립자이기도 하다.

필라테스는 러너에게 정말 좋은 운동이에요. 전반적인 체력과 통제력이 좋아지고, 컨디션 관리를 하는 데 도움이 되죠. 사람들은 더 많이, 더 오랜 시간, 더 길게 달리고 싶은 유혹에 쉽게 빠지는 것 같아요. 튼튼한 기초에 중점을 둔다면 훈련을 견디고 회복하고 일관성을 유지하는 데 도움이 될 거예요. 필라테스를 하면 유연성과 가동 범위도 좋아질 거예요. 달리는 방식과 기술을 유지하면서 긴장하지 않기 위해서는 꼭 필요한 부분이에요. 현재 저에게 필라테스는 정말 중요해요. 허리 디스크가 터지는 일을 겪으면서 몸을, 특히 허리를 돌보는 일이 얼마나 중요한 지 절실히 깨닫게 되었어요. 이제는 지역 필라테스 교실을 매주 친구들과 함께 다니고 있으며, 나가서 달릴 때는 꼭 필라테스로 몸을 풀어준답니다!

2012년 4월, 리즈 옐링이 버진 런던 마라톤에서 웨스트민스터를 지나고 있다.

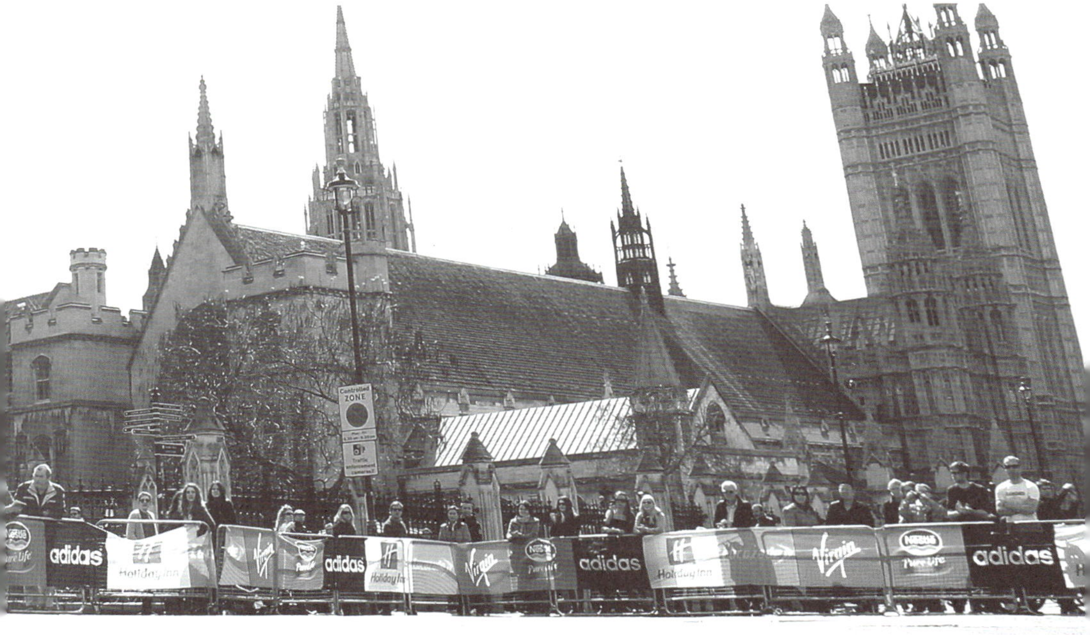

≫ 준비 운동

만약 달린 후에 여기에서 소개하는 동작들을 할 거라면 굳이 준비 운동을 할 필요는 없다. 특히 롤 다운(Roll Down)은 달린 후에 몸을 풀어줄 수 있는 정말 좋은 동작으로, 척추와 햄스트링 스트레칭에 효과적이고 러너들에게 정말 인기 있는 운동이다.

준비 운동을 하면 몸의 중심을 잡고 자세 정렬을 인식하며 몸을 늘이는 데 도움이 된다. 혈액 순환과 관절 가동성이 좋아지고 집중력도 향상된다. 균형감을 높이고 발을 튼튼하게 만들어주는 동작들도 준비해 두었다. 균형감과 튼튼한 발은 더 강인한 러너가 되기 위한 필수 요소이다.

긴 거울 앞에서 준비 운동을 하면 자신의 자세를 계속 확인할 수 있다. 내 수업을 듣는 대부분의 수강생처럼 운동하는 동안 자신의 모습을 보는 것이 그리 내키진 않겠지만, 거울을 보면서 운동을 하면 정말 도움이 된다는 사실을 꼭 기억하길 바란다.

> 틀림없이 내 말이 맞을 것이다. 나는 단 한 번도 아스피린을 먹어본 적이 없다. 평생 단 하루도 다쳐본 적이 없다. 전 세계 모든 나라에서 내 운동법을 따른다면, 분명 더 행복해질 것이다.
> 조셉 필라테스

> **NOTE** 만약 4장의 자세 정렬에 관한 내용을 읽지 않고 여기 준비 운동 부분으로 건너뛰었다면, 반드시 읽고 오길 바란다. 그래야 앞으로 동작을 설명하면서 사용하는 용어의 의미를 알고 이해할 수 있을 것이다.

≫ 기본 동작

- 몸을 똑바로 세우고 서서, 어깨를 안정시키고 팔은 편안하게 몸 옆에 둔다.
- 머리 위에 헬륨 풍선이 달려 몸을 위로 끌어 올린다고 상상한다(31쪽).
- 척추 전체를 길게 늘인다. 이때 반드시 목도 길게 늘인다.
- 정면의 한곳에 시선을 고정한다.
- 골반 기울이기를 몇 번 반복하여 척추의 중립 상태를 찾는다(31쪽).
- 복근·골반기저근을 활성화한다.
- 코로 숨을 들이마시고 흉곽으로 보낸다.
- 입으로 숨을 내쉰다.
- 몇 번 더 호흡한 다음 근육이 긴장한 곳이 있는지 살펴본다. 의식적으로 몸을 이완시키기 위해 노력하고 호흡에 집중한다.

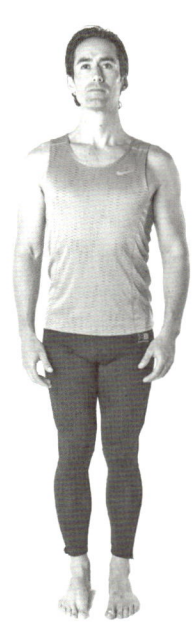

〉〉〉 목

- 목 전체를 길게 늘인다.
- 이제 오른쪽 귀를 오른쪽 어깨 쪽으로 떨어뜨리면서 목의 반대쪽과 등의 위쪽 근육을 부드럽게 늘려준다.
- 머리를 천천히 다시 가운데로 들어 올린다. 오른쪽 어깨 쪽으로 4번 반복한다.
- 왼쪽으로 4번 반복한다.
- 이번에는 턱을 가슴 쪽으로 떨어뜨린다.
- 목을 오른쪽 어깨 쪽으로 부드럽게 돌린다. 이때 목이 어깨 뒤로 넘어가서는 안 된다.
- 반대쪽으로도 부드럽게 돌린다. 머리 무게가 옆에서 옆으로 천천히 전해져야 한다.
- 양쪽으로 2번씩 더 반복한 다음, 가운데로 돌아와서 머리를 들어 올린다. 다시 한번 목과 척추를 길게 늘인다.

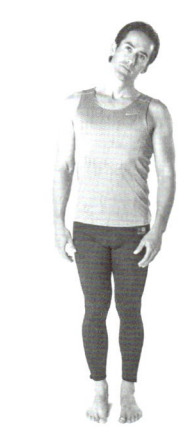

〉〉〉 어깨

- 어깨를 앞쪽으로 부드럽게 4번 돌린다.
- 어깨를 뒤쪽으로 부드럽게 4번 돌린다.
- 어깨를 귀 쪽으로 들어 올린다.
- 어깨를 다시 내리면서 어깨뼈를 뒷주머니에 밀어 넣듯이 가슴을 편다. 2번 반복한다.

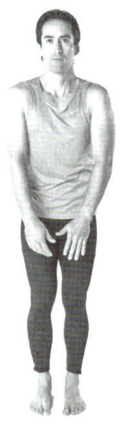 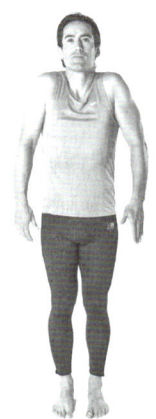 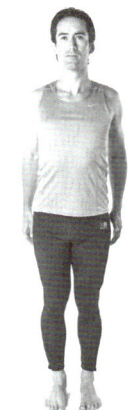

⟫ 척추 회전

- 척추 전체를 길게 늘인다.
- 오른손으로 왼팔 팔꿈치 근처 팔뚝을 잡는다.
- 왼팔을 올려 오른팔 팔꿈치 근처 팔뚝을 잡는다.
- 복근·골반기저근을 충분히 사용한다.
- 숨을 들이마시며 준비한다.
- 숨을 내쉬면서 몸통을 오른쪽으로 돌린다.
  이때 머리와 목도 함께 돌아가야 한다.

- 골반은 정면을 바라보도록 고정하고 몸과 함께 움직이지 않도록 한다. 어깨는 긴장을 풀고 내려준다.
- 어깨는 계속해서 긴장하지 않고 내려와 있어야 한다.

- 숨을 들이마시고 가운데로 돌아온다.
- 숨을 내쉬고 왼쪽으로 회전한다.
- 숨을 들이마시고 가운데로 돌아온다.
- 양쪽으로 3번씩 반복한다.

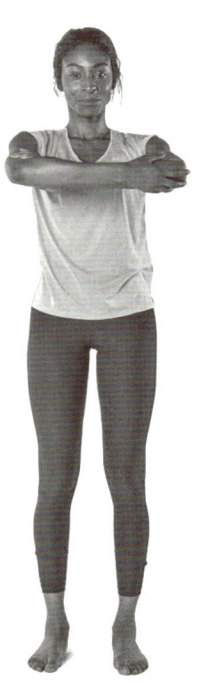
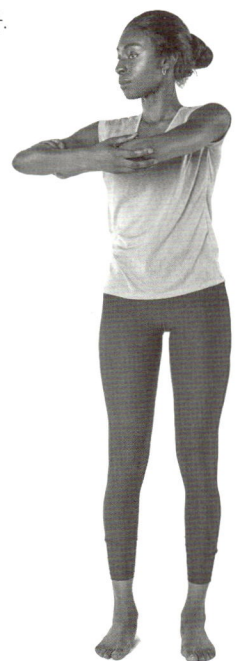
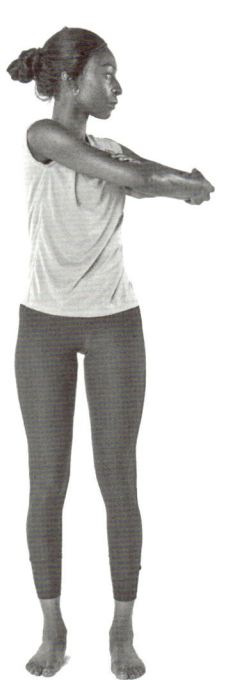

》》》 측면 굽힘(옆으로 굽히기)

- 다시 중립 상태로 바르게 서서(31쪽) 복근·골반기저근을 활성화시킨다.
- 숨을 들이마시며 준비한다.
- 숨을 내쉬고 오른손으로 오른쪽 다리의 옆면을 따라 부드럽게 아래로 내려간다. 이때 손가락을 길게 펴준다.
- 자세를 유지한다.
- 숨을 들이마신다.
- 두 장의 유리 사이에 서 있다고 상상해 보자. 목이나 턱이 앞으로 나와 있어서는 안 된다. 몸 전체가 한 면으로 정렬되어 있어야 한다.
- 숨을 내쉬며 척추를 길게 늘여 몸을 세운 자세로 돌아온다. 복근을 쓰고 있는지 확인한다.
- 반대쪽으로 동작을 반복한다.

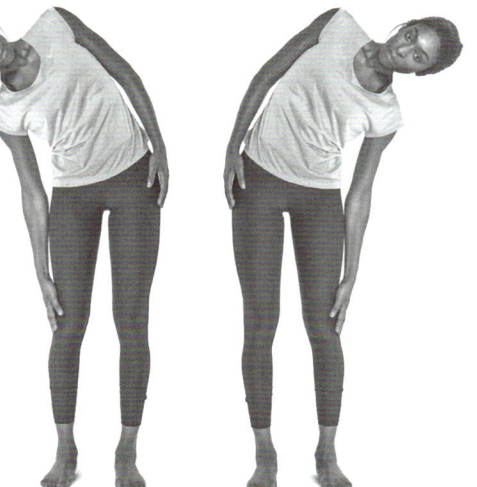

》》》 무릎과 고관절 가동성 및 균형 잡기

- 똑바로 서서 척추를 길게 늘인다.
- 양손은 고관절 위에 얹고 어깨는 긴장을 푼다.
- 복근·골반기저근을 활성화한다.
- 이번에는 자연스럽게 호흡하며 무릎을 몸 앞으로 들어 올린다.
- 중심이 무너지지 않도록 노력하면서 시선을 앞쪽에 고정한다. 계속 척추 전체를 길게 늘인다.
- 다리를 다시 바닥으로 내린다.
- 양쪽 각각 4번씩 반복한다.
- 무릎과 발은 반드시 일직선상에 있어야 한다. 무릎에서 발까지 수직선을 그리듯, 몸 앞에서 바르게 정렬해야 한다. 옆으로 살짝 기울거나 몸의 중심을 지나서는 안 된다. 무릎을 바라보았을 때 무릎이 두 번째나 세 번째 발가락과 나란해야 한다. 거울 앞에 서서 이 운동을 한다면 정렬하는 데 도움이 된다.

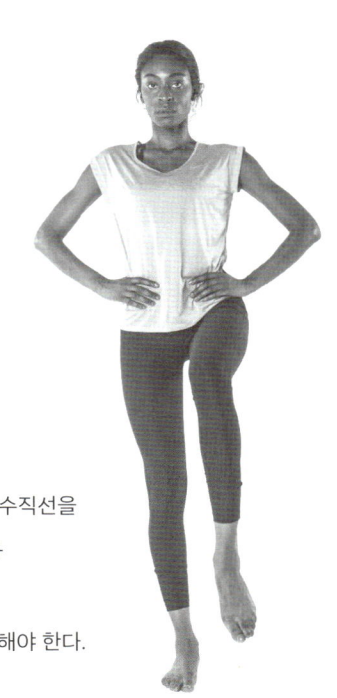

⫸ 고관절 열고 균형 잡기

- 몸을 똑바로 세우고 서서 중립 상태의 척추를 길게 늘이고(31쪽), 복근을 사용한다. 양손을 고관절 위에 두고 어깨를 편안하게 풀어준다.
- 자연스럽게 호흡한다.
- 오른쪽 무릎을 몸 앞으로 들어 올린다.
- 고관절을 옆으로 열어준다. 이때 다리와 무릎은 함께 움직이지만 골반은 움직이지 않고 고정되어 있어야 한다. 골반이 뒤로 돌아가서는 안 된다.
- 오른쪽 다리를 다시 가운데로 가져와서 바닥으로 내린다.
- 4번 반복한 다음 방향을 바꾼다.

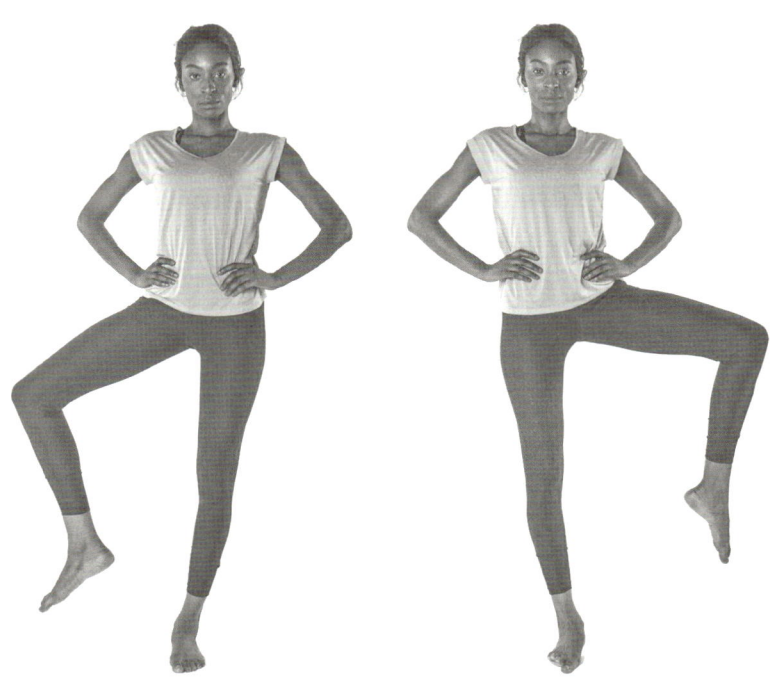

> 발목 부상과 무릎 부상은 대부분 균형 감각이 떨어졌을 때 발생한다. 이전에 발목을 삔 적이 있다면, 관절이나 근육의 위치를 감지하는 감각(고유수용감각)이 약해져 발목의 정확한 위치를 제대로 파악하지 못하게 되므로, 땅이 고르지 못하거나 약간 경사진 길을 뛸 때도 다리의 다른 부위에 무리한 부담을 주게 된다. 필라테스를 하게 되면 몸 전체의 고유수용성 감각이 좋아지면서 관절에 가해지는 불필요한 부담을 줄일 수 있게 되고, 결과적으로 부상을 예방할 수 있다.
>
> 제인 카우설, 접골사이자 러너

》 롤 다운

》》 러너에게 좋은 점

롤 다운은 몸의 긴장을 풀어주고 이완시키기에 좋은 동작으로, 준비 운동으로 적합하다. 또한 달린 후 몸을 풀거나 스트레칭을 할 때, 달리는 도중에 허리가 아프거나 둔근이 피로할 때, 햄스트링이 땅길 때도 효과적이다. 이 동작은 척추의 디스크를 늘려 척추의 가동성을 높이고 허리와 햄스트링의 유연성을 향상시킨다. 심화 동작으로 더 깊은 스트레칭을 할 수 있다.

> **NOTE** 허리가 많이 불편하다면 변형 동작을 한다(56쪽).

》》 기본 동작

- 어깨에 긴장을 풀고 척추 중립 상태에서 몸을 똑바로 세우고 선다.
- 복근·골반기저근을 활성화시킨다.
- 무릎은 계속해서 부드럽게 유지하고 아주 살짝 굽혀준다.
- 숨을 흉곽으로 들이마시며 준비한다.
- 숨을 내쉬면서 턱을 가슴 쪽으로 당긴다.
- 천천히 몸을 바닥 쪽으로 말아 내리기 시작한다.
- 몸이 적당히 땅기는 지점에서 멈춘다.

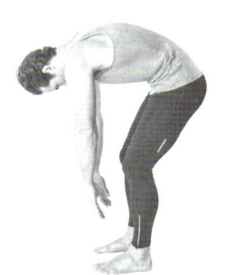

- 양팔은 어깨에서 몸 앞으로 늘어뜨린다.
- 무릎은 계속 살짝 굽혀져 있어야 한다. 그래야 햄스트링이 수축할 때 통증이 발생하지 않는다.
- 목은 긴장하지 않고 편안해야 하고 머리는 무거워야 한다.
- 흐느적거리는 인형처럼 몸의 힘을 빼고 가볍게 늘어뜨린다.
- 자연스럽게 숨 쉬면서, 이 자세를 몇 초간 유지한다.

- 숨을 흉곽으로 들이마신다.
- 숨을 내쉬고 복부와 골반기저근을 긴장시켜 척추를 보호한 뒤, 척추를 하나씩 풀어주며 천천히 몸을 일으킨다. 천천히 척추를 강하게 세운다.
- 몸을 일으키는 마지막 순간까지 시선을 아래에 둔다. 그런 다음 목을 말아 올리고 척추 전체를 길게 늘인다.
- 호흡을 유지하며 자세를 확인한다. 어깨를 귀 쪽으로 들어 올리고 어깨뼈를 다시 뒤로 밀어 내린다.

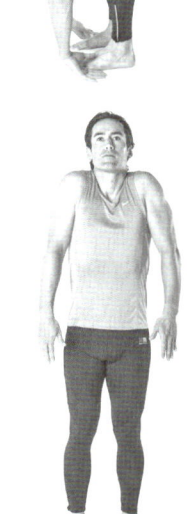

- 여전히 척추 중립을 유지하고 있는지 확인한다.
- 전체 롤 다운 동작을 3번 반복한다. 아니면 하고 싶은 만큼 반복해도 좋다.

> **NOTE**
> - 반드시 골반이 아닌 척추를 굽혀야 한다.
> - 체중을 양발에 똑같이 실어야 한다. 몸을 한쪽으로 기울여서는 안 된다.

> 개인적으로 롤 다운 동작을 정말 좋아해요. 상체가 아래로 내려갈 때 뭔가 굉장히 편안해지고, 척추를 뻗어줄 때는 피가 머리로 쏟아지는 느낌이 들어요. 게다가 매주 발톱이 얼마나 자랐는지 살펴볼 수도 있어요!
>
> 타니아 볼드윈-파스크, 트레일 러너

››› 변형 동작

- 허리에 불편함이 있다면, 손바닥을 허벅지 위에 두고 몸을 말아 내리는 동안 손을 다리 따라 내려 보내며 허리를 지지해 준다. 조금이라도 불편함이 느껴지면 즉시 멈춘다.

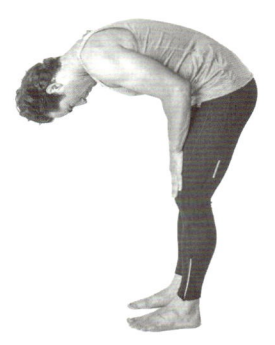

››› 심화 동작

- 조금 더 깊게 스트레칭하고 싶다면, 흐느적거리는 인형처럼 상체의 힘을 빼고 늘어뜨린다. 양손을 반대쪽 팔꿈치에 얹고, 체중을 발 앞꿈치 쪽으로 옮긴다. 균형을 잃지 않도록 주의한다.
- 좀 더 스트레칭을 하고 싶다면 몸을 말아 내린 자세에서 오른쪽 무릎을 부드럽게 굽히자. 그러면 왼쪽이 땅길 것이다.
- 양쪽을 번갈아 가며 반복한다. 이때 양발을 계속 바닥에 붙인 상태에서 근육을 풀어주고 길게 늘여 준다.
- 6번 반복한 다음 완전히 멈춘다.
- 복근·골반기저근을 활성화한다.
- 숨을 들이마신다. 숨을 내쉬고 다시 한번 말아 올리기 시작한다. 시간을 갖고 자신의 정렬 상태를 확인한다.

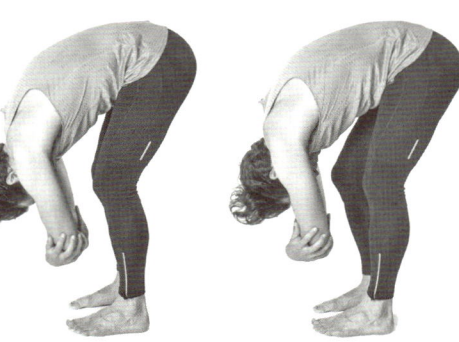

›› 균형감

››› 러너에게 좋은 점

균형감은 달리기에 중요한 요소이다. 특히 나이가 들수록 균형 감각이 떨어지므로 꾸준한 연습이 필수적이다. 균형을 잘 잡기 위해서는 협응력이 뛰어나야 하고, 발목과 발이 튼튼해야 한다(발을 강화하는 운동은 59쪽 참고). 균형 운동은 뇌가 지형의 변화를 빠르게 감지하고 대처하는 능력과 집중력을 키워준다. 운동을 하다 보면 몸의 어느 한쪽이 균형을 더 잘 잡는다는 사실을 알게 된다. 누구나 한쪽이 더 우세하기 마련이다.

균형 운동을 일상적으로 해보자. 주전자의 물이 끓기를 기다릴 때, 아침에 양치질을 할 때, 학교 앞에서 아이를 기다릴 때 한 다리로 서 있는 연습을 할 수 있다.

››› 기본 동작

- 똑바로 서서 척추 중립 상태에서 척추를 길게 늘인다.
- 복근·골반기저근을 사용한다.
- 균형을 잡기 위해 정면의 한곳에 시선을 고정하고 집중한다.
- 천천히 오른쪽 무릎을 당신 앞쪽으로 조금 들어 올린다.
- 균형을 잡고 한쪽 다리로 선 이 자세를 30초간 유지한다.

- 숨을 참지 않고 자연스럽게 호흡한다.
- 다리를 내리고 방향을 바꾸어 다시 30초 동안 균형 잡기를 반복한다.
- 다시 오른쪽 다리를 올리고 균형을 잡는다. 복근을 사용하고 다시 척추 전체를 길게 늘인다.

- 숨을 들이마시고 양팔을 옆으로 머리 위까지 올린다.
- 숨을 내쉬고 양팔을 몸 옆으로 내린다.
- 여전히 한 다리로 서서 팔 동작을 한 번 더 반복한다.
- 방향을 바꾸고 반복한다.

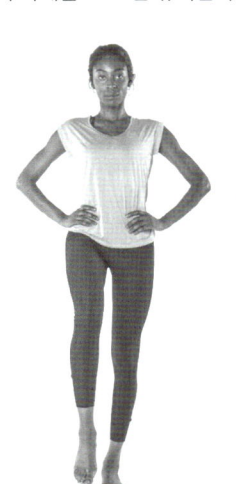
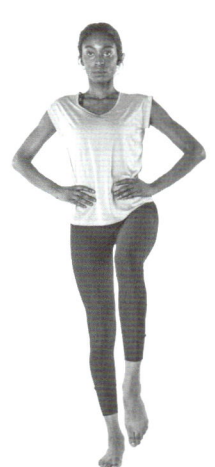
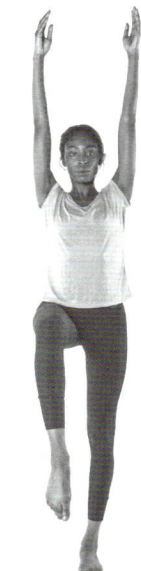

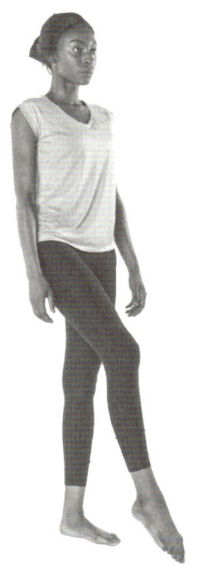

> **NOTE** 운동하는 동안 몸이 많이 흔들린다면 처음에는 무언가를 잡고 시작하자. 혹은 엄지발가락을 바닥에 살짝 댄 상태에서 균형을 잡다가 천천히 발을 바닥에서 떼어 균형을 잡는다. 몸이 흔들릴 때마다 엄지발가락을 잠시 바닥에 대어 다시 중심을 잡아도 된다.

> 코어를 강화하는 운동을 꾸준히 하고 있습니다. 자세에 교정에도 신경을 많이 쓰는 편이죠. 게다가 저는 선천적으로 한쪽 눈이 보이지 않습니다. 그래서 본능적으로 왼쪽으로 기우는 습관을 고치려고 노력하고도 있죠. 안정성을 높이기 위한 약간 엉뚱한 규칙도 시행해 보았습니다. 한 달 동안 매일 저녁마다 눈을 감고 한쪽 다리로 서서 이를 닦은 거예요. 이런 모든 노력은 달릴 때 부상 위험을 줄이고 더 좋은 기록을 내기 위해서랍니다.
> 배소스 알렉산더, 스포츠 중계자이자 마라토너

- 천천히 움직이며 무언가를 잡고 있었다면 점차 손을 놓고 연습한다. 그러다 보면 몸이 균형 잡는 방법을 터득하게 되고 균형감이 향상된다. 거울 앞에서 운동하면 골반이 수평을 유지하는지 확인하기 쉽다. 한쪽 다리를 들었을 때 골반이 기울어진다면 둔근이 약하다는 의미이다(둔근 강화 운동으로는 어깨 브리지 운동을 참고, 127쪽).
- 균형 운동은 하체 부상 예방에도 효과적이다(185쪽).

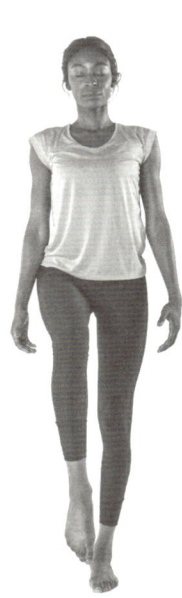

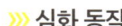 **심화 동작**
- 균형 잡기에 자신이 생겼다면 두 눈을 감고 동작을 해보자.
- 넘어지지 않게 조심해야 한다!
- 처음에는 엄지발가락으로 바닥을 짚고 다리를 천천히 낮게 들어 올린다.
- 몇 초간 자세를 유지한 다음 눈을 감고 있는 시간을 점점 늘려간다.
- 쉽지 않을 것이다. 시각이 균형을 잡는 데 얼마나 중요한지를 설명해 준다.

발 운동

러너에게 좋은 점

다양한 운동 계획을 세울 때 발을 강화하고 풀어주는 일은 뒷전이 되는 경우가 많다. 건강하게 달리기 위해서는 필수적인 부분이지만 종종 간과된다. 분명히 말하지만, 달릴 때 발에는 엄청난 충격이 전해진다. 또한 발은 몸을 안정적으로 유지하는 데 큰 역할을 한다. 나는 모든 필라테스 수업에 발을 강화하는 운동과 발 스트레칭을 반드시 포함시킨다. 발뿐만 아니라 발과 연결된 근육과 인대, 힘줄도 강해질 것이다.

족저근막염과 아킬레스건염은 달리기할 때 흔하게 발생하는 부상이지만 충분히 예방할 수 있다(185~189쪽). 109쪽에서도 발목 가동성과 발 스트레칭에 관한 내용을 실어두었다. 앞으로 소개하는 운동들은 언제 어디에서나 연습해 볼 수 있다. 맨발로 하는 편이 가장 좋다.

≫ 아킬레스건과 종아리 근육 강화

기본 동작

- 몸을 똑바로 세우고 서서 척추 전체를 길게 늘인다.
- 발바닥 앞꿈치로 페달을 밟듯이 천천히 발을 위아래로 움직인다. 위로 올라올 때는 거의 발가락으로 서야 한다.

- 총 10회 반복한다.
- 이번에는 양쪽 발을 함께 들어올려 발 앞꿈치로 서서 균형을 잡는다. 4초 동안 자세를 유지한다.

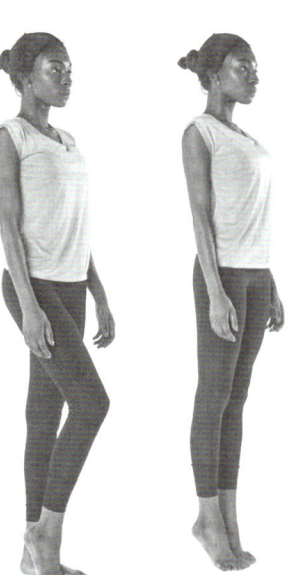

- 최대한 천천히 양쪽 발뒤꿈치를 매트로 내린다.
- 4번 반복한다. 천천히 움직이고 움직임을 통제해야 한다.
- 10번 빠르게 발뒤꿈치를 들어올린다. 종아리 근육이 움직이는 것을 느낄 수 있을 것이다!

❯❯ 발과 균형감을 위한 두뇌 체조

간단한 운동 동작으로 발을 스트레칭하고 강화하는 동시에 안정성과 협응력을 시험해 볼 수 있다.

⫸ 기본 동작

- 몸을 똑바로 세우고 서서 척추 전체를 길게 늘인다.
- 오른쪽 발만 들어 올려 발 앞꿈치로 선다.

- 이번에는 왼쪽 발을 들어 올려 발 앞꿈치로 선다.
- 오른쪽 발뒤꿈치를 천천히 바닥으로 내린다.
- 왼쪽 발뒤꿈치도 마찬가지로 바닥으로 내린다.

- 오른쪽 발을 들어 올려 발 앞꿈치로 서고 왼발로 동작을 반복한다.
- 전체 동작을 5번 반복한 다음 방향을 바꿔 왼쪽부터 시작한다.

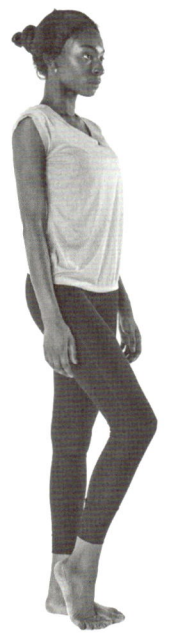
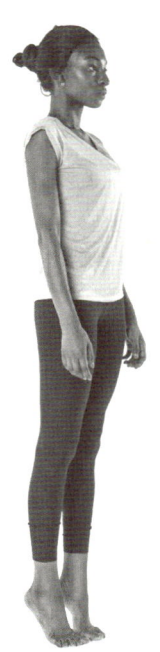
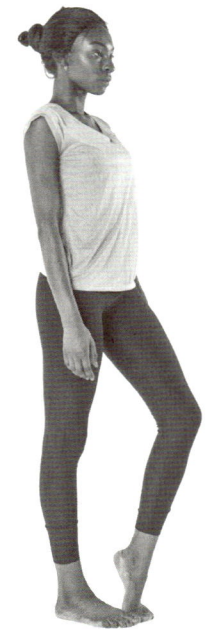

≫ 발뒤꿈치와 발가락으로 걷기

≫ 기본 동작

- 몸을 똑바로 세우고 서서 척추 전체를 길게 늘인다.
- 발가락으로 10걸음 앞으로 걷는다.
- 발뒤꿈치로 10걸음 뒤로 걷는다.
- 순서대로 여러 번 반복한다. 달리기 전 준비 운동으로 신발을 신고도 할 수 있다.

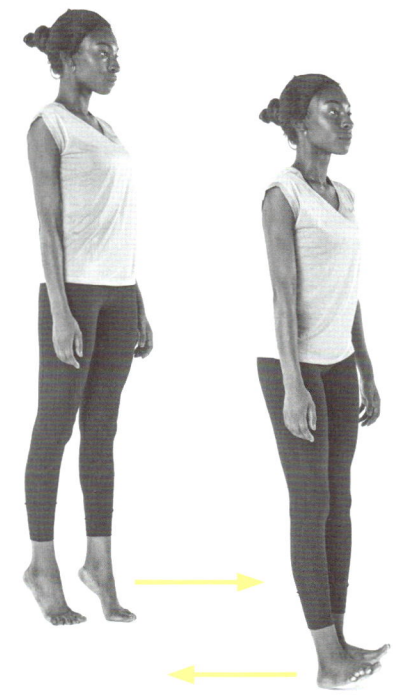

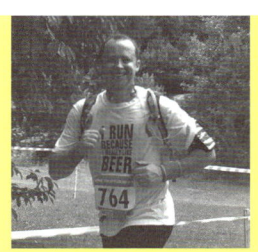

필 파스크는 하프 마라톤을 30회 이상 완주했다. 일주일에 두세 번은 뛰고 매주 한 번씩 필라테스 수업을 받는다.

필라테스를 하면서 전체적으로 자세가 좋아지고 여러모로 더 잘 달릴 수 있게 되었어요. 예전에는 장거리를 달리거나 하프 마라톤을 달릴 때 허리가 뒤로 빠지곤 했는데 자세가 훨씬 좋아졌어요. 필라테스 덕분에 이제는 허리가 뻐근하거나 땅기는 일이 거의 없어요. 코어를 강화하는 데 도움이 되었고, 여전히 코어를 강화하기 위해 노력하는 중이긴 하지만 오르막을 달리기가 정말 수월해졌어요. 팔과 전신을 더 잘 사용할 수 있게 되었어요. 생각해 보면 필라테스를 하기 전에는 하체와 다리만을 사용하여 달렸던 것 같아요. 자세가 좋아지면서 보다 효율적으로 달리게 되었어요. '구부정하게' 달렸던 때보다 더 많은 에너지를 달리는 데 사용할 수 있게 되었어요. 필라테스를 하기 전에는 하프 마라톤을 달리고 나면 그날 하루는 꼼짝하고 싶지 않았지만, 이제는 스트레칭으로 잠깐 몸을 풀어주기만 하면 집안일도 거뜬히 해낼 수 있는 '건설적인' 삶을 살게 되었어요. 달리기가 끝나면 필라테스 동작을 포함한 스트레칭을 꼭 하는데, 주로 하는 동작은 제가 가장 좋아하는 롤 다운 동작이에요. 허리, 다리, 어깨를 비롯하여 몸 전체를 풀어주는 느낌이 들고 몸을 이완시키는 데 정말 효과가 좋아요.

등운동

» 스완 다이브(모든 단계)

»» 러너에게 좋은 점

스완 다이브(Swan Dive) 동작은 등의 중간·윗부분과 복근을 강화한다. 달리다가 피곤해지기 시작하면 어깨가 앞으로 말리게 되는데, 그렇게 되면 어깨를 움직이는 데 제약이 생기기 시작한다. 구부정한 달리기 자세는 호흡에도 지장을 준다. 스완 다이브 동작은 가슴 부위를 열어주고 등의 중간 부분을 강화하는 데 도움을 주므로(흉추 참고, 29쪽) 피곤이 몰려와도 자세와 달리기에는 영향을 미치지 않을 것이다.

»» 기본 동작

- 엎드려 눕는다.
- 이마 밑에 폼 블록이나 작은 쿠션을 둔다. 이렇게 하면 목과 척추의 정렬을 바르게 유지할 수 있다.
- 팔꿈치가 어깨와 나란하게 팔을 구부리고 바닥으로 내린다.
- 다리를 골반 너비로 벌리고 발가락을 가운데를 향해 안쪽으로 살짝 돌려준다.

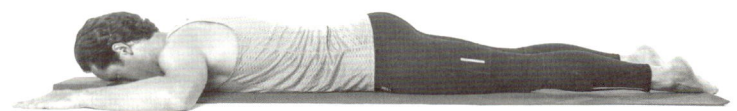

- 복근·골반기저근을 활성화시킨다.
- 숨을 흉곽으로 들이마시고 준비한다.
- 숨을 내쉬면서 머리, 가슴, 팔, 팔꿈치를 바닥에서 부드럽게 들어 올린다.
- 맨 위에서 숨을 들이마신다.

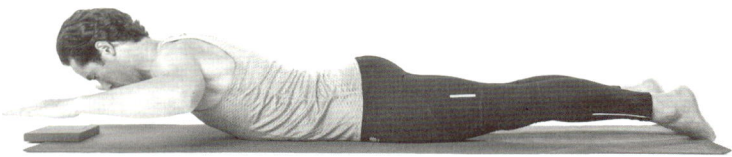

- 숨을 내쉬면서 몸을 천천히 내려 바닥으로 돌아온다.
- 전체 과정을 8번 반복한다.

NOTE
- 목과 척추를 바르게 정렬한 상태를 유지하면서, 머리를 들어 올릴 때 목 전체를 길게 늘인다.
- 동작은 흐름을 잃지 않고 자연스럽게 이어져야 한다.
- 다리와 둔근에 힘이 들어가겠지만, 최대한 힘을 풀고 움직이지 않도록 노력해야 한다.
- 호흡에 집중하고 중심을 잡아야 한다. 복부를 바닥에서 위쪽으로 당기고, 동작을 하는 동안 복근에 힘을 준다.
- 발에 쥐가 나면 발가락을 아래로 말아주도록 하자. 도움이 된다.

> 달리기 기록을 단축하려고 노력하고 있거나 달리기 대회를 준비하고 있다면, 코어 근육을 키우는 것보다 더 효과적인 방법은 없어요. 꾸준히 연습하면 체력이 좋아지고 달릴 때 몸을 지탱해 주는 느낌을 받을 거예요. 필라테스를 대체할 만한 운동은 없다고 생각해요. 필라테스는 긴장을 풀어주고 문제가 있는 부위를 스트레칭해, 체력과 자세를 유지하고 개선할 수 있는 운동이에요.
>
> 발레리 돈바흐, 러너

≫ 변형 동작
- 반복 횟수를 줄인다.
- 팔을 들어 올리는 대신 팔 아래쪽을 그대로 바닥에 두고 가슴을 들어 올린다.
- 팔에 힘이 들어가서는 안 된다. 등 근육 운동이 되길 바란다면 팔로 바닥을 세게 누르지 않도록 하자.

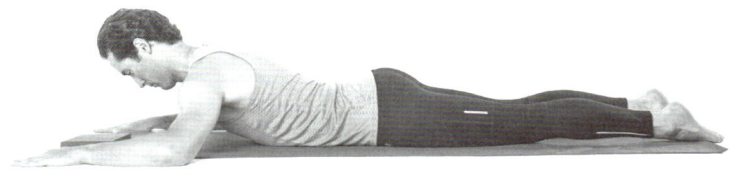

- 척추를 반대 방향으로 길게 늘이기 위해 캣 스트레칭(Cat Stretch, 84쪽)를 따라 한다.

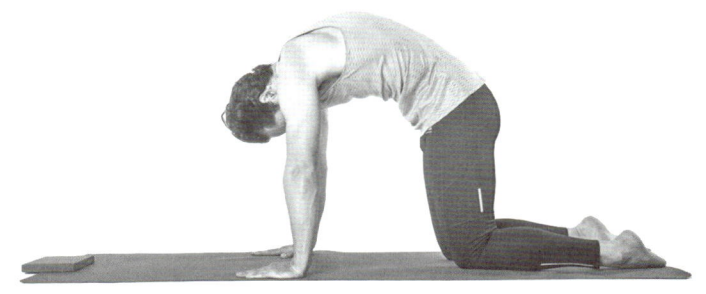

≫ 슈퍼맨(모든 단계)

⟫ 러너에게 좋은 점

슈퍼맨(Superman)은 팔다리를 움직이면서 몸통을 안정적으로 유지하는 연습을 하기에 러너에게 매우 효과적인 동작이다. 팔다리를 움직이는 동안 몸통의 안정성을 유지하는 것은 이상적인 달리기 자세의 핵심이다. 슈퍼맨 동작은 협응력을 기르고 척추를 지탱하는 척주기립근을 길고 튼튼하게 만들어준다. 결과적으로 달리기 자세가 좋아지고 코어와 어깨 근육의 안정성을 키울 수 있다.

> **NOTE**
> 바닥에 무릎을 꿇었을 때 불편하거나 무릎에 문제가 있다면, 무릎 아래에 수건을 두거나 슈퍼맨 동작 대신 68쪽의 스위밍(Swimming) 동작을 해본다.

⟫ 기본 동작

- 네발 자세로 시작한다. 무릎은 고관절 바로 아래에, 팔은 어깨 바로 아래에 있어야 한다.
- 목과 척추를 바르게 정렬한 상태를 유지하면서 시선은 바닥의 한곳을 응시한다.

- 복근·골반기저근을 활성화시킨다.
- 숨을 들이마시며 준비한다.
- 입으로 숨을 내쉬고 바닥을 따라 천천히 왼발을 곧장 뒤로 밀어낸다. 이때 발끝을 뻗어준다. 동시에 오른팔을 앞쪽으로 뻗는다.

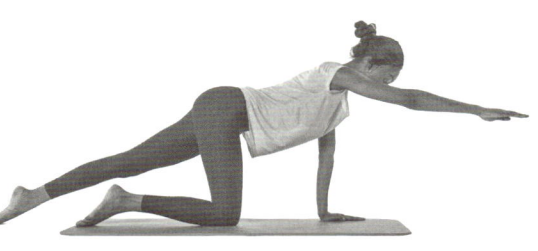

- 다리를 뒤로 완전히 뻗어준 다음 다리를 고관절 높이까지 들어 올리고, 팔을 길게 뻗으면서 귀 높이까지 올린다.
- 균형을 잡고 이 자세를 유지한다.

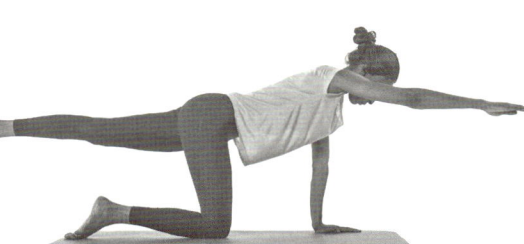

- 숨을 흉곽으로 들이마신다.
- 숨을 내쉬면서 몸을 통제하며 팔과 다리를 동시에 다시 바닥으로 내린다.
- 반대쪽으로 반복한다.
- 최대 10번까지 반복한다(양쪽 각각 5번).
- 이 운동을 하고 난 다음에는 팔을 뻗은 아기 자세(Extended Child's Pose, 87쪽)를 만들고, 긴장한 부분이 있다면 모두 풀어준다. 팔을 뻗은 아기 자세에서는 양팔을 뻗고 손목을 돌려준다. 이 자세를 20초 정도 유지한다. 그런 다음 양팔로 원을 그리며 팔을 몸 옆으로 가져오면서 어깨에 남아 있는 긴장을 모두 풀어준다.

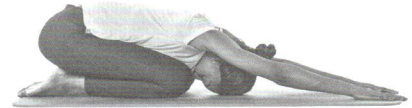

NOTE
- 골반을 의식해야 한다. 다리를 고관절 높이까지 들어 올릴 때 골반이 한쪽으로 기울거나 밖으로 빠지지는 않는가?
- 가능한 한 몸통을 안정적으로 유지하는 것을 목표로 한다. 그러기 위해서는 골반을 의식해야 한다. 샴페인이 가득 담긴 잔이 올려진 트레이를 등 위에 올리고 균형을 잡고 있다고 상상해 보자.
- 동작을 물 흐르듯 자연스럽게 연결하면서 호흡에 집중해야 하고, 계속 중심을 잡고 있어야 한다.

〉〉〉 변형 동작

- 균형 잡기가 힘들다면 처음에는 팔 동작은 하지 않고 온전히 다리에만 집중한다. 다리를 번갈아 가며 총 8번 반복한다.
- 골반을 바르게 정렬하고 몸통을 안정적으로 유지할 수 있다는 확신이 든다면 팔 동작을 시도해 보자.

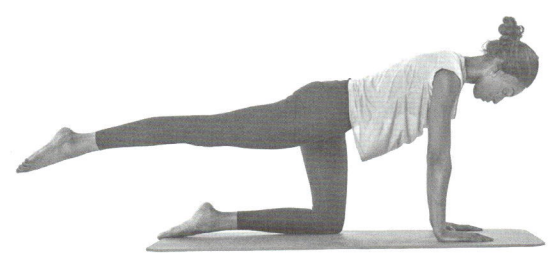

» 다트 자세 + 삼두근 올리기(모든 단계)

»» 러너에게 좋은 점

등을 강화하고 유연성을 높이는 동작이며, 동시에 팔과 어깨 운동까지 함께할 수 있는 동작이다. 척추를 길게 늘여 달리기 자세를 개선하는 효과도 있다. 팔 뒤쪽의 삼두근과 어깨 근육이 강화되므로 달리는 동안 팔의 피로감을 줄여준다. 앞으로 추진하는 힘과 지구력을 키우는 데 효과적이다.

»» 기본 동작

- 엎드려 누워서 양팔을 몸 옆에 두고 손바닥은 위를 향하게 한다(다트 자세).
- 양쪽 엄지발가락을 서로 모으고 발뒤꿈치를 열어 다리의 긴장을 풀어준다.

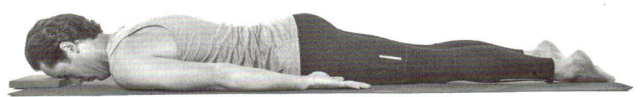

- 복근·골반기저근을 활성화시킨다.
- 숨을 들이마시며 준비한다.
- 숨을 내쉬면서 머리, 가슴, 팔을 바닥에서 위쪽으로 들어 올린다.

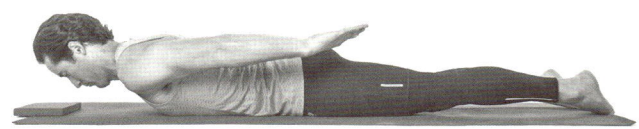

- 짧게 숨을 내쉬면서 팔을 어깨에서부터 위쪽으로 힘차게 10번 들어 올린다.

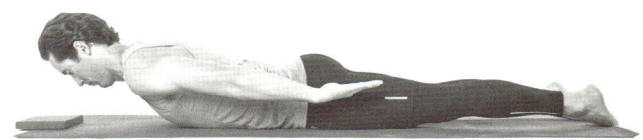

- 들어 올리기 10번이 끝나면 자세를 유지한다.
- 숨을 흉곽으로 다시 들이마신다.
- 입으로 숨을 내쉬면서 가슴과 팔을 다시 바닥으로 내린다.
- 전체 동작을 최대 8번 반복한다.

- 척추를 반대 방향으로 길게 늘이기 위해 캣 스트레칭(84쪽)를 따라 한다.

NOTE
- 목과 척추를 바르게 정렬한 상태를 유지한다. 머리를 위로 젖히지 말고 아래를 본다.
- 목을 길게 늘이는 것을 기억한다(쉽게 놓치는 부분이다).
- 어깨에는 긴장이 들어가지 않도록 주의하고, 처음부터 끝까지 복근을 계속 활성화한다.
- 동작이 자연스럽게 이어지도록 호흡에 집중한다.

》》 심화 동작

- 반복 횟수를 늘린다.
- 덤벨을 사용해 강도를 높인다.
  목과 척추는 길게 유지하고,
  다리는 편안하게 둔다.
  덤벨 무게로 정렬이 흐트러지지 않도록 주의한다.

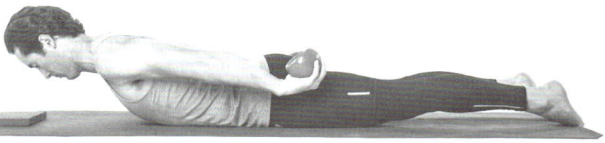

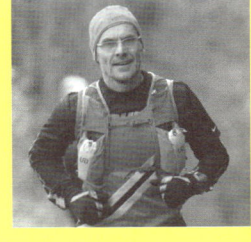

프롬에 사는 스티브 캐럴은 울트라 마라토너이자 영국의 육상 코치이다. 그는 2015년에만 10개월 동안 울트라 마라톤 5회, 50km 5회, 약 80km 레이스 1회에 출전했다. 2016년에는 약 138km 거리의 웨섹스 리지웨이를 완주했다.

2016년에 저는 더 많이 달리고 싶은 마음에 보충 훈련으로 무엇이 좋을지 찾아보기 시작했어요. 마침 한 친구가 필라테스 수업을 권해서 한번 가보기로 했죠. 그때부터 매주 꾸준히 수업에 참석하고 있어요. 수업이 쉽진 않았지만, 몇 개월이 지나자 확실히 전보다 강해지고 몸을 더 잘 통제할 수 있게 된 걸 느꼈어요. 최근 임버 울트라 마라톤에 3년 연속 출전해서 이전 기록을 19분 단축했고, 지난 두 달 동안에는 10km 개인 최고 기록도 2분이나 단축했어요. 이 모든 성과가 전적으로 필라테스 덕분이라고 하긴 어렵겠지만, 분명 큰 도움이 된 건 맞아요. 육상 코치로서 좋은 달리기 자세와 폼이 얼마나 중요한지 잘 알고 있는데, 필라테스가 특히 울트라 마라톤 훈련에 효과적이라는 걸 확실히 체감하고 있어요.

» 스위밍(모든 단계)

›› 러너에게 좋은 점

슈퍼맨 동작(64쪽)과 마찬가지로, 스위밍 동작은 팔과 다리를 움직이면서 몸통과 척추의 안정성을 기를 수 있는 운동이다. 고르지 못한 길을 달릴 때도 코어 근육은 골반을 안정적으로 유지해야 한다. 이 운동을 하면 코어 근육을 함께 사용하는 법을 알게 되고 달리는 동안 몸을 곧고 안정적이면서도 강하게 유지하는 힘을 기를 수 있다. 대부분의 필라테스 동작과 마찬가지로 이 동작 역시 목과 팔, 다리 근육을 길게 늘이고, 특히 쉽게 경직되는 고관절 굴곡근과 햄스트링을 길게 늘인다.

›› 기본 동작

- 수영장에 다이빙하듯 엎드려 누워 양팔을 머리 위로 길게 뻗는다.

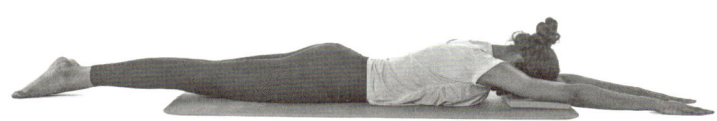

- 복근·골반기저근을 활성화하고 복부를 바닥에서 위로 당겨 긴장감을 유지한다.
- 숨을 들이마시며 준비한다.

- 숨을 내쉬며 팔과 다리를 동시에 바닥과 평행한 높이까지 길게 들어 올린다.
- 머리를 살짝 들어 목과 척추 정렬을 유지한다.

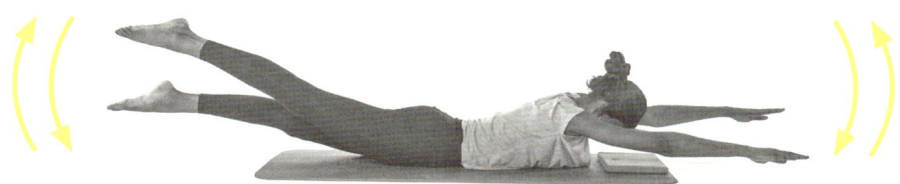

- 숨을 들이마시는 동안 5초간 수영하듯 팔과 다리를 번갈아 힘차게 움직인다.
- 숨을 내쉬는 동안에도 계속 팔과 다리를 움직인다(5초).
- 총 10번씩 4세트를 진행한 후 잠시 휴식한 뒤 백 익스텐션으로 넘어간다.

⟫⟫ 백 익스텐션

- 숨을 들이마시며 준비한다.
- 숨을 내쉰다.
- 양팔, 양쪽 다리, 머리를 들어 올리고 뻗어준다.
- 자연스럽게 호흡하며 5초간 자세를 유지한다.
- 숨을 흉곽으로 다시 들이마신다.
- 숨을 내쉬면서 몸을 바닥으로 다시 내린다.
- 전체 과정을 4번 반복한 뒤, 캣 스트레칭(84쪽)와 팔을 뻗은 아기 자세(87쪽)를 순서대로 한다.

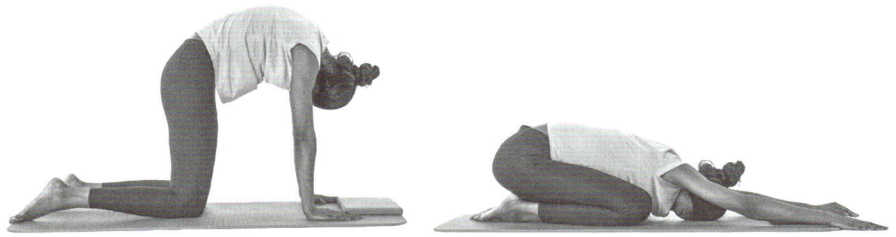

NOTE
- 백 익스텐션(Back Extension)은 척추를 뒤로 길게 펴면서 등과 코어 근육을 강화하는 동작이다.
- 이때 복근을 바닥에서 들어 올려 계속 활성화해야 하며, 허리를 과하게 젖히지 않도록 주의한다.
- 호흡과 정렬에 집중하면서 부드럽게 수행하는 것이 중요하다.

⟫⟫ 변형 동작

- 수월한 동작을 위해 반복을 줄이거나 슈퍼맨 동작(64쪽)처럼 한쪽 팔과 반대쪽 다리만 들어 올린다.

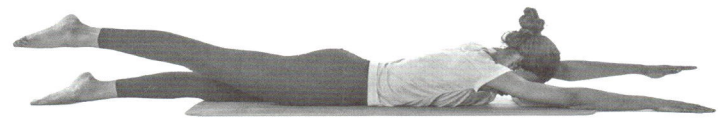

⟫⟫ 심화 동작

- 반복 횟수를 늘린다.
- 중량을 사용할 때는 자세와 정렬이 흐트러지지 않도록 주의한다.

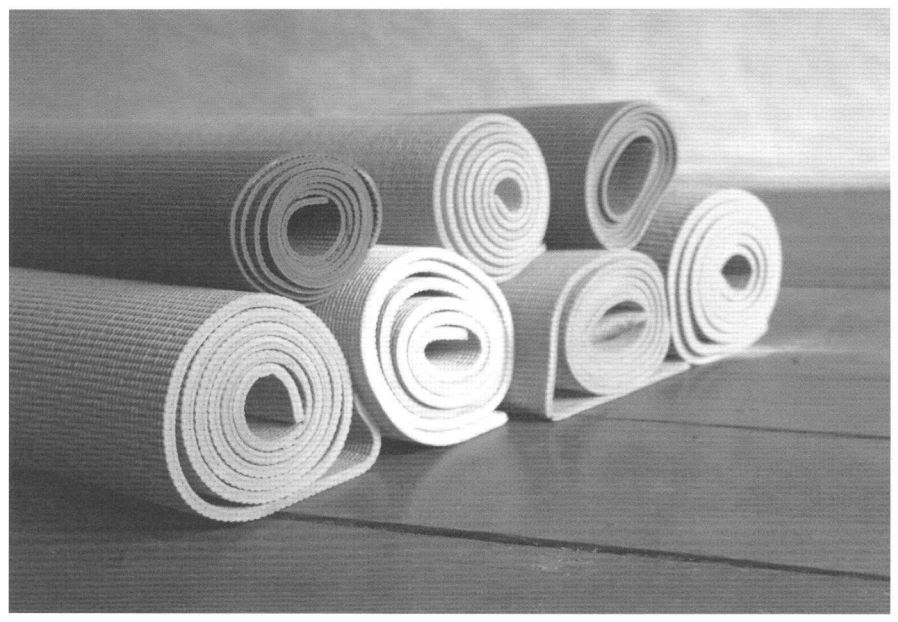

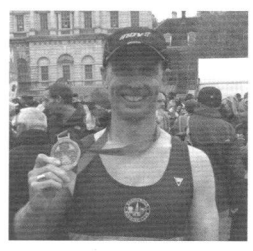

네일 킹은 자신을 성실한 러너라고 말한다. 그는 달리기의 여러 가지 면들, 좋아진 체력과 행복, 아름다운 자연경관과 좋은 동료들, 지형과 날씨에 맞서 싸우는 도전 의식 모두를 사랑한다.

제가 달리기를 시작한 지도 4년 반이 되었어요. 한 달리기 클럽에 가입한 후 금세 달리기의 매력에 빠졌고 그때부터 계속 달리고 있어요. 도로를 달리는 마라톤 대회를 7번 완주했고, 그중 런던 마라톤 대회에서는 45세의 나이로 3시간 1분 만에 완주했어요. 지금은 자연에서 달리는 트레일 러닝을 더 선호하고, 마라톤과 울트라 마라톤 사이의 거리를 뛰는 경기를 11번 완주했어요. 장거리 달리기에 도전하는 것을 더 좋아하고 조만간 약 88km를 달리는 시합에 참여할 예정이에요. 저는 5년 전쯤 필라테스를 시작했어요. 필라테스를 하게 된 이유는 제가 정원사 일을 하면서 등에 통증이 생기고 좌골 신경통을 겪고 있었기 때문이었어요. 필라테스를 하면서 등의 통증은 확실히 줄어들었고 좌골 신경통으로 고생하는 시간도 훨씬 줄어들었어요. 그러면서 달리기 실력은 상당히 좋아졌어요. 시합에서 장거리를 달리다 보면 피로해지면서 달리기 방식이 흐트러지고 자세가 구부정해지곤 하죠. 필라테스와 코어 훈련을 병행하면서 몸을 바르게 세운 자세를 유지할 수 있게 되었고 체력이 정말 좋아졌어요. 게다가 달리고 난 후 회복도 정말 빨라졌어요. 저는 필라테스 수업이 다른 어떤 운동보다도 도움이 된다고 생각해요. 달리고 난 후에는 코브라 스트레칭과 다운 독과 같은 동작이 가장 도움이 되죠. 스위밍, 어깨 브리지, 플랭크와 같은 코어 운동도 정말 많은 도움이 되었어요. 육체노동을 하고, 일상을 건강하게 보내며, 지구력 훈련을 견딜 수 있는 기초 체력을 만들어주었어요.

》레그 풀 프런트

》러너에게 좋은 점

이 운동은 기본 플랭크의 변형 동작이다. 골반과 어깨의 안정성을 높이고 코어 근육은 물론 팔 근육까지 강화하는 데 효과적이다. 또한 고관절 앞쪽과 종아리 근육을 스트레칭하는 데도 도움이 된다. 레그 풀 동작은 매우 강력한 운동으로, 달리기의 지구력과 안정성, 추진력을 향상시켜줄 수 있다. 응용 동작으로는 사이드 플랭크·레그 풀(98쪽), 리버스 플랭크·레그 풀(136쪽)이 있다.

> **NOTE**
> 레그 풀 프런트(Leg Pull Front)는 플랭크 자세에서 한쪽 다리를 드는 필라테스 응용 동작이다. 어깨를 다쳤거나 손목과 복근이 약하다면 변형 동작부터 시작한다.

》기본 동작

- 네발 자세로 시작한다.
- 반드시 손은 어깨 아래에 정렬되어 있어야 한다.
- 한쪽 다리를 곧장 뒤로 밀어내고 발바닥 앞꿈치로 디딘다.

- 반대쪽도 반복하여 레그 풀 자세를 만든다.

- 복근·골반기저근을 활성화시킨다.
- 숨을 들이마시며 준비한다.

- 숨을 내쉬고 한쪽 다리를 바닥에서 들어 올린다. 동시에 반대쪽 발뒤꿈치를 바닥으로 눌러 내린다.
- 숨을 들이마시고 자세를 유지한다.
- 숨을 내쉬고 다리를 다시 시작 자세로 내린다.
- 반대쪽으로 반복한다.
- 양쪽을 6번 번갈아 가며 다리 동작을 반복한다.

- 운동이 끝나면 팔을 뻗은 아기 자세를 만들어준다.

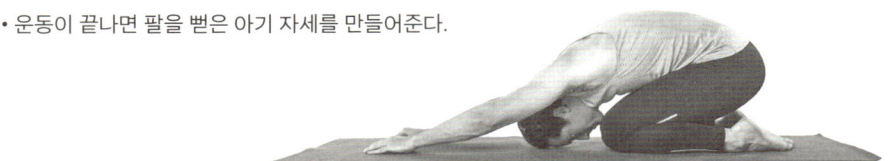

> **NOTE**
> - 레그 풀 자세에서는 발에서부터 머리까지 일직선으로 이어져야 한다.
> - 척추 중립 자세를 유지해야 한다.
> - 몸통이 아래로 처지거나 엉덩이가 들리지 않도록 한다. 몸을 막대라고 생각하자!
> - 처음부터 끝까지 복근에 힘을 준다.
> - 집중할 수 있도록 호흡에 중점을 둔다.

≫ 변형 동작 1(초급자용)

- 엎드려 누워서 팔 아래쪽을 짚고 올라온다. 팔꿈치는 어깨 바로 아래에 있어야 한다.

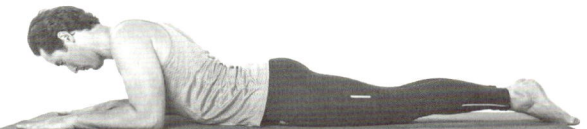

- 복근·골반기저근을 활성화시킨다.
- 숨을 들이마시며 준비한다.
- 숨을 내쉬면서 골반을 살짝 들어 올리고 무릎으로 선다. 이때 복근이 수축하는 것이 느껴져야 한다.

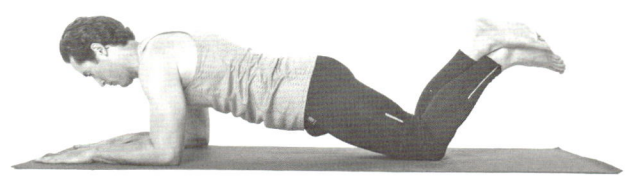

- 숨을 흉곽으로 들이마신 다음 입으로 내쉰다. 측면 흉곽 호흡을 계속하면 자세를 유지하고 집중하는 데 도움이 된다.
- 반드시 목과 척추를 바르게 정렬하고 유지해야 한다. 계속 복근·골반기저근에 힘을 싣는다.
- 만약 등에서 긴장이 느껴지기 시작한다면 동작을 멈추고 바닥으로 다시 내려온다. 잠깐 휴식한 다음 다시 시도해 보자. 복근이 움직이는 것을 느낄 수 있어야 한다.
- 최대 30초까지 자세를 유지한다. 할 수 있다면 더 길게 해도 좋다!

변형 동작 2(중급자용)

- 엎드려 누워서 팔 아래쪽을 짚고 올라온다. 팔꿈치는 어깨 바로 아래에 있어야 한다.

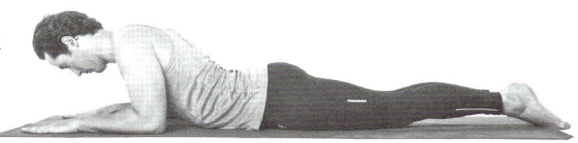

- 복근·골반기저근을 활성화시킨다.
- 숨을 들이마시며 준비한다.
- 숨을 내쉬고 몸을 일직선이 되도록 들어 올리고 발의 앞꿈치로 선다.

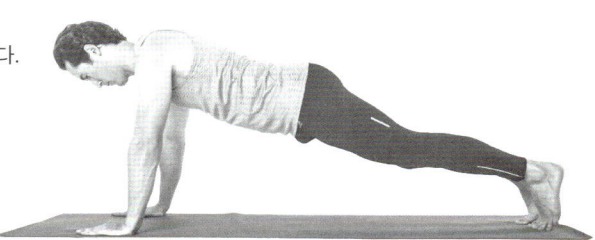

- 그 자세를 안정적으로 유지하면서 호흡에 집중한다. 코를 통해 흉곽으로 숨을 들이마시고 입으로 숨을 내쉰다. 총 5번 호흡한다.
- 계속 다리를 길게 늘이고 발은 계속 바닥에 둔다.
- 처음부터 끝까지 목과 척추의 정렬을 바르게 유지해야 한다. 머리를 아래로 내리거나 위로 젖혀서는 안 된다.

> 저는 14년 전에 달리기를 시작했어요. 그런데 달리기를 시작하고 3년이 지났을 때 무거운 물건을 바닥에서 들어 올리다가 디스크 두 개가 탈출했어요. 당연히 달리기를 멈출 수밖에 없었고, 의사는 수술을 할 수도 있지만 제가 건강하기 때문에 필라테스와 물리치료로 치료를 할 수도 있다고 말했어요. 저는 후자를 선택했어요. 필라테스를 한 지 일 년 정도가 지나자 더는 진통제가 필요하지 않았어요. 6개월 후 검사에서 디스크는 자연스럽게 다시 들어가 있었어요. 물론 언제든 다시 약해질 수는 있지만, 필라테스는 저에게 많은 것을 가르쳐주었어요. 제가 어떻게 서 있고 앉아 있는지 자세를 살펴보게 되었고, 바닥에서 무거운 물건을 들어 올릴 때 코어 근육을 사용하는 방법을 알게 되었어요. 3년 전 55세가 되었을 때, 다시 한번 달려보자고 용기를 냈어요. 그동안 너무 달리고 싶었지만, 허리가 다시 나빠질까 봐 너무 두려웠거든요. 그래서 초보자 코스로 시작해서 천천히 거리를 늘려나갔어요. 이제 일주일에 두 번 4km에서 8km는 달릴 수 있게 되었고, 달리게 되어서 너무나도 행복해요! 필라테스가 없었다면 불가능한 일이었으리라는 것을 잘 알고 있어요. 지금도 필라테스로 계속 허리를 관리하고 있어요. 이후로 달릴 때 몸을 곧게 세우고 있는지 자세를 의식하게 되었어요. 구부정한 자세보다는 척추를 길게 늘이고 있을 때 훨씬 기분이 좋아요. 분명 필라테스로 인해 저는 다시 달릴 수 있게 되었어요.
>
> 재닛 리, 러너

≫ 회전하는 고양이

⟫ 러너에게 좋은 점

회전하는 고양이(Rotational Cat)는 코어 근육을 강화하는 동작으로, 이 운동을 통해 자신의 균형감을 시험하게 된다. 또한 척추를 회전시켜 가슴 근육을 열고 뻗어주게 되면서 등 전체의 유연성이 좋아질 것이다. 장거리를 달리다 보면 흉추(29쪽)가 경직되고 굽어질 수 있는데, 이 운동을 하면 자세가 좋아지고 시간이 지나면서 흉추가 경직되고 굽어지는 일이 없어질 것이다. 달리고 난 후 등에 통증이 생기는 경우라면 장거리를 달린 후에도 할 수 있는 정말 좋은 운동이다. 온종일 책상 앞에서 구부정하게 앉아 있는 사람에게도 물론 효과적이다. 회전하는 동작이 구부정한 자세로 인한 긴장을 풀어줄 것이다.

> **NOTE**
> 바닥에 무릎을 꿇는 것이 불편하다면 양쪽 무릎 아래에 말아놓은 수건을 두도록 하자. 좀 더 편하게 동작을 할 수 있을 것이다. 팔목이나 팔꿈치에 문제가 있다면 이 운동을 생략해도 좋다.

⟫ 기본 동작

- 네발 자세로 시작한다.
- 양손은 어깨 바로 아래에, 무릎은 고관절 바로 아래에 있어야 한다.
- 머리와 척추를 바르게 정렬한 상태를 유지한다.
- 복근·골반기저근을 활성화시킨다.
- 숨을 들이마시며 준비한다.
- 숨을 내쉬고 오른팔을 들어 왼팔과 왼쪽 다리 사이로 넣는다.

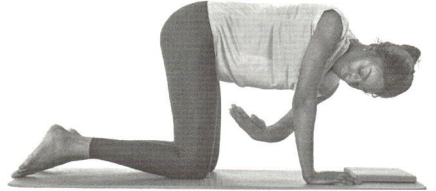

- 왼쪽 팔꿈치를 구부린다.
- 더 깊게 회전하기 위해 머리와 오른쪽 어깨를 바닥으로 내린다. 이때 편안하게 동작을 할 수 있을 정도로만 아래로 내려가야 한다.
- 숨을 들이마시고 회전하여 뻗어준 자세를 유지한다.

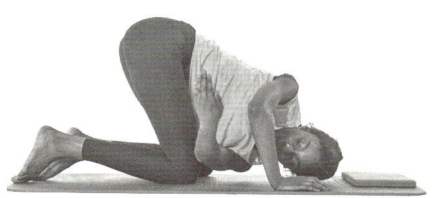

- 숨을 내쉬고 반대쪽으로 회전한다. 오른팔을 공중으로 올리는데, 이때 머리와 목이 팔을 따라 움직여야 한다.
- 맨 위에서 숨을 들이마시면서 자세를 유지한다.

- 숨을 내쉬면서 매트로 돌아온다.
- 계속해서 회전한다. 옆에서 옆으로 동작이 자연스럽게 이어져야 한다.
- 6번 반복한 다음 아래로 내려와 팔을 뻗은 아기 자세(87쪽)를 만들고 방향을 바꾸기 전에 손목을 풀어준다.

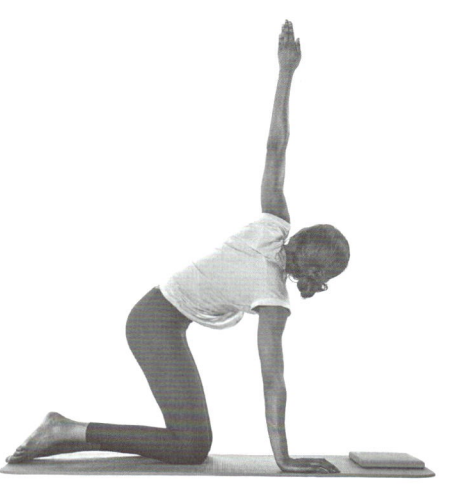

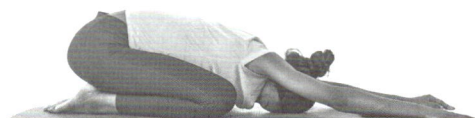

NOTE
- 억지로 회전해서는 안 된다. 편안하게 동작을 할 수 있을 정도로만 움직여야 한다.
- 처음부터 끝까지 복근을 사용해야 한다.
- 동작이 자연스럽게 이어져야 하고 호흡에 집중한다.

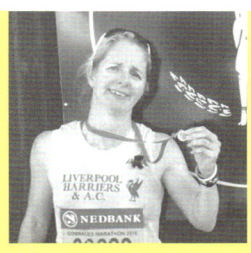

리버풀에 사는 34세의 비키 언즈워스는 런던 마라톤 대회에서 2시간 28분의 기록을 세웠다. 마라톤 대회에는 20번 출전했다.

강한 코어를 가지게 되면서 확실히 더 잘 달릴 수 있게 되었다고 생각해요. 따로 체력 단련을 할 시간이 별로 없는데 매일 몇 가지 필라테스 동작을 하는 것이 도움이 되었어요. 시합 도중 몸이 피곤해지고 달리기 방식이 흐트러지면 언제나 코어에 대해 생각하고 코어를 사용하여 달리려고 노력해요. 마음을 다른 한곳에 집중하고 좀 더 빠르게 달리는 데 도움이 돼요. 지난 몇 년간 정체기를 겪었고 출산도 하게 되었어요. 그 시기에 필라테스가 정말 큰 도움이 되었고, 이제 저는 모든 거리에서 더 빨리 달릴 수 있게 되었어요. 다른 것은 아무것도 하지 않고 달리는 데만 중점을 두는 사람들이 많지만, 더 잘 달리기 위해서는 강한 체력과 올바른 식단, 충분한 수면과 회복, 이 모든 요소가 함께 조화를 이루어야 한다고 생각해요.

≫ 한쪽 다리 차기(초급자용)

⟫ 러너에게 좋은 점

한쪽 다리 차기는 대퇴사두근과 고관절 굴곡근의 스트레칭에 도움이 된다. 달릴 때 고관절 굴곡근은 반복적으로 다리를 들어 올리며 수축을 반복하면서 점점 짧아진다. 고관절 굴곡근이 짧아지게 되면 골반이 앞으로 기울어지면서 허리 통증이 생길 수 있다. 또한 이 동작은 둔근과 햄스트링, 팔의 위쪽 근육과 허리 근육을 강화한다. 둔근은 종종 러너들에게 문제가 되곤 하는데, 둔근이 약하거나 활성화되지 않기 때문이다. 3장에서 이야기했듯이 둔근이 약하면 허리와 골반의 안정성에 문제가 생길 수도 있다. 달리는 속도를 높이고 오르막길을 쉽게 오르려면 둔근과 햄스트링을 강화해야 한다!

> **NOTE** 무릎에 문제가 있다면 변형 동작을 해보자.

⟫ 기본 동작

- 엎드려 눕는다.
- 팔 아래쪽을 짚고 올라온다. 팔꿈치는 어깨 바로 아래에 있어야 한다.
- 손으로 주먹을 쥔다.

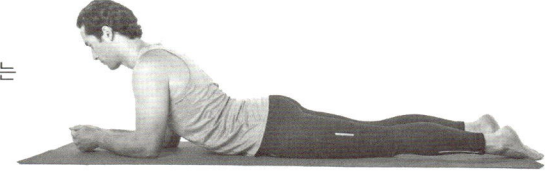

- 복근·골반기저근을 활성화시킨다.
- 흉곽으로 숨을 들이마시며 준비한다.
- 숨을 내쉬고 발뒤꿈치를 엉덩이 쪽으로 힘차게 2번 찬다.

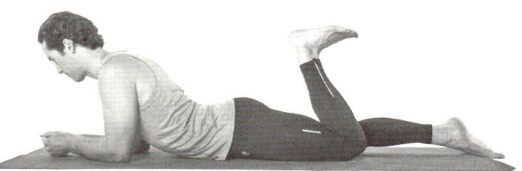

- 다리를 길게 늘이며 바닥으로 다시 내리면서 다시 숨을 들이마신다.

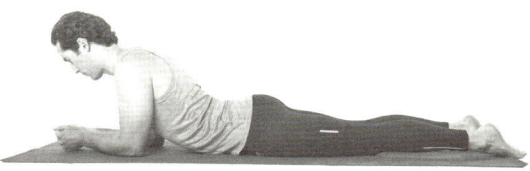

- 숨을 들이마시고 반대쪽 다리로 반복한다. 2번 힘차게 찬 다음 바닥을 따라 다시 다리를 뻗으면서 숨을 들이마신다.
- 다리를 번갈아 가며 8번 반복한 다음 캣 스트레칭(84쪽) 자세를 만든다.

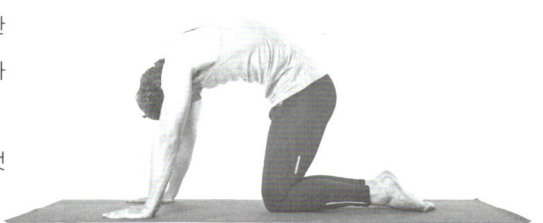

NOTE
- 운동 동작을 하는 내내 복근을 사용해야 한다.
- 허리에 아치가 생기는지 확인하고 몸의 정렬을 의식해야 한다.
- 동작이 좀 더 쉽게 이어질 수 있도록 호흡에 집중한다.

>>> **변형 동작**
- 무릎에 문제가 있다면 주의해야 한다. 다리를 차기보다는, 움직일 수 있는 범위 내에서 부드럽게 움직이는 것이 좋다. 힘차게 차는 것은 피해야 한다. 이 운동 전체를 생략해도 좋다.

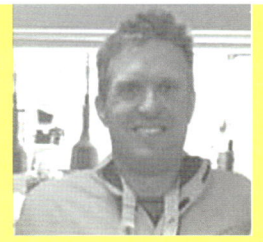

서퍽에 사는 폴 버클은 정신적 모험과 신체적 모험 모두를 좋아한다. 그래서 그는 울트라 마라톤을 달린다. 이제까지 8번의 울트라 마라톤을 포함하여 마라톤 거리 이상의 대회를 35번이나 뛰었다. 가장 긴 마라톤은 약 160km였으며, 지금은 약 299km를 달리는 킹 오파스 다이크 울트라 마라톤 대회를 위해 훈련하고 있다. 폴은 며칠 동안 산길을 달리는 대회를 좋아하며, 일주일에 한 번 필라테스 수업을 받고 있다.

제 아내가 저에게 필라테스를 소개해 주었어요. 그래서 일 년 전쯤 수요일 저녁에 열리는 필라테스 남성 전용 수업에 등록했어요. 처음에는 필라테스에 회의적이었지만 지금은 필라테스 없이는 살 수 없어요. 필라테스가 별 도움이 되지 않을 거라고 생각했지만 제가 완전히 틀렸어요! 필라테스 학원은 집에서 4km쯤 떨어져 있는데, 수업에 갈 때도 뛰어가고 끝나고 집으로 다시 돌아올 때도 뛰어오는 편이에요. 수업을 마치고 난 후 뛰어올 때 훨씬 편안하고 힘이 덜 들어요. 종종 농담으로 달리기 시합에 나가기 전에 수업을 받아야 한다고 말하기도 해요. 근데 그리 엉뚱한 생각은 아닌 것 같아요! 대부분의 러너들이 그렇듯이 여전히 약간의 통증이 있긴 하지만, 필라테스를 시작하면서 부상에서는 해방되었어요. 작년 한 해 동안 한 번도 큰 부상을 겪지 않았어요. 체력이 좋아지고 정신적으로도 신체적으로도 강해졌다고 생각해요. 특히 코어의 힘이 정말 좋아졌어요. 제가 참가하는 대회에서는 제법 무거운 배낭을 메야 하는 경우가 많아요. 배낭을 메면 등과 어깨와 팔에 부담이 가는데, 필라테스가 도움이 되었어요. 또 호흡은 필라테스에서 중요한 부분으로, 호흡을 제대로 하게 되면서 장거리를 달리는 데 도움이 되었어요.

≫ 양쪽 다리 차기(중급자·상급자용)

››› 러너에게 좋은 점

이 운동은 한쪽 다리 차기(76쪽)을 발전시킨 동작이다. 이 운동을 하기 전에 먼저 한쪽 다리 차기 동작을 편안하게 할 수 있어야 한다. 한쪽 다리 차기 동작과 마찬가지로 둔근과 고관절 굴곡근, 등 근육을 강화하면서 허벅지 앞쪽을 스트레칭하고 가슴을 열어주지만 동작은 훨씬 더 어렵다. 또한 안정성을 시험하고 협응력을 개선한다. 러너에게 필요한 모든 것이 들어 있는 운동이다!

> **NOTE** 만약 무릎에 문제가 있다면 변형 동작을 해보자.

››› 기본 동작

- 엎드려 눕는다.
- 머리를 한쪽으로 돌린다.
- 양손을 허리에 두고 서로 맞잡는다.
- 팔꿈치는 몸통 옆에서 아래로 내려가게 둔다.
- 길게 뻗은 양쪽 다리를 모으고 발끝을 뻗어준다.

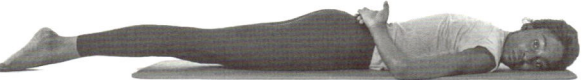

- 복근·골반기저근을 활성화시킨다.
- 흉곽으로 숨을 들이마시고 준비한다.
- 숨을 내쉬면서 양쪽 무릎을 구부리고 엉덩이를 향해 힘차게 3번 찬다.
- 숨을 들이마시며 양쪽 다리를 매트를 따라 길게 뻗어준다.

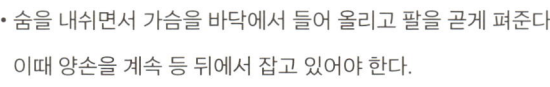

- 숨을 내쉬면서 가슴을 바닥에서 들어 올리고 팔을 곧게 펴준다.
  이때 양손을 계속 등 뒤에서 잡고 있어야 한다.
  동시에 양쪽 다리를 들어 올리고
  몸에서 멀리 뻗어준다.

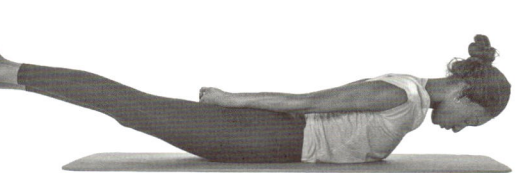

- 숨을 들이마시고, 다리와 몸통을 바닥으로 내리면서 머리를 반대쪽으로 돌려준다.
- 숨을 내쉬고 몸을 이완시킨다.
- 전체 동작을 6번 반복한 다음, 팔을 뻗은 아기 자세를 만든다.

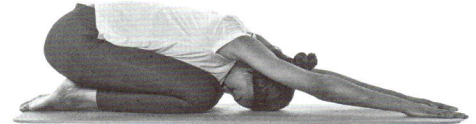

NOTE
- 힘차게 동작을 하기 위해서 처음에는 자연스럽게 호흡을 하는 것이 좋다.
- 양쪽 다리를 함께 뻗어주어야 한다.
- 발뒤꿈치를 뒤로 찰 때 고관절은 반드시 매트에 붙어 있어야 한다.

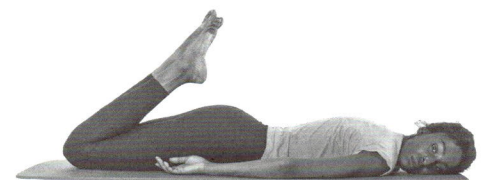

〉〉〉 변형 동작
- 무릎에 문제가 있다면 주의해야 한다. 편안하게 움직일 수 있는 범위 내에서 천천히 움직여야 한다. 이 운동 전체를 생략해도 좋다.
- 한쪽 다리 차기(76쪽) 동작을 한다.
- 어깨가 경직되어 있다면 팔을 몸 옆에 내려두고 다리만 움직인다.

〉〉〉 심화 동작
- 반복 횟수를 늘린다.
- 등 뒤에서 서로 맞잡은 손을 더 아래로 뻗어주고 몸통을 더 높이 들어 올린다.

> 2년 전에 둘째 딸을 출산하고 시작한 필라테스는 저에게 정말 많은 도움이 되었어요. 원래는 서혜부를 강화하기 위해 시작했지만, 자세와 유연성이 달라지는 것을 보면서 매주 수업을 나가게 되었어요. 마라톤 훈련을 시작하면서 필라테스 덕분에 부상의 위험에서 벗어날 수 있겠다는 확신이 들었고, 이제 필라테스 수업은 훈련 과정에서 매우 중요한 부분이 되었어요. 최근 마라톤 훈련 도중 3주간 휴가 있어서 필라테스를 하지 못했을 때 진가가 드러났어요. 다리를 다쳐서 일주일간 달릴 수 없었거든요. 필라테스를 하면 정말 몸이 달라져요. 수업을 빠졌을 때 그 차이를 확실히 느낄 수 있어요.
>
> 엠마 헬러웰, 2016년 4월 처음이자 마지막으로 런던 마라톤을 뛰었다.

≫ 기립 자세에서 팔굽혀펴기 (중급자·초급자용)

≫ 러너에게 좋은 점

기립 자세에서 팔굽혀펴기(Push up from Standing)는 어렵지만 팔(특히 삼두근)과 흉근(가슴)을 강화하는 정말 좋은 운동이다. 어깨 안정성도 향상되고, 코어가 강해지며 척추의 가동성이 좋아진다. 이 운동을 계속 하다 보면 달리기 자세, 팔의 움직임과 전반적인 안정성이 좋아질 것이다. 또한 햄스트링과 대퇴사두근이 길어질 것이다.

≫ 기본 동작

- 몸을 똑바로 세우고 서서 척추 전체를 길게 늘여 척추 중립 자세를 만든다.
- 복근·골반기저근을 활성화시킨다.
- 숨을 들이마시며 준비한다.
- 숨을 내쉬고 매트를 향해 천천히 척추를 하나씩 말듯이 내려간다(롤 다운 참고, 55쪽). 이때 손이 바닥이나 바닥 근처에 닿을 때까지 다리를 곧게 뻗어준다.

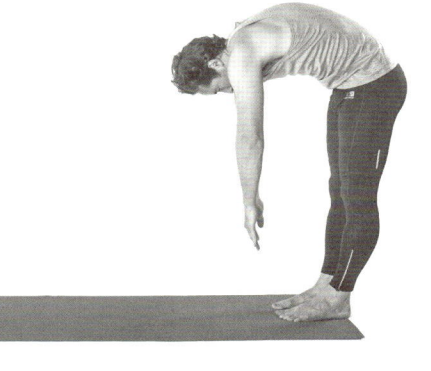

- 숨을 들이마신다.
- 숨을 내쉬고 손을 짚어 앞으로 걸어간다. 이때 발뒤꿈치는 계속 내려가 있어야 하고 다리는 곧게 뻗어준다.

- 자연스럽게 호흡하면서 레그 풀 프런트 자세(71쪽)를 만든다. 손은 어깨 아래에 정렬되어 있어야 한다.

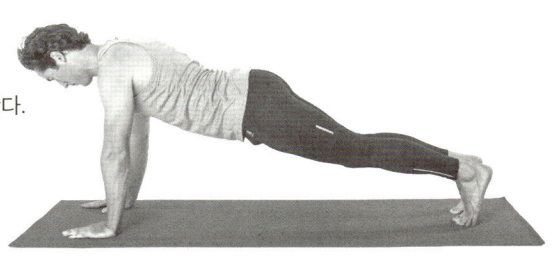

- 양쪽 무릎을 바닥으로 구부린다.
- 발목을 교차시키고,
  뒤꿈치를 엉덩이 뒤로 끌어올린다.

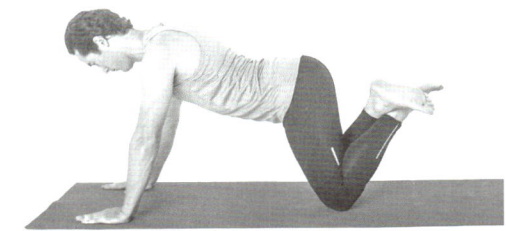

- 숨을 들이마시며 몸통을
  매트 쪽으로 내린다.

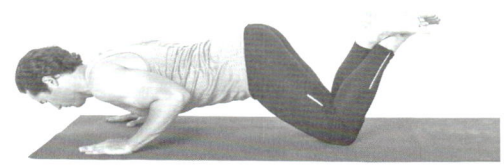

- 숨을 내쉬면서 팔을 밀어 올린다.
- 팔굽혀펴기를 총 3번 반복한다.

- 숨을 들이마시고 고관절을 천장을
  향해 위로 올린다.
- 숨을 내쉬고 손을 짚어 발을 향해
  뒤로 걸어간다.
- 숨을 들이마시고 자세를 유지한다.
- 숨을 내쉬고 몸을 천천히 풀어
  올려 다시 기립 자세를 돌아간다.
- 최대 3번 반복한다.

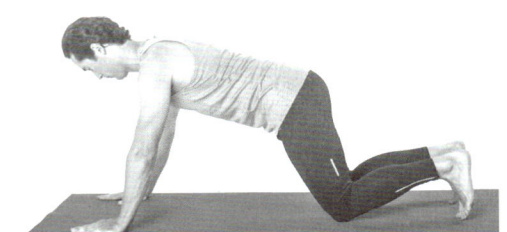

》》 변형 동작

- 이 운동이 너무 어렵다면 팔굽혀펴기를 하기 전에 손을 어깨보다
  살짝 더 넓게 벌린다. 이렇게 하면 삼두근을 많이 자극하진 않지만,
  여전히 팔 근육 운동은 된다.
- 더 강해졌다고 느껴질 때까지
  팔굽혀펴기 동작을 작게 유지한다.

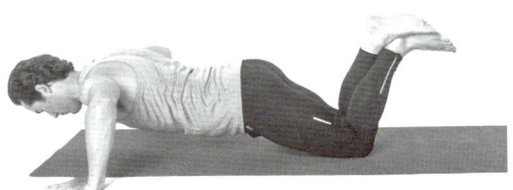

≫ 기립 자세에서 팔굽혀펴기(상급자용)

> **NOTE** 팔목이나 팔꿈치, 어깨에 문제가 있다면 조심해야 한다.
> 자세를 유지할 수 없다고 느껴진다면 변형 동작(83쪽)을 해보자.

⟫⟫ 기본 동작

- 몸을 똑바로 세우고 서서 척추 전체를 길게 늘여 척추 중립 자세를 만든다.
- 복근·골반기저근을 활성화시킨다.
- 숨을 들이마시며 준비한다.
- 숨을 내쉬고 매트를 향해 몸을 천천히 척추를 하나씩 말듯이 내려간다(롤 다운 참고, 55쪽). 이때 손이 바닥이나 바닥 근처에 닿을 때까지 다리를 곧게 뻗어준다. 만약 햄스트링이 땅긴다면 편안하게 내려갈 수 있는 만큼만 내려간다.

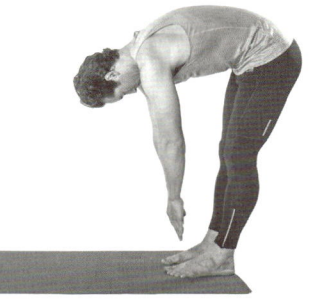

- 숨을 들이마신다.
- 숨을 내쉬고 손을 짚어 앞으로 걸어간다. 이때 발뒤꿈치는 계속 바닥에 닿아 있거나 가능한 한 바닥에 가깝게 있어야 한다. 다리는 곧게 뻗어준다.

- 자연스럽게 호흡하면서 레그 풀 프런트 자세(71쪽)를 만든다. 손은 어깨 아래에 정렬되어 있어야 한다.

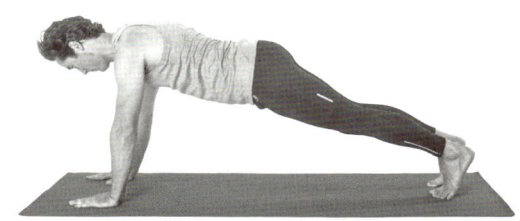

- 숨을 들이마시고 몸을 천천히 바닥 쪽으로 내린다. 이때 팔꿈치는 구부려지면서 갈비뼈 가까이에 있어야 한다.

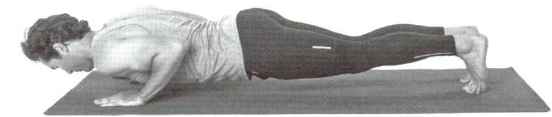

- 숨을 내쉬고 팔을 밀고 올라와 플랭크 자세를 만든다.

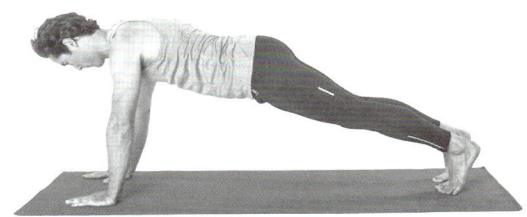

- 팔굽혀펴기를 총 3번 반복한다.
- 숨을 들이마시고 고관절을 천장을 향해 위로 올린다.
- 숨을 내쉬고 손을 짚어 발을 향해 뒤로 걸어온다.
- 자세를 유지하면서 숨을 들이마신다.
- 숨을 내쉬고 몸을 천천히 풀어 올려 다시 기립 자세를 돌아간다.
- 최대 6번까지 반복한다. 매번 팔굽혀펴기는 3번 실시한다.

NOTE
- 손은 어깨 아래에 정렬되어 있어야 한다. 손을 앞으로 더 움직여서는 안 된다.
- 몸을 바닥으로 내릴 때 갈비뼈가 팔꿈치와 닿을 수 있도록 노력한다.
- 처음부터 끝까지 복근을 사용해야 한다.
- 호흡에 집중하고 몸을 천천히 움직이며 움직임을 통제해야 한다.
- 처음부터 끝까지 척추 중립 상태를 유지해야 한다.

〉〉〉 변형 동작

- 80쪽 기립 자세에서 팔굽혀펴기(중급자·초급자용) 동작을 따라 한다.
- 반복 횟수를 줄인다.
- 더 강해졌다고 느껴질 때까지 팔굽혀펴기 동작을 작게 유지한다.

> 러너라면 누구나 반드시 강한 코어와 강인한 신체를 가져야 한다. 고된 훈련을 견디고 잠재력을 끌어내기 위해서다. 하지만 일상에서 우리는 너무 많은 시간을 앉아서 생활하고, 그러면서 햄스트링은 짧아지고 둔근과 코어 근육은 약해진다. 따라서 이 부분을 목표로 하는 운동이 필요하다. 그 운동이 바로 필라테스다.
>
> 맷 휘팅, 영국 육상 선수 필 윅스의 달리기 코치 출신이자 마라토너

» 캣 스트레칭(모든 단계)

»» 러너에게 좋은 점

이 운동은 요가를 바탕으로 한 동작으로, 달리고 난 후(또는 어느 때에도) 매우 효과적인 스트레칭 동작이다. 척추 가동성에도 매우 좋은 운동으로 특히 허리 쪽이 당길 때 도움이 된다. 이 운동은 이전에 소개한 운동들, 특히 등 운동을 하고 난 다음 몸을 이완시켜 주는 스트레칭 동작으로, 방금 운동했던 반대 방향으로 척추를 뺄 수 있는 좋은 방법이다. 캣 스트레칭 동작을 하면 복근 운동도 된다.

»» 기본 동작

- 네발 자세를 만든다.
- 손은 어깨 아래에,
  무릎은 고관절 아래에 정렬한다.

- 복근·골반기저근을 활성화시킨다.
- 숨을 들이마시며 준비한다.
- 숨을 내쉬며 등을 아치를 만들어 천장을 향해
  올리고 머리와 목은 아래로 떨어뜨린다.
  고양이가 등을 동그랗게 말고 있는 모습처럼!

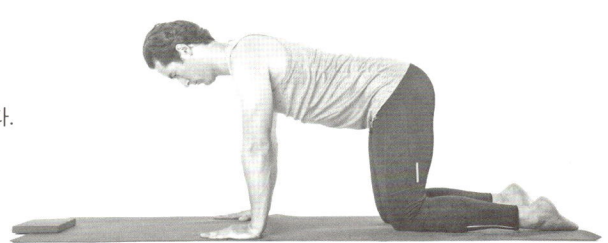

- 스트레칭 자세를 유지하면서
  다시 숨을 들이마신다.
- 숨을 내쉬고 척추를 중립 상태로 되돌린다.
- 3번 이상 반복한다.

> **NOTE**
> - 자신이 필요하다고 생각하는 만큼 스트레칭 자세를 유지할 수 있다.
> - 자연스럽게 호흡하면서 등에서 근육이 길게 늘어나는 것을 느낀다.

≫ 캣 스트레칭에서 다운 독

≫≫ 러너에게 좋은 점

이 동작은 달리고 난 후, 혹은 운동 중에 햄스트링과 종아리 근육, 아킬레스건을 길게 늘여 주는 매우 좋은 운동이다. 또한 상체와 척추를 강화하여 협응력을 길러준다. 요가와 필라테스를 합친 멋진 운동이다.

≫≫ 기본 동작

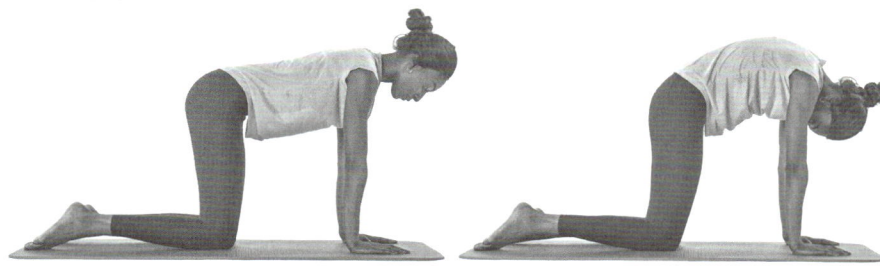

- 중립 자세에서 네발로 시작한다.
- 반드시 팔은 어깨 아래, 무릎은 고관절 아래에 정렬되어 있어야 한다.

- 복근·골반기저근을 활성화시킨다.
- 숨을 들이마시며 준비한다.
- 숨을 내쉬면서 척추 전체를 길게 늘이고 아치를 만들어 캣 스트레칭 자세를 만든다.

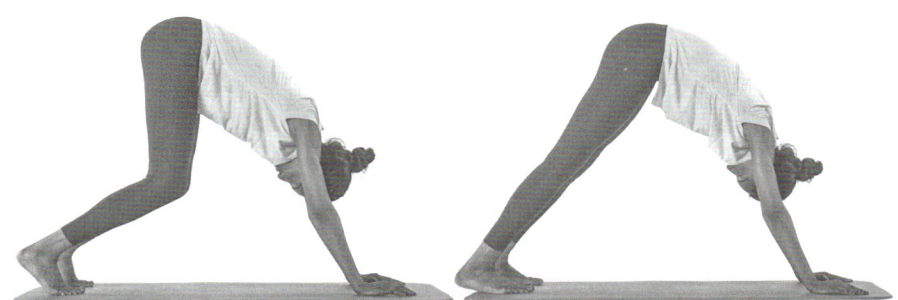

- 발가락을 아래로 말고, 머리를 아래로 떨어뜨리고, 무릎을 들어 올린다(다운 독).
- 숨을 들이마시며 척추를 위로 보낸다. 꼬리뼈가 천장을 향해야 한다(다운 독).

- 숨을 내쉬면서 종아리 근육을 길게 늘이고 발뒤꿈치를 부드럽게 바닥으로 내린다(다운 독).
- 숨을 들이마시고 종아리 스트레칭 자세를 유지한다(다운 독).

- 숨을 내쉬고 발 앞꿈치로 디딘다. 계속 머리는 아래를 향하고 팔은 곧게 뻗은 상태여야 한다.
- 숨을 들이마시고 자세를 유지한다.

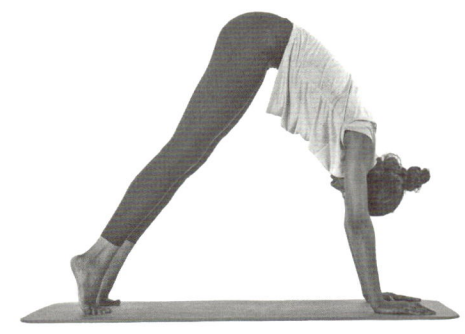

- 숨을 내쉬면서 발뒤꿈치를 바닥으로 밀어 내린다.
- 숨을 들이마시고 스트레칭 자세를 유지한다.
- 숨을 내쉬고 발동작을 총 4번 반복한다.
- 손과 무릎을 다시 아래로 내리고 팔을 뻗은 아기 자세(오른쪽 페이지)를 만든다.

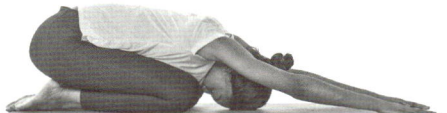

> **NOTE**
> - 체중을 양쪽 발과 팔에 똑같이 실어야 한다.
> - 어깨가 긴장되지 않도록 노력한다.

≫ 변형 동작

- 다리가 너무 심하게 땅긴다면 무릎을 구부린다.

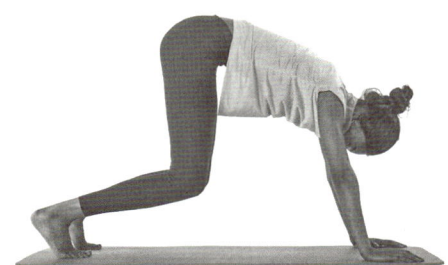

≫ 팔을 뻗은 아기 자세

⟫ 러너에게 좋은 점

이 동작은 요가 기반의 스트레칭으로, 어깨와 허리(요추)에 특히 효과적이다. 운동 후 또는 동작 사이에 휴식 스트레칭으로 사용할 수 있다. 척추를 길게 늘려 주고 운동 후 남은 긴장을 풀어주는 데 탁월한 동작이다.

⟫ 기본 동작

- 네발 자세를 만든다. 무릎은 고관절 아래에,
  손은 어깨 아래에 정렬되어 있어야 한다.
- 뒤로 앉아서 엉덩이가 발뒤꿈치 위에 오게 둔다.
- 앞으로 팔을 길게 늘이고 손바닥으로 바닥을 눌러준다.
  머리는 바닥에 둔다.

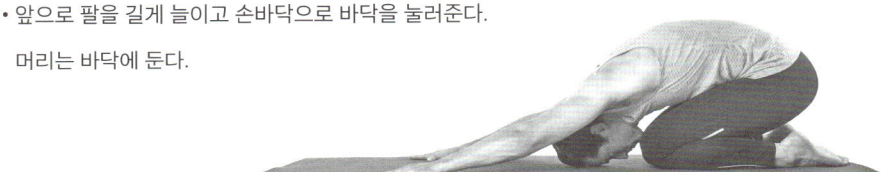

- 자세를 유지한다.
- 코로 숨을 들이마시고 흉곽으로 보낸 다음 천천히 입으로
  숨을 내쉰다. 집중해서 5번 반복하여 호흡하면서 자세를
  유지하며 몸을 이완시킨다.
- 팔을 최대한 길게 뻗어 등 위쪽까지 시원하게 늘어나는 느낌을
  느껴본다.

> **NOTE**
> - 허리의 긴장이 심한 경우, 몸이 쉽게 이완되지 않을 수 있다.
>   이럴 때는 무리하지 말고 천천히 호흡을 이어가며 근육이 자
>   연스럽게 풀어질 때까지 기다린다.
> - 무릎에 통증이 있거나 심한 불편감이 있다면, 이 동작은 피하
>   고 옆으로 누워 웅크린 자세로 대체한다.

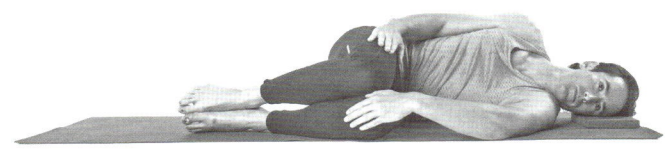

≫ 변형 동작

- 허리가 경직되어 있다면 발뒤꿈치 위에 앉는 동작이 불편할 수 있다. 종아리 위에 쿠션을 두고 천천히 엉덩이를 쿠션 위로 내려보자.

- 무릎이 뻣뻣하다면 이 자세가 불편할 수 있다. 뒤로 앉을 때 긴장을 완화하기 위해 무릎의 안쪽에 말아 놓은 수건을 두도록 하자.

- 만약 완성 자세를 만들기가 어렵다면 무릎 사이를 살짝 벌려보자. 이때 발가락은 계속 닿아 있어야 한다. 이렇게 하면 다리 사이로 더 깊이 내려가 바닥에서 쉴 수 있을 것이다. 이 자세에서는 내전근(허벅지 안쪽)도 스트레칭이 된다.

> 필라테스는 달리기와 훈련, 전반적인 체력 강화에 도움이 되었어요. 저는 일주일에 80km 이상을 달릴 때도 있고 그보다 적게 달릴 때도 있지만 전반적인 체력에는 별 차이가 없어요. 일 년 가까이 규칙적으로 필라테스를 하면서 부상을 당한 적이 없어요. 필라테스를 빼먹으면 달리는 게 힘들어져요.
>
> 폴 버클, 울트라 마라토너

≫ 코브라 스트레칭

⫸ 러너에게 좋은 점

코브라 스트레칭은 요가에서 파생된 운동으로, 가슴과 복근, 고관절을 열고 늘리는 동작이다. 달리기를 하고 필라테스 수업을 받을 때 복근을 많이 사용하게 된다. 그래서 반드시 복근 스트레칭을 해야 하지만 흔히 러너들은 다리에만 신경을 쓸 뿐 복근은 염두에 두지 않는다. 또한 이 운동은 척추를 강화하고 척추의 가동성을 높여 아프고 뻐근한 허리를 풀어준다. 이 운동 역시 달린 후에 할 수 있는 스트레칭 동작이다.

⫸ 기본 동작

- 엎드려 눕는다.
- 팔을 옆으로 뻗고 팔꿈치를 어깨와 같은 높이에서 구부린다.
- 손바닥을 바닥에 둔다.

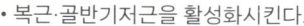

- 복근·골반기저근을 활성화시킨다.
- 숨을 들이마시고 준비한다.
- 숨을 내쉬고 천천히 척추를 부드럽게 바닥에서 들어 올리고 팔꿈치를 펴준다. 이때 체중은 양손에 둔다.
- 편안하게 올라갈 수 있는 만큼 몸을 들어 올리면서 목을 길게 늘이고 시선을 앞쪽에 고정한다.
- 숨을 들이마시며 스트레칭 자세를 유지한다.
- 숨을 내쉬고 천천히 몸을 다시 바닥으로 내린다.
- 6번 반복한다. 동작이 편안하게 느껴진다면 맨 위에서 버티는 시간을 늘려간다.

> **NOTE**
> - 계속 복근을 개입시키고 고관절을 바닥에 두어야 한다.
> - 어깨에 긴장을 풀고 목을 길게 늘인다. 목은 계속 바르게 정렬되어 있어야 한다.
> - 동작이 자연스럽게 이어질 수 있도록 호흡에 집중한다.

⫸ 변형 동작

- 허리가 너무 심하게 땅긴다면 팔꿈치를 굽히도록 하자.

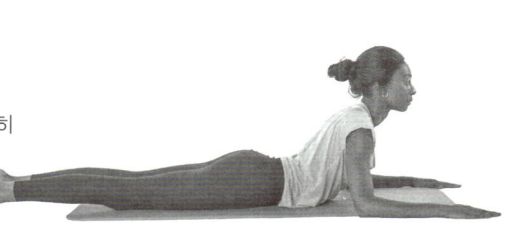

> **옆구리 운동**

옆으로 누웠을 때 고관절이 바닥이나 매트를 파고들어 불편하다면 그 부분에 작은 수건을 두도록 하자. 훨씬 편안해질 것이다.

》 사이드 킥

》》 러너에게 좋은 점

앞으로 소개하는 네 가지 사이드 킥(Side Kick) 운동은 모두 코어 근육, 특히 복사근과 고관절 부위 운동이다. 달리기를 하면 크기가 작은 허리 근육이 크기가 큰 복근보다 더 쉽게 피로해진다. 허리 근육을 강화하면 장거리 달리기 막바지에 몸이 지칠 때 몸통이 옆으로 비틀리는 일이 줄어들 것이다. 복사근이 강해질수록 골반과 고관절에 문제가 생길 가능성이 줄어든다. 또한 사이드 킥 운동을 하면 대퇴근막장근과 장경인대를 강화하고 길게 늘일 수 있다. 대퇴근막장근은 장경인대의 앞쪽, 고관절의 옆쪽에 있는 근육으로, 무릎을 안정적으로 지지하고 고관절의 굴곡, 외전, 회전을 담당한다. 그러므로 대퇴근막장근을 잘 관리해야 한다!

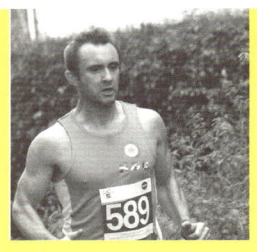

알렉스 하디는 햄스테드 트라이애슬론(Triathlon, 철인 3종 경기) 클럽에서 활동하고 있다. 2015년 처음으로 뛴 마라톤에서 3시간 14분의 기록을 세웠다.

평생 축구를 하고 헬스클럽에서 운동만 하다가 3년 반 전쯤 축구를 그만두고 트라이애슬론, 그러니까 철인 3종 경기에 도전하기로 마음먹었어요. 훈련 내용이 달라지면서 몸 여기저기가 결리기 시작했고 경미한 부상을 겪게 되었어요. 축구를 하다가 생긴 햄스트링 문제로 정기적으로 스포츠 마사지를 받으면서 필라테스에 대해 생각해 보게 되었어요. 그렇지만 결정적인 이유는 트라이애슬론에 도전하게 되면서 달리기를 가장 중요하게 생각했기 때문이에요. 잘 달리기 위해서는 강한 코어와 체력 관리가 꼭 필요하지만 근육량을 늘릴 필요는 없으니까요. 30살이 되면서 평생 할 수 있는 운동을 하고 싶다고 생각했고, 또 계속 책상 앞에 앉아 있게 되면서 자세도 걱정되었거든요.

필라테스 수업을 받기 시작하면서 유연성과 자세가 정말 좋아졌음을 느낄 수 있었어요. 그러면서 부상도 줄어들었어요. 달리기와 트라이애슬론에 관한 자료들을 많이 찾아보게 되면서 필라테스와 스포츠 마사지는 모든 운동선수들의 훈련 과정에 반드시 포함되어 있어야 한다고 굳게 믿게 되었어요. 또한 필라테스는 분명 정신적으로도 도움이 돼요. 신체적으로 좋아지는 것 이상으로 많은 도움이 된다고 진심으로 생각해요. 그중 하나가 몸을 이완시키는 데 중점을 두는 거예요.

≫ 사이드 킥 1(모든 단계)

⟫ 기본 동작

- 옆으로 눕는다.
- 아래쪽에 있는 팔을 머리 아래에서 곧게 뻗어주고 팔 위에 올려둔 폼 블록이나 작은 쿠션에 머리를 둔다. 균형을 잡는 데 도움이 된다.

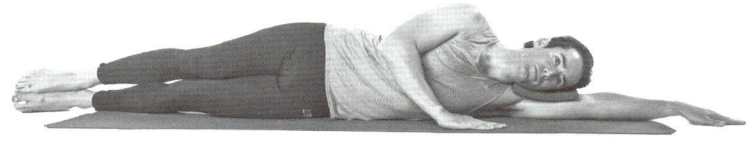

- 고관절, 무릎, 발목이 일직선으로 바르게 정렬되어 있는지 확인하기 위해 발 방향으로 슬쩍 내려다본다.
- 몸통 앞 바닥에 둔 나머지 한 손으로 몸을 지탱한다.
- 복근·골반기저근을 활성화시킨다.
- 숨을 들이마시며 준비한다.
- 숨을 내쉬면서 양쪽 다리를 함께 일직선으로 바닥에서 들어 올린다.

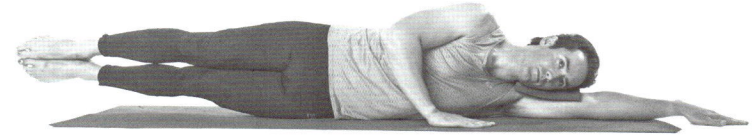

- 숨을 들이마시고 다리를 올린 자세를 유지한다.
- 숨을 내쉬면서 천천히 움직임을 통제하며 다리를 바닥으로 내린다.
- 10번 반복한다.
- 몸을 돌려 반대쪽으로 동작을 반복한다.

NOTE
- 폼 블록이나 작은 쿠션을 귀 아래, 팔의 위쪽에 두는 이유는 목과 척추를 바르게 정렬하기 위해서이다.
- 몸을 지탱하고 있는 손을 바닥으로 누르지 않도록 하자. 팔과 어깨는 계속 이완되어 있어야 한다.
- 움직임이 중간에 끊어지지 않고 자연스럽게 이어질 수 있도록 호흡에 집중한다.

⟫ 심화 동작

- 한쪽 다리나 양쪽 다리에 중량 밴드 등을 착용한다. 운동 동작을 하는 동안 반드시 길게 늘인 정렬을 유지해야 한다.
- 운동 동작에 익숙해지면 반복 횟수를 늘린다.

≫ 사이드 킥 2 + 허벅지 안쪽(모든 단계)

러너에게 좋은 점은 사이드 킥 1을 참고한다(90쪽).

⫸ 기본 동작

- 옆으로 눕는다.
- 아래쪽에 있는 팔을 머리 아래에서 곧게 뻗어주고 팔 위에 올려둔 폼 블록이나 작은 쿠션에 머리를 둔다. 균형을 잡는 데 도움이 된다.

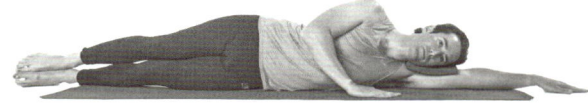

- 고관절, 무릎, 발목이 일직선으로 바르게 정렬되어 있는지 확인하기 위해 발 방향으로 슬쩍 내려다본다.
- 몸통 앞 바닥에 둔 나머지 한 손으로 몸을 지탱한다.
- 복근·골반기저근을 활성화시킨다.
- 숨을 들이마시며 준비한다.
- 숨을 내쉬면서 양쪽 다리를 함께 일직선으로 바닥에서 들어 올린다.

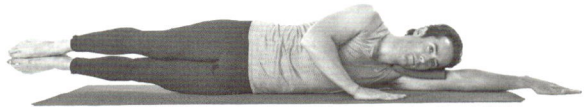

- 숨을 들이마시고 다리를 올린 자세를 유지한다.
- 숨을 내쉬고 위에 있는 다리를 더 높이 들어 올린다.

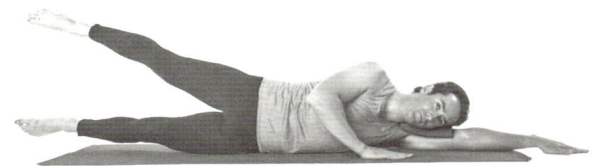

- 숨을 들이마시고 자세를 유지한 뒤, 내쉬며 위쪽 다리를 아래쪽 다리 위에 내린다.
- 이어서 양쪽 다리를 바닥에 내린다.
- 10번 반복하고 다음에서 소개하는 허벅지 안쪽 운동을 이어서 한 다음, 몸을 돌려 반대쪽으로 운동한다.

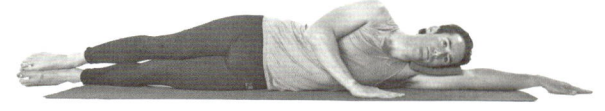

》》 허벅지 안쪽

- 숨을 들이마시며 준비한다.
- 숨을 내쉬고 양쪽 다리를 함께 일직선으로 바닥에서 들어 올린다.
- 발끝을 뻗어준다.
- 숨을 들이마시고 자세를 유지한다.

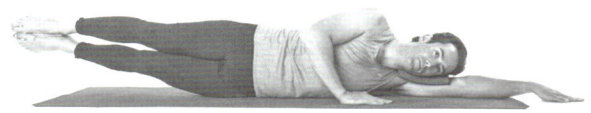

- 숨을 내쉬고 위에 있는 다리를 살짝 더 높이 올린다.
- 숨을 들이마시고 자세를 유지한다.
- 숨을 내쉬고 아래에 있는 다리를 들어 올려 위에 있는 다리와 만날 수 있도록 한다.
- 자연스럽게 호흡하면서 아래에 있는 다리를 들어 올리고 내리는 동작을 10번 반복한다.

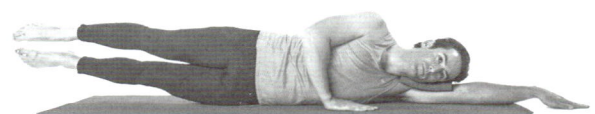

NOTE
- 호흡하기가 힘들다면 우선 복근을 개입시키고 균형을 잡는 데 집중한다. 동작에 익숙해질 때까지 자연스럽게 호흡한다.
- 몸을 지탱하고 있는 손을 바닥으로 누르지 않도록 하자. 팔과 어깨는 계속 이완되어 있어야 한다.
- 어깨가 무엇을 하고 있는지 의식해야 한다. 어깨를 안정적으로 유지해야 한다.

》》 변형 동작

- 반복 횟수를 줄인다.

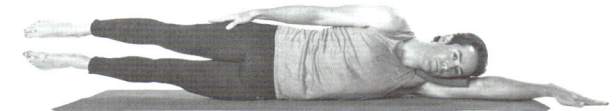

》》 심화 동작

- 반복 횟수를 늘린다.
- 양쪽 발목에 중량 밴드 등을 착용하거나, 허벅지 안쪽 운동을 하는 아래 다리에만 착용한다.
- 몸을 지탱하고 있는 손을 위쪽 허벅지에 둔다. 균형 잡기가 더 어려워질 것이다.

≫ 사이드 킥 3 + 토르페도(중급자용)

⟫ 러너에게 좋은 점

앞에서 소개한 두 가지 사이드 킥(90쪽와 92쪽) 동작과 동일하지만, 토르페도(Torpedo, 물고기 모양의 수뢰) 동작은 팔을 길게 뻗어 몸통의 안정성을 높인다.

⟫ 기본 동작

- 옆으로 눕는다.
- 아래쪽에 있는 팔을 머리 아래에서 곧게 뻗어주고 팔 위에 올려둔 폼 블록이나 작은 쿠션에 머리를 둔다. 균형을 잡는 데 도움이 된다.

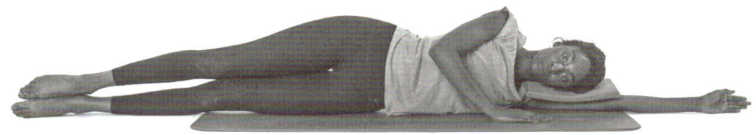

- 고관절, 무릎, 발목이 일직선으로 바르게 정렬되어 있는지 확인하기 위해 발 방향으로 슬쩍 내려다본다.
- 복근·골반기저근을 활성화시킨다.
- 나머지 한쪽 팔을 길게 늘이고, 손을 위쪽 허벅지 위에 편안하게 둔다.

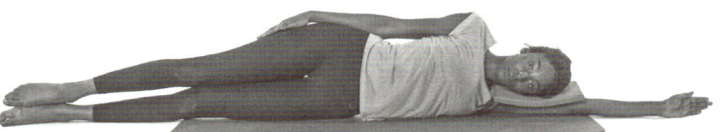

- 숨을 들이마시고 준비한다.
- 숨을 내쉬면서 양쪽 다리를 들어 올리는 동시에 위에 있는 팔을 머리 위로 뻗어 토르페도 자세를 만든다.

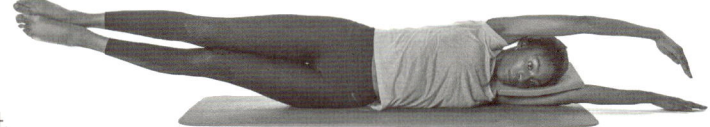

- 발끝을 뻗어준다.
- 자세를 유지하면서 숨을 들이마신다.
- 숨을 내쉬면서 다리와 팔을 시작 자세로 되돌린다.
- 양쪽 각각 10번씩 반복한다.

NOTE
- 운동 동작을 하면서 다리와 팔을 길게 늘이는 것과 복근 활성화에 집중한다.
- 동작이 자연스럽게 이어질 수 있도록 호흡하고 동작이 끊어지지 않도록 노력한다.

》》 심화 동작
- 팔을 머리 위로 뻗을 때 작은 덤벨을 들고, 다리에는 중량 밴드 등을 착용한다. 이 두 가지를 동시에 하거나 한 가지만 선택한다. 이때 반드시 동작을 제대로 수행할 수 있어야 하고, 몸통을 바르게 정렬하고 안정적으로 유지해야 한다.

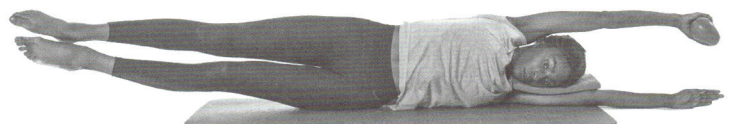

> 필라테스를 하면서 오랫동안 저를 괴롭혔던 등 통증이 사라졌고, 45세의 나이에 달리기를 시작할 수 있게 되었어요. 달리다가 다리가 무거워지거나 호흡이 힘들어질 때 코어를 작동시키는 그 순간이 정말 좋아요. 다리가 자연스럽고 편안하게 움직이기 시작하거든요. 그 즉시 더 가볍고, 더 강해진 기분이 들어요.
> 샐리 하비, 러너

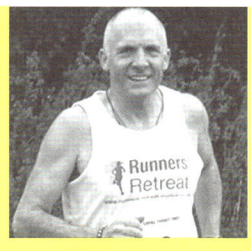

브라이언 바우어는 보스턴 마라톤을 제한 시간 내에 완주하였고, 런던 마라톤 역시 나이에 따른 제한 시간 내에 완주하였다. 영국의 듀애슬론과 아이언맨 대회에 출전한 경험이 있다.

저는 거의 평생 달리기를 해 온 베테랑 러너라고 할 수 있어요. 얼마 전부터 필라테스를 하기 시작했는데 즉각적으로 도움을 받게 되어서 정말 놀랐어요. 몸의 움직임이 좋아지고 달리기 보폭이 늘어났으며 몸을 편안하게 이완시키는 데 효과적이었어요. 어깨는 금방 긴장을 풀게 되었고 필라테스 수업을 받고 온 날에는 언제나 평소보다 훨씬 잠을 잘 자게 되었어요.

≫ 사이드 킥 4 + 햄스트링 스트레칭(중급자·상급자용)

≫ 러너에게 좋은 점

이 운동을 하면 이전에 소개한 사이드 킥(90~94쪽)에서 나열한 이점뿐만 아니라, 코어와 고관절 굴곡근, 발목을 강화하고, 좀 더 강하게 햄스트링 스트레칭을 할 수 있다. 또한 장경인대와 외전근(허벅지 바깥쪽)을 강화하고 길게 늘인다. 장경인대는 매우 중요한 인대로, 달릴 때 다리를 안정적으로 유지하고 무릎을 펼 수 있도록 도와주며 고관절을 옆으로 움직이는 역할을 한다.

≫ 기본 동작

- 옆으로 눕는다.
- 아래쪽에 있는 팔을 머리 아래에서 곧게 뻗어주고 팔 위에 올려둔 폼 블록이나 작은 쿠션에 머리를 둔다. 균형을 잡는 데 도움이 된다.
- 몸을 지탱하는 손을 몸 앞쪽 바닥에 두고, 팔을 편안하게 둔다.

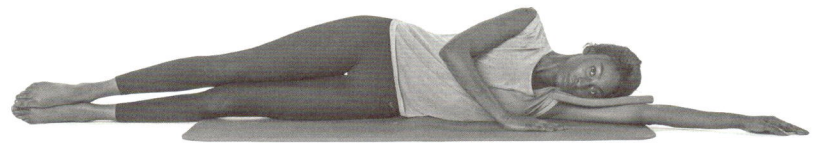

- 복근·골반기저근을 활성화시킨다.
- 숨을 들이마시며 준비하고, 위에 있는 다리를 골반의 위쪽과 같은 높이가 되도록 들어 올린다.
- 위에 있는 발을 구부린다.

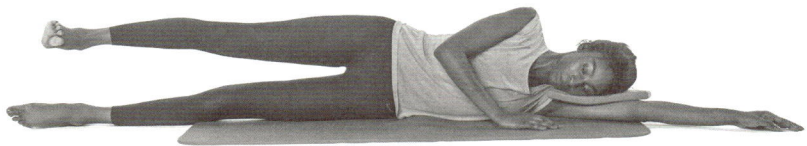

- 숨을 내쉬고 햄스트링이 스트레칭 되는 느낌이 들 때까지 다리를 부드럽게 앞으로 내민다.
- 힘차게 2번 찬다.

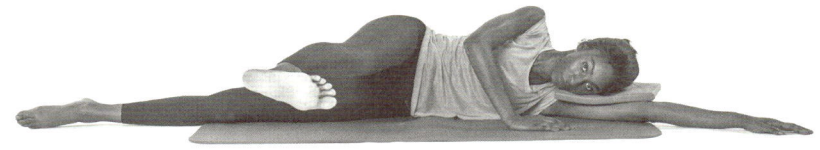

- 숨을 들이마시고 다리를 고관절 바로 뒤로 가져온다. 이때 발끝을 뻗어준다.
- 10번 반복한 다음 몸을 돌려 다리를 바꿔준다.

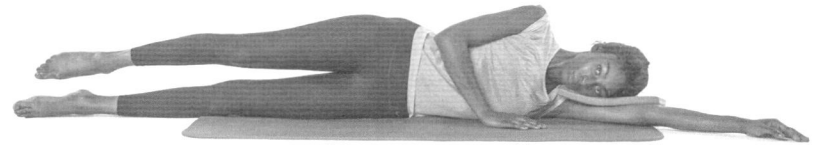

NOTE
- 다리를 움직이는 동작을 할 때 고관절과 골반은 움직이지 않아야 한다. 다리를 따라 움직이려고 하므로 안정적으로 유지하기가 쉽지 않다. 그러므로 다리를 천천히 움직이고 호흡을 통해 동작이 자연스럽게 이어질 수 있어야 한다.
- 처음부터 끝까지 복근을 사용해야 한다.
- 어깨, 몸을 지탱하는 팔과 손에 힘이 들어가지 않는지 의식해야 한다. 편안한 상태를 유지한다.

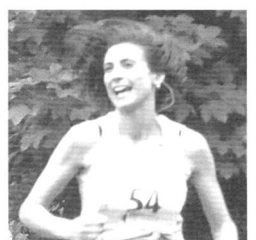

헬렌 케네디는 유능한 지역 보건의이자 취미로 달리는 러너이다.

저는 3년 전쯤부터 달리기를 시작했어요. 그전에는 어떤 운동을 해본 적이 거의 없었고 운동을 전혀 좋아하지도 않았어요. 그렇지만 이제는 하프 마라톤을 3번이나 뛴 러너예요. 규칙적으로 달리기를 시작한 지 일 년 뒤쯤 필라테스를 시작했고, 일주일에 한 번 수업을 받다가 수업 횟수를 늘리고 싶어졌어요. 달리기 실력이 정말 많이 향상되었거든요. 모든 근육을 부드럽게 뻗어주는 느낌이 정말 좋고, 이따금 달리고 난 후 생기는 통증이 필라테스를 하고 난 후 훨씬 좋아졌어요. 달릴 때, 심지어 그냥 걸을 때도 더 강해졌음을 느껴요. 구부정한 자세가 아니라 몸을 똑바로 세우게 되었어요. 자세와 골반기저근, 코어도 더 많이 의식하게 되었어요. 필라테스를 통해 배운 호흡법도 도움이 되었어요. 확실히 1회 호흡량이 늘어나게 되면서 움직이고 있는 근육에 산소를 더 잘 공급할 수 있게 되었어요. 예전에는 조금만 달리면 허리가 너무 아팠는데, 달리기 자세가 좋아지면서 훨씬 좋아졌어요. 또 양쪽 무릎 측면에 있는 장경인대가 닿는 곳에 통증이 아주 심했는데, 필라테스를 시작한 이후로는 전혀 문제가 되지 않았어요. 코어가 강해지면서 부상의 위험이 줄어들었다고 생각해요. 심지어 고르지 못한 길을 달릴 때도 쉽게 적응할 수 있게 되면서 자신감을 가지고 즐겁게 달릴 수 있게 되었어요. 제가 가장 좋아하는 운동은 복근 운동이에요. 배는 언제나 신경이 쓰였던 부분이었고 납작한 배를 갖고 싶었거든요! 똑같은 동작을 수준에 맞게 고를 수 있는 점도 정말 좋아요. 그날의 컨디션에 따라 운동을 할 수 있으니까요. 다리를 강화하는 것은 분명 달리기에서 중요한 부분이지만, 균형을 위해서는 필라테스로 상체를 포함한 다양한 운동을 하는 것도 중요해요. 달리기만으로는 팔과 가슴 운동을 제대로 할 수 없기 때문이에요. 규칙적으로 달리기를 하면서 필라테스도 병행한다면, 제가 원하는 모든 것, 심혈관 건강을 지키면서 체력도 좋아지고 건강하고 행복한 상태를 유지하는 것이 가능하다고 생각해요.

≫ 사이드 벤드(상급자용)

≫ 러너에게 좋은 점

사이드 벤드(Side Bend) 혹은 사이드 플랭크 동작은 코어 안정성을 시험할 뿐만 아니라 꾸준히 하다 보면 달리기를 할 때 힘과 체력에도 도움이 된다. 앞에서 소개한 사이드 킥 동작과 마찬가지로 복사근을 많이 움직이는 운동이다. 이 운동을 하면 복사근이 강해지면서 달릴 때 불필요하게 몸이 비틀리는 일이 없어질 것이다. 또한 어깨와 몸을 지탱하고 있는 팔을 운동시키고, 고관절 가동성이 좋아질 것이다.

> **NOTE** 사이드 벤드 동작이 어렵다면 변형 동작을 시도해 보자.

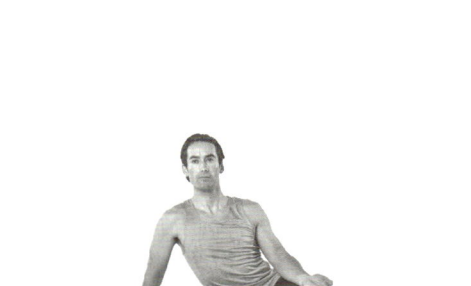

≫ 기본 동작

- 오른쪽 엉덩이로 앉고, 오른팔로 지탱한다.
- 손을 어깨보다 살짝 바깥쪽 바닥에 둔다.

- 양쪽 무릎을 몸쪽으로 구부리고, 발뒤꿈치와 몸통은 일직선이 되게 한다.
- 왼발을 오른발 앞으로 가져온다.

- 왼팔을 왼쪽 허벅지 위에 편안하게 둔다. 이때 손바닥은 위를 바라본다.
- 복근·골반기저근을 활성화시킨다.
- 계속 가슴을 펴고 척추를 길게 늘인다.
- 숨을 들이마시며 준비한다.
- 숨을 내쉬고 양쪽 다리를 일직선으로 뻗으면서 골반을 위로 들어 올린다. 동시에 위에 있는 팔을 머리 위로 뻗으면서 사이드 벤드 자세를 만든다.
- 다시 숨을 들이마시면서 균형을 잡고 자세를 유지한다.

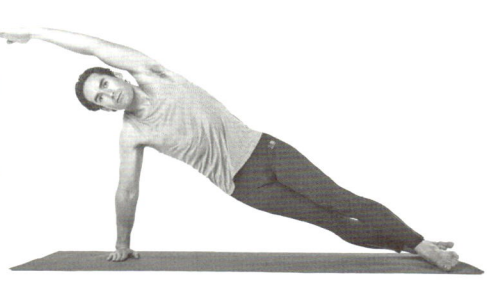

- 숨을 내쉬고 양쪽 무릎을 구부리면서 천천히 몸을 아래로 내린다. 움직임을 통제하면서 몸을 다시 바닥으로 내리는 동시에 위에 있는 팔도 아래로 내린다.
- 양쪽 각각 4번씩 반복한다.

> **NOTE**
> - 고관절이 아래를 향하거나 밑으로 내려가서는 안 된다. 고관절을 들어 올린 상태를 안정적으로 유지해야 하고, 고관절은 계속 정면을 향하고 있어야 한다.
> - 처음부터 끝까지 복근을 사용해야 한다.
> - 운동 동작을 하면서 호흡하고 다리와 팔을 길게 늘이는 데 집중한다.

》》 변형 동작

- 팔을 뻗는 대신 팔꿈치로 몸을 지탱한다.
- 운동 동작을 하는 동안 무릎을 몸 옆으로 구부린 상태를 유지한다.
- 다리를 뻗는 동작과 팔을 머리 위로 뻗는 동작을 하지 않고 무릎을 구부린 상태에서 골반을 바닥에서 위로 들어 올린다.

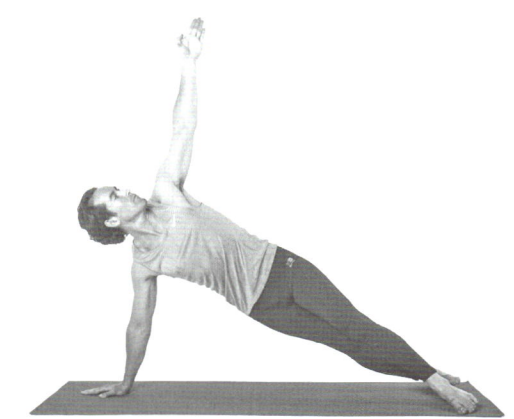

》》 심화 동작

- 다리를 길게 뻗어 사이드 벤드 완성 자세를 만든다.
- 팔을 머리 위로 뻗는 대신 몸 위로 뻗어준다.

- 숨을 들이마시고 준비한다.
- 숨을 내쉬고 팔을 아래로 말아 내려 몸통 아래로 들어간다. 이때 척추도 함께 회전한다. '바늘에 실을 꿰는' 듯한 동작이다.

- '바늘에 실을 꿰는' 동작을 4번 반복한 다음, 무릎을 구부리고 천천히 바닥으로 내려온다.
- 운동 강도를 높이려면 반복 횟수를 늘린다.

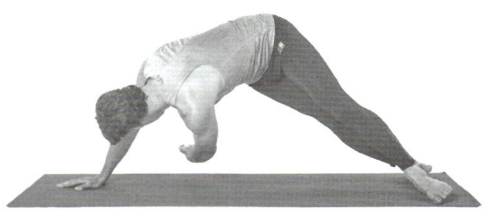

» 클램·측면 고관절 열기

»» 러너에게 좋은 점

클램(Clam)·측면 고관절 열기는 모든 러너에게 필수적인 동작으로, 중간 크기의 엉덩이 근육인 중둔근을 목표로 하는 동작이다. 중둔근은 골반과 무릎을 안정적으로 유지하는 역할을 한다. 만약 중둔근이 땅기거나 짧아지면 그로 인해 골반이 불안정해지고, 이는 허리 통증, 무릎과 고관절 문제로 이어질 수 있다. 또한 장경인대와 대퇴근막장근에도 아주 좋은 운동이다. 고관절 회전근(이상근을 포함하며, 이상근은 간혹 러너에게 문제가 되기도 한다, 188쪽 참고)과 함께 장경인대와 대퇴근막장근을 길게 늘이기 때문이다. 클램 동작은 좌골 통증과 햄스트링 부상에 도움이 되기도 한다.

»» 기본 동작

- 옆으로 눕는다.
- 아래쪽에 있는 팔을 머리 아래에서 곧게 뻗어주고 팔 위에 올려둔 폼 블록이나 작은 쿠션에 머리를 둔다. (균형을 잡는 데 도움이 된다.)
- 양쪽 무릎을 구부리고 발뒤꿈치가 엉덩이와 일직선이 되도록 둔다.
- 복근·골반기저근을 활성화시킨다.

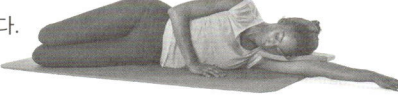

- 자연스럽게 호흡한다.
- 위에 있는 무릎을 살짝만 들어준다. 이때 발은 계속 바닥에 닿아 있어야 한다.
- 무릎을 시작 자세로 되돌린다.
- 최대 16번까지 반복한 다음 방향을 바꿔준다.

NOTE
- 처음부터 끝까지 양발은 서로 붙어 있어야 하고 몸통은 움직이지 않아야 한다.
- 골반이 뒤쪽으로 회전하고 있다고 느껴진다면 무릎을 너무 많이 벌린 것이다. 조금만 움직이도록 한다.

»» 심화 동작

- 몸 뒤쪽에 있는 양발을 바닥에서 들어 올린다. 발뒤꿈치는 엉덩이와 일직선상에 있어야 한다.
- 이 자세에서 무릎 열기 동작을 똑같이 반복한다. 조금만 움직여도 중둔근을 활성화시킬 수 있으니, 골반이 뒤로 가지 않게 신경 쓴다.
- 10번 반복한다.

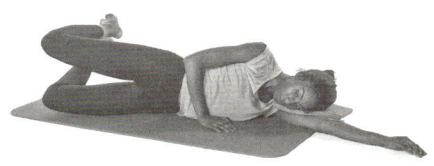

- 마지막으로 반복할 때 무릎을 벌린 자세를 유지하고 침착하게 일정한 속도로 무릎을 위쪽으로 10번 움직인다. 방향을 바꾸고 반복한다.

허벅지 바깥쪽과 안쪽 들어 올리기(모든 단계)

≫ 허벅지 바깥쪽 들어 올리기(외전근)

⫸ 러너에게 좋은 점

이 운동은 허벅지 바깥쪽, 장경인대, 둔근을 강화할 뿐만 아니라 달리기 방식과 자세에도 도움이 된다. 대퇴사두근과 둔근이 강해지면 오르막길도 문제없이 올라갈 수 있을 것이다! 무릎 문제는 대퇴사두근의 불균형으로 발생하기도 하는데, 대퇴사두근이 균형을 잃게 되면 슬개골(무릎뼈)이 움직이는 경로에 문제가 생길 수 있다. 대퇴사두근은 허벅지의 앞쪽에 있는 근육으로 슬개골이 안정적으로 유지되도록 도와준다. 그러므로 대퇴사두근을 강화해야 한다. 옆으로 누워서 하는 다른 운동들과 마찬가지로 이 운동 역시 균형감을 시험하고 코어 근육을 강화한다.

⫸ 기본 동작

- 옆으로 눕는다.
- 아래쪽에 있는 팔을 머리 아래에서 곧게 뻗어주고 팔 위에 올려둔 폼 블록이나 작은 쿠션에 머리를 둔다. 균형을 잡는 데 도움이 된다.
- 몸통 앞 바닥에 둔 나머지 한 손으로 몸을 지탱한다.
- 척추가 중립 상태인지 확인한다. 반드시 몸은 일직선이 되어야 하고, 고관절과 무릎, 발목이 서로 나란해야 한다.
- 아래에 있는 다리를 몸 앞으로 구부린다.
- 위에 있는 다리를 길게 뻗고, 발가락이 살짝 아래를 향하게 발을 돌린다.

- 복근·골반기저근을 활성화시킨다.
- 흉곽으로 숨을 들이마시고 준비한다.
- 숨을 내쉬고 위에 있는 다리를 올린다. 다리는 계속 길게 늘인 상태를 유지해야 한다.

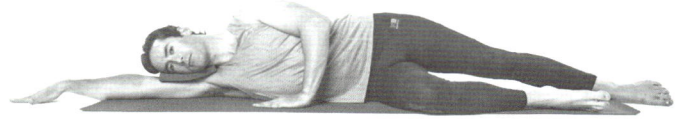

- 숨을 내쉬고 다리를 아래로 내리지만, 아래에 있는 다리 위에 떠 있어야 한다. 다리에 긴장을 풀지 않는다.

• 총 16번 반복한 다음 허벅지 안쪽 들어 올리기(103쪽)를 따라 한다.

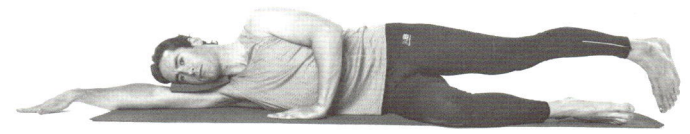

NOTE
- 골반이 안정적으로 유지되는지 의식한다. 골반이 흔들려서는 안 된다. 만약 골반이 흔들린다면 다리를 너무 높이 올리지 않도록 한다.
- 몸을 지탱하고 있는 팔과 어깨의 긴장을 풀어준다. 상체에서 조금의 긴장도 느껴지지 않도록 노력한다.
- 동작이 끊어지지 않고 자연스럽게 이어질 수 있도록 호흡에 집중한다.
- 복근의 긴장을 처음부터 끝까지 유지한다.

≫ 심화 동작(상급자용)
- 반복 횟수를 늘린다.
- 다리를 들어 올릴 때 몸을 지탱하고 있는 팔을 위쪽 허벅지를 따라 길게 늘인다. 이렇게 하면 균형을 잡기가 더 어려울 것이다.
- 몸을 바르게 정렬할 상태를 유지할 수 있는 선에서 중량을 사용한다.

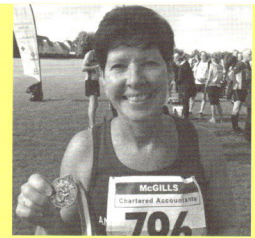

우스터셔에 사는 앤드리아 홈스는 2년 반 전부터 달리기 시작했다. 토요일 아침마다 공원을 달리고, 5km, 10km, 하프 마라톤을 달린다. 그녀는 주로 건강과 체력, 즐거움을 위해 달린다.

50번째 생일을 맞아 여러 가지 모험을 해보기로 마음먹었고, 그중 하나가 달리기였어요. 지금은 일주일에 세 번 정도 뛰고 있어요. 주로 달리기 모임에서 함께 뛰지만 혼자 달릴 때도 있어요. 달릴 때면 모든 것을 잊고 자유로워지는 기분이에요. 필라테스를 시작한 이유는 코어를 강화하고 몸을 스트레칭하고 풀어주기 위해서였어요. 예전에는 허리가 아팠지만 필라테스를 시작한 이후로는 전혀 아프지 않아요. 필라테스를 하면서 달리기에도 정말 많은 변화가 생겼어요. 몸이 아래로 처지기 시작한다고 느껴지면 헬륨 풍선에 바람을 넣는다는 상상을 하면서 머리를 들어 올려요. 그러면 확실히 효과가 있어요. 자세가 곧아지고 다시 강해지는 기분이 들어요! 코어가 강해지면서 달릴 때 훨씬 안정적인 느낌이 들고 균형감도 훨씬 좋아졌어요. 이제 더 먼 거리도 달릴 수 있고 더 강해진 느낌이 들어요. 결과적으로 체력이 좋아졌고 오르막길도 문제없이 오를 수 있을 것 같아요! 달릴 때는 제대로 운동을 하고 있다는 느낌이 들면서 기운이 넘치고, 필라테스를 하면 몸이 이완되고 풀어지는 기분이 들어요.

» 허벅지 안쪽 들어 올리기

>>> 러너에게 좋은 점

허벅지 바깥쪽 들어 올리기(101쪽)에 수반되는 운동으로, 두 가지 운동을 함께 하는 것이 중요하다. 러너에게 좋은 점은 같지만, 이 운동을 하면 내전근(허벅지 안쪽)이 강화되고 골반 안정성이 좋아질 것이다.

>>> 기본 동작

- 옆으로 눕는다.
- 아래쪽에 있는 팔을 머리 아래에서 곧게 뻗어주고 팔 위에 올려둔 폼 블록이나 작은 쿠션에 머리를 둔다. 균형을 잡는 데 도움이 된다.
- 몸통 앞 바닥에 둔 나머지 한 손으로 몸을 지탱한다.
- 척추가 중립 상태인지 확인한다. 반드시 몸은 일직선이 되어야 하고, 고관절과 무릎, 발목이 서로 나란해야 한다.
- 위에 있는 다리를 구부리고 무릎을 몸 앞 바닥에 둔다.
- 아래에 있는 다리를 길게 늘이고 발끝을 뻗어준다.

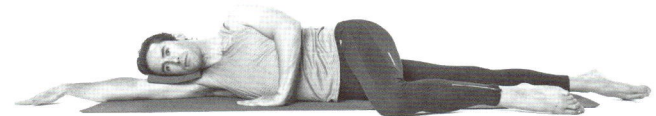

- 복근·골반기저근을 활성화시킨다.
- 숨을 들이마시며 준비한다.
- 숨을 내쉬고 아래에 있는 다리를 위로 올린다. 이때 다리와 발끝을 계속 곧게 뻗는다.

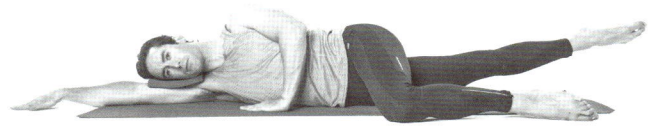

- 숨을 들이마시고 다리를 아래로 내리지만, 다리가 바닥 위에 떠 있어야 한다. 근육의 긴장을 풀어서는 안 된다.

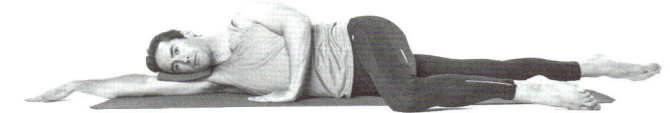

- 숨을 들이마시고 다시 들어 올린다.
- 총 16번 반복한 다음 몸을 돌려 반대쪽으로 이 운동과 허벅지 바깥쪽 들어 올리기(101쪽) 동작을 반복한다.

NOTE
- 골반이 안정적으로 유지되는지 의식한다. 만약 골반이 앞으로 돌아간다면 위에 있는 다리가 골반을 바닥 쪽으로 당기고 있기 때문이다. 앞쪽에 있는 무릎 아래에 쿠션을 두고 다리를 들어 올리도록 한다.
- 몸을 지지하고 있는 팔과 어깨의 긴장을 풀어준다. 상체에서 조금의 긴장도 느껴지지 않도록 노력한다.
- 처음부터 끝까지 복근을 사용해야 한다.

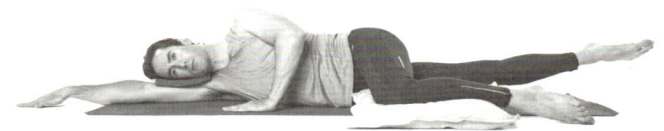

심화 동작(상급자용)
- 반복 횟수를 늘린다.
- 몸을 바르게 정렬한 상태를 유지할 수 있는 선에서 중량을 사용한다.

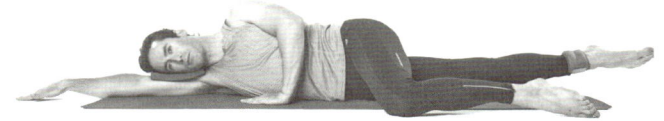

> 필라테스는 확실히 달리기에 긍정적인 영향을 미쳤어요. 수년에 걸쳐 나쁜 자세가 굳어지면서 장거리를 달리게 되면 어김없이 온몸이 아팠어요. 하지만 규칙적으로 필라테스를 하게 되면서 자세가 전반적으로 좋아졌고, 장거리를 달릴 때 목과 어깨 통증이 확연히 줄어들었어요. 필라테스로 인해 훨씬 더 강해지고 효율적인 러너가 되었어요.
>
> 빅토리아 필드, 마라토너

≫ 가슴 열기

⟩⟩⟩ 러너에게 좋은 점

이 운동은 달린 후 스트레칭으로 할 수도 있고 필라테스 수업 중에도 할 수 있는 동작으로, 가슴을 열면서 흉근을 늘려준다. 달리다가 몸이 피로해지면 어깨가 앞으로 말리면서 가슴 근육이 짧아질 수 있다. 달리면서 가슴을 열어준다는 것은 폐가 좀 더 효율적으로 작동할 수 있다는 것을 의미한다. 이 운동에서 회전 동작을 하면 흉추(29쪽)의 가동성이 좋아지고 등 근육이 강화된다. 어깨도 스트레칭이 되면서 유연성이 좋아지고 팔의 가동성도 향상된다.

⟩⟩⟩ 기본 동작

- 옆으로 누워서 무릎을 구부린다. 발뒤꿈치는 엉덩이와 일직선이 되게 한다.
- 목과 척추를 바르게 정렬하기 위해 귀 아래에 폼 블록이나 작은 쿠션을 둔다.
- 아래에 있는 팔을 바닥에 두고 가슴 앞으로 길게 뻗어준다. 손바닥은 위를 바라본다.
- 나머지 한쪽 팔을 아래에 있는 팔 위에 편안하게 두고, 손바닥을 겹쳐 둔다.

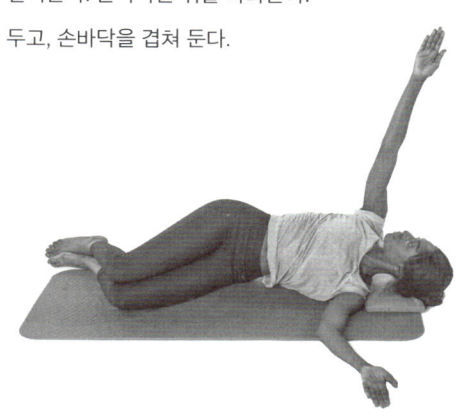

- 복근·골반기저근을 활성화시킨다.

- 숨을 들이마시고 준비한다.
- 숨을 내쉬고 위에 있는 팔을 천장을 향해 위로 올리는 동시에 척추를 회전시킨다.

- 팔을 최대한 멀리 뒤로 보내고, 머리와 목, 척추는 팔을 따라 움직인다.
- 숨을 들이마시며 회전하여 몸을 열어 놓은 자세를 유지한다.
- 숨을 내쉬고 천천히 시작 자세로 돌아온다.
- 6번 반복한 다음 몸을 돌려 반대쪽으로 반복한다.

> **NOTE**
> 양쪽 고관절은 나란히 정렬되어 있어야 한다. 골반이 척추와 함께 회전해서는 안 된다. 골반은 움직이지 않아야 한다.

⟩⟩⟩ 변형 동작

- 만약 회전하기가 어렵고 가슴 근육이 너무 땅긴다면 팔을 뒤로 회전시키는 대신 팔이 가슴과 일직선이 될 때까지만 위로 올린다. 연습하다 보면 척추의 유연성이 좋아지면서 더 멀리 회전하게 된다.

> 앞면 운동

» 한쪽 무릎 접기 (초급자·중급자용)

››› 러너에게 좋은 점

이 운동을 하면 가장 기본적인 골반과 몸통의 안정성에 대해 배우게 된다. 또한 효과적인 고관절 가동성 운동으로 허리(28쪽)를 강화한다. 간단한 운동처럼 보이지만, 달리기를 시작할 때 할 수 있는 좋은 운동으로 달릴 때 많은 도움이 된다. 몸통을 안정적으로 유지하면서 다리를 번갈아 가며 들어 올리는 동작은 달리기 동작과 매우 유사하기 때문이다. 이 동작을 할 때는 골반이 무엇을 하는지 특히 주의를 기울여야 한다. 혹시 골반이 들리거나 움직이는가? 계속 복근을 개입시키다 보면 차이를 알게 된다.

››› 기본 동작

- 등을 대고 눕는다.
- 머리 아래에 폼 블록이나 작은 쿠션을 두어 목과 척추를 바르게 정렬한다.
- 양팔은 몸 옆에 두고 긴장을 푼다.
- 무릎을 구부리고, 골반을 몇 차례 기울여 척추 중립 위치를 찾은 뒤 긴장을 푼다.
- 발은 고관절과 일직선이 되도록 둔다.
- 복근과 골반기저근을 활성화한다.
- 숨을 흉곽으로 들이마시며 준비한다.

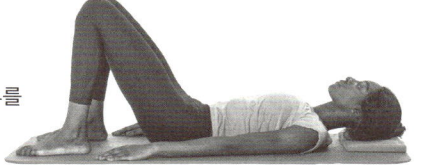

- 숨을 내쉬며 오른쪽 다리를 들어 테이블 탑 자세를 만든다.
- 무릎은 고관절 위에, 정강이는 천장과 평행하게 두고 발끝을 뻗는다.
- 숨을 들이마시며 고관절부터 움직여 다리를 천천히 바닥으로 내린다(90도 각도 유지).

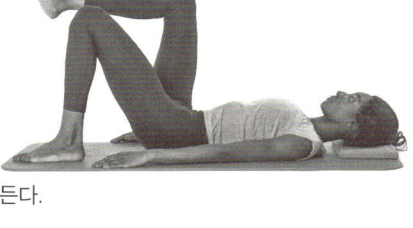

- 숨을 내쉬며 다시 테이블 탑 자세로 올린다.
- 양쪽 각각 4회 반복한다.
- 골반이 움직이지 않게 주의한다. 다리를 바닥으로 내릴 때 등에 아치가 생기면 안 된다.
- 복근을 계속 개입시켜야 하고, 몸의 나머지 부분은 긴장을 풀어준다. 이때 어깨를 뒷주머니로 밀어내려야 한다.
- 동작이 자연스럽게 이어질 수 있도록 호흡에 집중한다.

≫ 양쪽 무릎 접기 (중급자·상급자용)

한쪽 무릎 접기를 발전시킨 동작이다. 이 운동을 하기 전에 한쪽 무릎 접기 동작을 능숙하게 할 수 있어야 한다.

⟫⟫⟫ 기본 동작

- 등을 대고 눕는다.
- 목과 척추를 바르게 정렬하기 위해 머리 아래에 폼 블록이나 작은 쿠션을 둔다.
- 팔을 몸 옆에 두고 긴장을 풀어준다.
- 양쪽 무릎을 구부린다.
- 발은 고관절과 일직선으로 정렬한다.
- 골반을 몇 번 기울여 척추 중립 자세를 찾거나
  척추를 바닥에 밀착시킨다(30쪽).
- 복근·골반기저근을 활성화시킨다.
- 흉곽으로 숨을 들이마시며 준비한다.
- 숨을 내쉬고 오른쪽 다리를 위로 올려 테이블 탑 자세를 만든다.

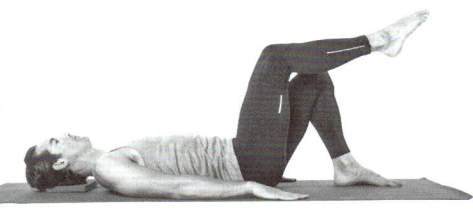

- 숨을 들이마시고 자세를 유지한다.
- 숨을 내쉬고 왼쪽 다리를 위로 올려
  테이블 탑 자세를 만든다.

- 반드시 양쪽 무릎이 고관절 위에 있어야 한다.
- 발끝을 뻗어준다.
- 숨을 들이마시며 준비한다.
- 숨을 내쉬고 오른발을 바닥으로 내린다.
  이때 다리의 90도 각도를 계속 유지해야 한다.

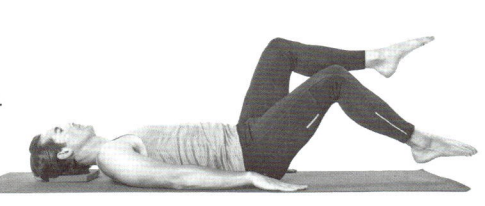

- 숨을 들이마시고 오른발을 시작 자세로 되돌린다.
- 숨을 내쉬고 왼발을 바닥으로 내린다.
- 숨을 들이마시고 왼발을 시작 자세로 되돌린다.
- 다리를 번갈아 가며 최대 8번까지 반복한다.
- 운동을 마쳤을 때 한 번에 한쪽씩 발을 내려야 등에 아치가 생기지 않는다.

NOTE

- 이 운동을 하면서 복근을 앞으로 내밀지 않는지, 등에는 아치가 만들어지지 않는지 확인한다. 처음부터 끝까지 복근을 사용해야 한다.
- 만약 등에 아치가 만들어지는 것이 느껴진다면 발을 너무 아래로 내리지 않는다. 더 강해졌다고 느낄 수 있을 때까지 중간에서 동작을 멈춘다. 무릎 관절을 움직여서는 안 된다.

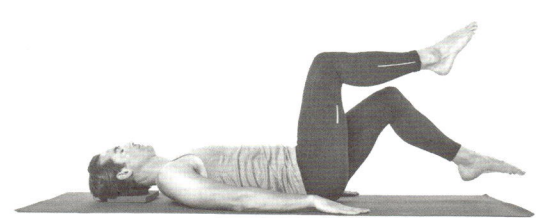

> 3년 전 마라톤을 시작하면서 많이 다치기도 하고 만성 통증에 시달렸어요. 문제는 제가 운동을 지나치게 많이 하는 사람이라는 점이었어요. 일 년 전부터 '시너지'(필라테스와 요가를 합친 운동)를 시작했고 2015년 1월부터 지금까지 부상 없이 62번의 마라톤·울트라 마라톤을 완주할 수 있었어요. 우연일 수도 있겠지만, 어쨌든 저는 앞으로도 계속 달릴 거예요!
>
> 캐럴린 톰슨 이스터, 울트라 마라토너

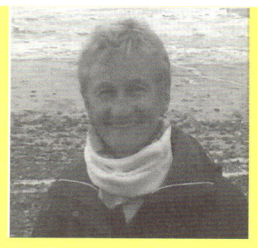

마리나 니버는 14년 동안 계속 달리고 있다. 건강을 위해서이기도 하지만 그녀 말에 따르면 달리기에 중독되었다! 지금까지 10km와 16km 시합을 달렸고, 하프 마라톤을 목표로 삼고 있다. 일주일에 서너 번은 필라테스 수업을 받고 있으며 10km 트레일 러닝을 가장 좋아한다.

필라테스는 달리기에 정말 많은 도움이 되었어요. 몸의 근육들에 대해 좀 더 자세히 알게 되었고, 더 잘 달리고 체력을 기르고 부상을 방지하기 위해 근육을 강화하는 방법을 알게 되었어요. 또한 둔근이 정말 중요하다는 것도 알게 되었어요! 코어를 강하게 만들고 싶은 사람뿐만 아니라 체력을 기르고 싶지만 운동 경험이 전혀 없는 사람에게도 필라테스를 권하고 싶어요. 필라테스를 하고 나면 '기분이 좋아진다'는 점도 꼭 말해주고 싶어요.

» 발목 가동성(모든 단계)

»» 러너에게 좋은 점

발목과 발을 최대한 많이 움직이면서 강화할 수 있는 간단하지만 중요한 운동이다. 발과 발목은 달릴 때 발생하는 충격을 견뎌야 하는데, 이 운동과 앞으로 소개하는 운동들이 도움이 된다. 일어선 자세에서 이 동작을 한다면 균형 잡기 운동도 될 수 있다. 발을 뻗고 굽히면서 유연성을 기를 수 있고, 다리의 앞쪽 근육과 뒤쪽 근육을 스트레칭하고 길게 늘일 수도 있다. 시간이 별로 없다면 등을 대고 눕는 대신 책상 앞에 앉아 있는 동안이나 앉아 있을 때마다 이 운동을 하자.

»» 기본 동작

- 등을 대고 눕는다.
- 목과 척추를 바르게 정렬하기 위해 머리 아래에 폼 블록이나 작은 쿠션을 둔다.
- 팔을 몸 옆에 두고 긴장을 풀어준다.
- 양쪽 무릎을 구부린다.
- 발은 고관절과 일직선으로 정렬한다.
- 골반을 몇 번 기울여 척추 중립 상태를 만든다.
- 복근·골반기저근을 활성화시킨다.
- 자연스럽게 호흡하면서 오른쪽 다리를 위로 올려 테이블 탑 자세를 만든다.

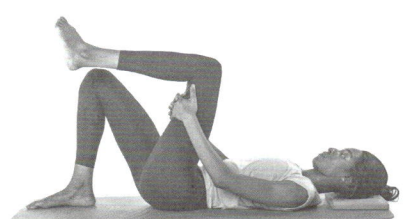

- 양손으로 위로 올라온 허벅지를 가볍게 잡고 다리를 지탱한다.
- 발목을 아주 천천히 한 방향으로 6번 회전시킨 다음 반대 방향으로 회전시킨다.
- 발이 가운데로 되돌아오면 발을 뻗고 굽히는 동작을 번갈아 가며 6번 반복한다.
- 다리를 바꾸고 반대쪽 다리로 동작을 반복한다.

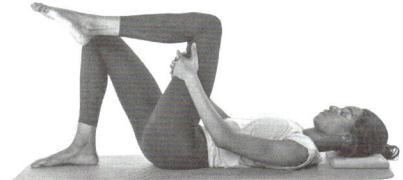

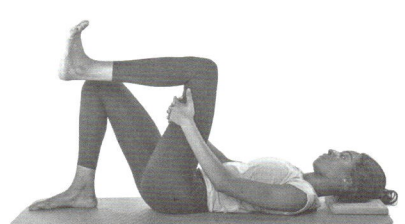

NOTE
- 발목을 회전시킬 때 발가락으로 완전한 원을 그릴 수 있도록 노력한다.
- 무릎과 다리 아랫부분을 안정적으로 유지해야 한다. 발과 함께 원을 그려서는 안 된다.
- 어깨에 긴장을 풀어준다. 몸의 나머지 부분을 의식한다. 혹시 동작을 따라가려고 하진 않는가?

≫ 어깨 안정성(모든 단계)

≫ 러너에게 좋은 점

앞으로 소개하는 운동은 간단하면서도 몸을 이완시키는 동작으로, 어깨를 중립 자세로 만드는 훈련을 하게 된다. 이 훈련을 통해 달릴 때 간혹 어깨 쪽에서 느껴지던 긴장감을 줄일 수 있다. 또한 승모근(등 위쪽)을 늘려주고 어깨뼈를 움직이게 되면서 달릴 때 어깨를 더 자유롭게 움직일 수 있다. 만약 가벼운 덤벨을 들고 이 동작을 한다면(심화 동작) 팔도 강화되면서 달릴 때 더 많은 추진력을 얻게 된다.

≫ 기본 동작

- 등을 대고 눕는다.
- 무릎을 굽히고, 발은 고관절과 일직선으로 정렬한다.
- 척추 중립 자세를 만든다.
- 자연스럽게 호흡한다.
- 양쪽 팔을 가슴 위로 올리고 손바닥은 서로 마주 본다.

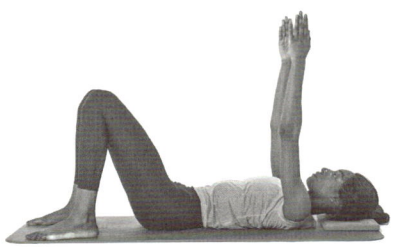

- 복근·골반기저근을 활성화시킨다.
- 손가락 끝을 천장에 닿게 하려는 것처럼 어깨를 바닥에서 부드럽게 들어 올린다.

- 팔을 완전히 뻗어준 상태에서 어깨를 부드럽게 바닥으로 내렸다가 다시 들어 올린다.
- 동작을 천천히 총 10번 반복한다.
- 시작 자세로 돌아가서 다음 페이지 팔과 어깨 운동을 준비한다.

≫ 심화 동작

- 가벼운 덤벨을 사용한다.

> **NOTE**
> - 몸의 나머지 부분을 의식한다. 팔과 어깨를 들어 올릴 때 몸통의 나머지 부분이 함께 움직여서는 안 된다. 안정적으로 고정되어 있어야 한다.
> - 어깨를 바닥으로 내릴 때 세게 부딪히지 않도록 노력한다. 몸을 통제하면서 동작을 자연스럽게 연결해야 한다.
> - 목과 머리는 안정적으로 고정되어 있어야 한다.

≫ 팔과 어깨

> **NOTE** 어깨에 문제가 있다면 변형 동작을 해보자.

≫ 기본 동작

- 등을 대고 눕는다.
- 무릎을 굽히고, 발은 고관절과 일직선으로 정렬한다.
- 척추 중립 자세를 만든다.
- 자연스럽게 호흡한다.
- 양쪽 팔을 가슴 위로 올리고 손바닥은 서로 마주 본다.

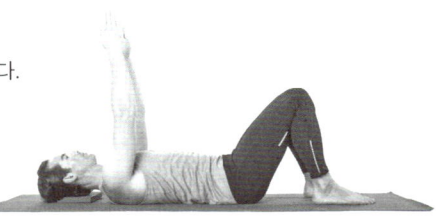

- 복근·골반기저근을 활성화시킨다.
- 숨을 들이마시며 준비한다.
- 숨을 내쉬고 오른팔을 머리 뒤쪽으로 길게 늘인다. 이때 팔을 귀와 같은 높이에 둔다 (더 내려가면 안 됨). 동시에 왼팔을 몸 옆으로 내린다.

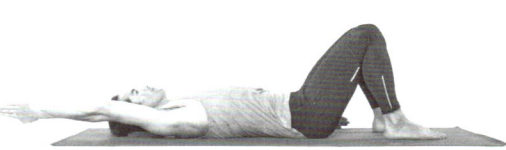

- 숨을 들이마시고 자세를 유지한다.
- 숨을 내쉬고 부드럽게 움직이면서 팔의 위치를 바꾼다.
- 총 10번 반복한다.
- 시작 자세로 돌아가서 팔, 어깨와 척추 가동성(112쪽) 운동을 준비한다.

> **NOTE**
> - 몸통을 안정적으로 유지해야 한다. 척추 중립 상태를 유지하고 팔을 뒤로 내릴 때 등에 아치가 만들어져서는 안 된다.
> - 팔을 곧게 뻗어준다. 그 과정에서 삼두근(팔의 뒤쪽)이 스트레칭된다. 하지만 팔꿈치는 살짝 부드러운 상태를 유지해야 한다.
> - 팔을 뒤로 내렸을 때 팔이 머리를 감싸지 않아야 한다. 어깨와 귀 사이에 공간이 남아 있어야 한다.

≫ 변형 동작

- 만약 어깨에 문제가 있다면 귀 높이까지 팔을 내리기가 쉽지 않을 것이다. 편안하게 동작을 할 수 있는 지점까지만 팔을 내리도록 한다. 억지로 팔을 내려서는 안 된다.

≫ 심화 동작

- 가벼운 덤벨을 사용한다.

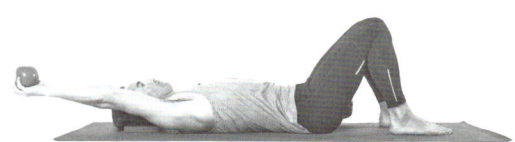

≫ 팔, 어깨와 척추 가동성

≫ 기본 동작

- 등을 대고 눕는다.
- 무릎을 굽히고, 발은 고관절과 일직선으로 정렬한다.
- 척추 중립 자세를 만든다.
- 자연스럽게 호흡한다.
- 양쪽 팔을 가슴 위로 똑바로 올리고, 손바닥은 서로 마주 본다.
- 복근·골반기저근을 활성화시킨다.
- 숨을 들이마시며 준비한다.
- 숨을 내쉬고 양쪽 팔을 머리 뒤로 내린다. 이때 귀 높이보다 더 아래로 내려가서는 안 된다.

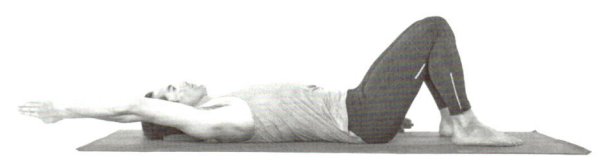

- 숨을 들이마시고 팔을 뻗은 자세를 유지한다. 몸통은 척추 중립 상태를 유지해야 한다.
- 숨을 내쉬고 양쪽 팔을 다시 가슴 위로 가지고 온 다음 두 팔 모두 몸 옆으로 내린다.
- 총 10번 반복한다.
- 팔을 다시 가운데로 가져와서 팔로 원 그리기(맞은편 페이지) 동작을 준비한다.

NOTE
- 척추에 아치가 생기지 않는지 의식한다. 양쪽 팔을 뒤로 넘기면 등에 아치가 생기기 쉽다.
- 복근에 계속 힘을 주어야 하고, 척추는 안정적으로 유지되어야 한다.
- 만약 등에 아치가 생기기 시작하고 갈비뼈가 위로 들린다면 팔을 그렇게까지 아래로 내리지 않는다.

≫ 심화 동작

- 가벼운 덤벨을 사용하되 정렬에 특히 주의를 기울여야 한다. 덤벨을 들고 있다면 덤벨의 무게 때문에 등에 아치가 생기기 쉽다. 반드시 척추는 중립 상태를 유지하면서 바닥에 있어야 하고 복근을 사용해야 한다.

≫ 팔로 원 그리기

⟫⟫⟫ 러너에게 좋은 점

팔로 원 그리기(Arm Circles) 동작을 하면 어깨의 가동성과 안정성이 모두 좋아진다. 또한 팔을 움직일 때 몸통이 함께 흔들리지 않고 안정적으로 버틸 수 있는지를 확인할 수 있다. 바람직한 달리기 자세는 팔을 움직이면서 몸통을 안정적으로 유지하는 것인데, 그 훈련을 할 수 있는 매우 좋은 운동이다. 어깨의 유연성과 가동성이 좋아지면서 팔 동작이 수월해질 것이다.

> **NOTE** 만약 어깨에 문제가 있다면 회전을 작게 하거나 이 운동을 생략한다.

⟫⟫⟫ 기본 동작

- 등을 대고 눕고, 척추를 중립 상태로 만든다.
- 무릎을 굽히고, 발은 고관절과 일직선으로 정렬한다.
- 자연스럽게 호흡한다.
- 양팔을 가슴 위로 곧게 펴주고
  손바닥은 서로 마주 본다.

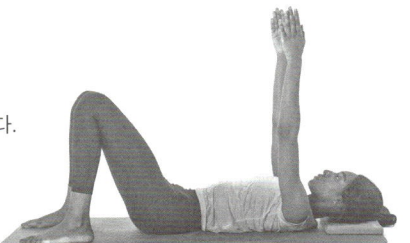

- 복근·골반기저근을 활성화시킨다.
- 어깨에서부터 양팔을 회전시키기 시작한다.
  손가락 끝으로 천장에 원을 그린다.
- 한 방향으로 몇 번 회전한 다음 반대 방향으로 회전한다.
- 가운데로 돌아와 원 그리기를 멈춘다.

- 숨을 흉곽으로 들이마신다.
- 입으로 숨을 내쉬면서 좀 더 크게 원을 그리기 시작한다.
- 측면 흉곽 호흡을 계속하면서 움직임의 범위를 늘려간다.
  팔을 머리 위로 보냈다가 몸 옆으로 원을 그리며 내리고,
  다시 가슴 위로 올린다.

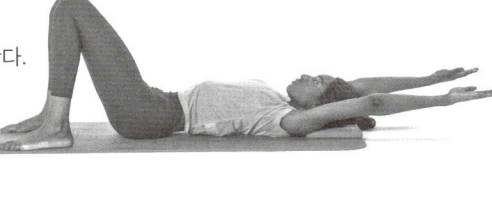

- 한 번 호흡할 때마다 온전한 원을 하나씩 그린다.
- 원을 5번 그린 다음 방향을 바꾼다.

NOTE
- 복근에 힘을 주고 척추를 안정적으로 유지해야 한다.
- 등에 아치가 생기기 시작하고 갈비뼈가 위로 들린다면 회전을 작게 한다.
- 팔로 원 그리기 동작을 하는 동안 몸의 나머지 부분은 편안한 상태에서 중심을 지켜야 한다.

> 저는 롤 다운 동작을 정말 좋아해요. 몸을 이완시키는 동시에 제대로 스트레칭을 할 수 있으니까요. 사실 복근 운동은 종류를 가리지 않고 다 좋아하는데, 특히 무거운 공을 손에 들고 할 때가 가장 좋아요.
> 마리나 니버, 러너

심화 동작

- 가벼운 덤벨을 사용한다. 중량을 사용할 때도 반드시 척추 중립 정렬을 유지해야 하며, 중량으로 인해 자세나 움직임이 바뀌어서는 안 된다.
- 반복 횟수와 동작의 범위를 늘려간다. 하지만 팔이 귀 높이보다 더 아래로 내려가서는 안 된다.

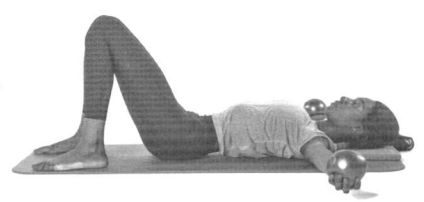

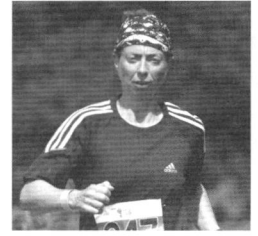

스태퍼드셔에 사는 제인 홀은 뉴캐슬 러닝 클럽 소속으로, 최근 스태퍼드셔를 가로질러 약 65km를 뛰는 밀레니엄 웨이 울트라 마라톤을 완주했다. 6번의 울트라 마라톤과 6번의 마라톤을 뛰었다.

지난 3년간 여러 번 무릎을 다치게 되면서 물리 치료사가 필라테스를 권해주었어요. 필라테스로 체력을 기르고 관리하면 가동성이 좋아질 거라고 했어요. 또 흔히 들 그렇듯 너무 오래 앉아 있다 보니 자세가 나빠지면서 고관절 굴곡근이 땅기고 둔근도 약해졌어요! 저는 프리랜서 카피라이터로 주로 집에서 일하면서 상당히 많은 시간을 컴퓨터 앞에 앉아서 보내거든요. 이러한 문제와 더불어 생체역학적 결함과 나쁜 달리기 자세로 인해 반복적으로 슬개대퇴 통증 증후군과 슬개건 병증을 앓았어요. 2년 전부터 필라테스를 하기 시작했고 엄청난 차이를 느낄 수 있었어요. 코어와 둔근은 훨씬 강해졌고 유연성과 가동성이 엄청 좋아졌어요. 허리가 경직되고 땅기는 현상도 사라지고, 고관절 굴곡근을 움직이는 데도 전혀 문제가 없었어요. 자세도 전반적으로 좋아졌어요. '거북목'이 되지도 않고 어깨가 올라가지도 않아요. 저는 일주일에 한 번, 월요일 아침에 규칙적으로 필라테스 수업을 들어요. 일요일에 장거리를 달리고 난 후나 시합을 뛰고 난 후 필라테스를 할 수 있어서 너무 좋아요. 몸에서 경직된 부분이나 땅기는 부분을 풀어주어서 그런지, 필라테스를 하고 나면 완전히 새로워진 기분이 들곤 해요. 제가 필라테스를 해서 가장 좋아진 부분은 자세예요. 긴 시간 컴퓨터 작업을 하면서 자세가 완전히 망가졌어요. 허리가 땅기고 골반이 앞으로 기울어지게 되었고, 이러한 자세는 무릎 부상으로 이어졌어요. 저는 오른쪽 근육 불균형으로 오른쪽 무릎이 아프고, 그래서 슬개골이 움직이는 경로에 문제(무릎뼈 주행 이상)가 생겨서 다른 부상으로도 이어졌거든요. 또 좋아진 점은 코어가 강해지고 유연성이 좋아졌다는 거예요.

» 데드 버그(모든 단계)

〉〉〉 러너에게 좋은 점

데드 버그(Dead Bug)는 죽은 벌레 자세라고도 한다. 온몸을 길게 늘이면서 동시에 몸통 안정성을 인식하고 조절하는 훈련이다. 달리기에서도 마찬가지로 팔과 다리를 움직이는 동안 몸통을 안정적으로 유지해야 한다. 11쪽에서 이야기했던 나무의 몸통에 관한 내용을 떠올려보자. 팔과 다리는 흔들리는 가지이고, 나무의 몸통과 뿌리를 안정적으로 유지하는 것이 매우 중요하다. 또한 이 운동은 등과 팔, 다리 근육을 강화한다. 덤벨 같은 중량을 사용하면 동작이 어려워지면서 코어 컨트롤 능력을 더 많이 요구하게 된다.

〉〉〉 기본 동작

- 등을 대고 눕는다.
- 양팔을 몸 옆에 둔다.
- 무릎을 굽히고, 발은 고관절과 일직선으로 정렬한다.
- 척추 중립 상태를 만든다.
- 오른쪽 다리로 테이블 탑 자세를 만든다.
- 왼팔을 가슴 위로 들어 올리고,
  손바닥은 안쪽을 향한다.

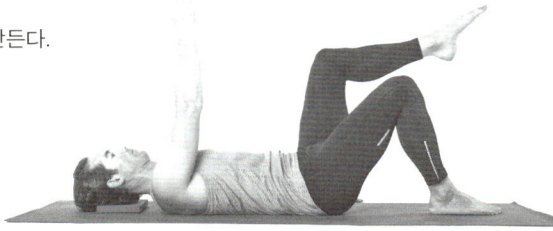

- 복근·골반기저근을 활성화시킨다.
- 숨을 들이마시며 준비한다.
- 숨을 내쉬고 팔을 머리 뒤쪽으로 길게 늘인다. 동시에 다리를 앞쪽
  으로 뻗어주면서 발끝을 뻗는다.

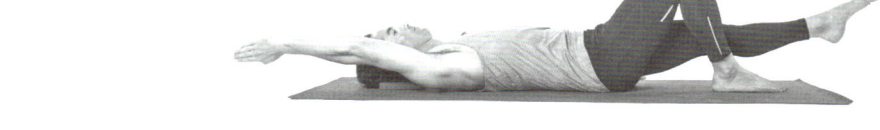

- 팔을 귀 높이까지만 내려야 한다. 더 아래로 내려가서는 안 된다.
- 다리를 가능한 한 최대한 아래로 내린다.
  하지만 등에 아치가 만들어지기 시작한다고 느껴지면 다리를 살짝 더 높게 올린다.
- 숨을 들이마시며 길게 늘인 자세를 유지한다.
- 숨을 내쉬고 천천히 몸을 통제하며 팔과 다리를 시작 자세로 되돌린다.

- 총 8번 반복한 다음 방향을 바꾼다.

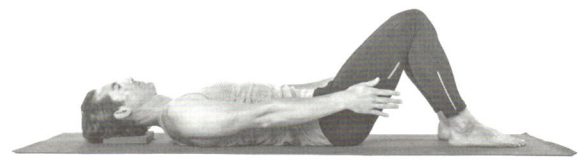

NOTE
- 팔을 뻗어줄 때 팔과 귀 사이에 공간을 남겨두어야 한다. 머리를 감싸 안아서는 안 된다.
- 팔을 뻗어줄 때 삼두근(팔의 뒤쪽)이 스트레칭되어야 한다. 하지만 팔꿈치는 부드러운 상태를 유지해야 한다.
- 동작이 자연스럽게 이어질 수 있도록 호흡에 집중한다.
- 척추 중립 상태를 유지한다. 팔과 다리를 움직일 때 정렬에 어떠한 변화가 생기지는 않는지 의식해야 한다.

≫ 심화 동작

- 가벼운 덤벨을 들고 할 수도 있다. 덤벨을 들고 팔을 뒤쪽으로 내릴 때는 반드시 팔을 안정적으로 내릴 수 있어야 한다.

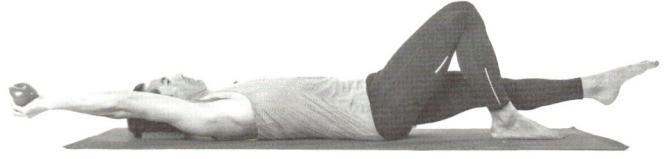

- 다리 운동도 마찬가지다. 다리 중량을 사용할 수 있지만, 처음에는 팔 중량부터 시도해보는 것이 좋다. 다리에 중량을 착용하면 허리가 과도하게 꺾이기 쉬우므로, 골반을 안정적으로 유지하고 척추를 중립 정렬 상태로 유지하는 데 집중해야 한다.

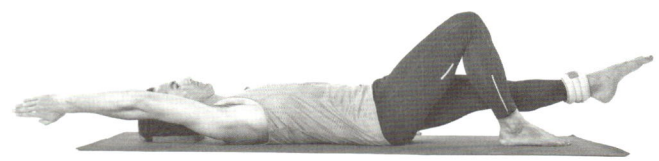

- 반복 횟수를 늘린다.

≫ 넥 컬 업(초급자용)

≫ 러너에게 좋은 점

넥 컬 업(Neck Curl-Ups)은 상체를 말아 올리듯 천천히 들어 올리는 동작으로, 머리와 목, 어깨를 들어 올리며 복근을 활성화하는 방법을 익히게 해준다. 이후 소개될 여러 운동에서도 이 동작을 자연스럽게 수행할 수 있어야 한다. 경추 굴곡근을 사용하면서 복직근을 활성화하는 기본적인 복부 운동이다.

≫ 기본 동작

- 등을 대고 눕는다.
- 무릎을 굽히고, 발은 고관절과 일직선으로 정렬한다.
- 목과 척추를 바르게 정렬하기 위해
  머리 아래에 폼 블록이나 작은 쿠션을 둔다.
- 한 손을 배 위에 올리고,
  나머지 한 손을 가볍게 머리 뒤에 둔다.

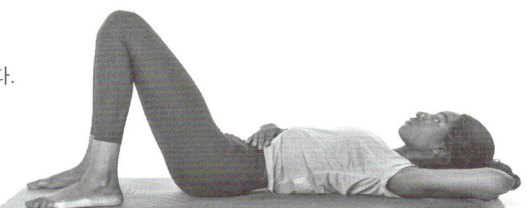

- 반드시 척추 중립 상태를 유지해야 한다.
- 복근·골반기저근을 활성화시킨다.
- 숨을 들이마시고 준비한다.
- 숨을 내쉬고 부드럽게 머리를 올린다. 이때 머리를
  손으로 받쳐주고, 목을 길게 늘이면서 구부린다.
- 허벅지 쪽을 바라본다.
- 숨을 들이마시고 자세를 유지한다.
- 숨을 내쉬고 몸을 아래로 내려 시작 자세로 돌아간다.
- 6번 반복한다.

> **NOTE**
> - 손을 배에 올려두면 컬 업 동작을 할 때 근육이 활성화되는 것을 느낄 수 있을 것이다.
> - 복근이 튀어나오기 시작한다고 느껴지면 바닥으로 돌아온다.
> - 복근에 힘을 계속 유지해야 한다. 몸을 움직이기 전에 복근을 당겨 놓아야 중심을 잡고 몸을 안정적으로 유지할 수 있다. 복근이 솟아올라서는 안 된다.

❯❯ 헌드레드: 준비 동작(모든 단계)

❯❯❯ 러너에게 좋은 점

헌드레드(Hundred)는 팔을 부드럽게 백 번 움직이는 동작이 포함되어 붙은 이름이다. 혈액 순환을 촉진하고 심부 복근과 요추를 강화하는 데 효과적이며, 골반과 어깨의 안정성을 높이고 다리 근육과 둔근을 고르게 사용할 수 있게 한다. 러너에게는 모든 코어를 강화하는 '필수' 운동으로 꼽는다. 복근이 약하면 달릴 때 요추를 지탱할 수 없어 허리에 부담이 가기 쉽기 때문이다. 달리기를 막 시작한 사람에게도 특히 유익한 운동이다.

본격적인 헌드레드 동작에 들어가기 전, 준비 동작을 먼저 익혀두면 큰 도움이 된다. 이 동작은 어렵고 많은 힘이 필요하므로, 정렬을 유지하고 움직임의 원리를 제대로 이해하는 것이 중요하다.

❯❯❯ 기본 동작

❯ 파트 1(모든 단계)

- 등을 대고 누워서 무릎을 구부린다. 발은 고관절과 일직선으로 정렬한다.
- 골반을 몇 번 기울여 척추 중립 상태를 만든다.
- 복근·골반기저근을 활성화시킨다.
- 숨을 흉곽으로 들이마시며 준비한다.
- 숨을 내쉬면서 컬 업 동작으로 머리를 들어 올린다. 이때 목 전체를 길게 늘이고 시선은 허벅지·골반에 고정한다.
- 양팔을 바닥에서 어깨높이로 살짝 들어 올리고 길게 늘인다. 손바닥은 바닥을 향한다.

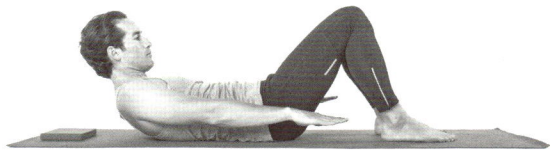

- 숨을 들이마시고 자세를 유지한다.
- 숨을 내쉬고 침착하게 머리, 목, 팔을 다시 바닥으로 내린다.
- 동작을 한 번 더 반복한 다음 파트 2로 넘어간다.

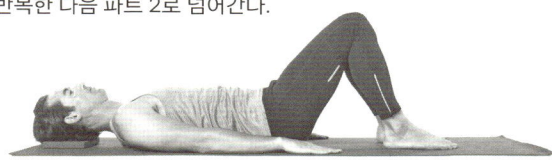

❯ 파트 2(중급자·상급자용)

- 목이 전혀 긴장하지 않고 복근이 운동하고 있다고 느껴진다면 파트 2로 넘어가도록 하자. 혹시 목에 문제가 있다면 이 부분을 생략하자.

- 등을 대고 누워서 무릎을 구부린다. 발은 고관절과 일직선으로 정렬한다.
- 골반을 몇 번 기울여 척추 중립 상태를 만든다.
- 복근·골반기저근을 활성화시킨다.
- 숨을 들이마시며 준비한다.
- 숨을 내쉬면서 컬 업 동작으로 머리를 들어 올린다. 이때 목 전체를 길게 늘이고 시선은 골반에 고정한다.
- 숨을 들이마시고 양팔을 어깨높이까지 올린다. 손바닥은 바닥을 향한다.

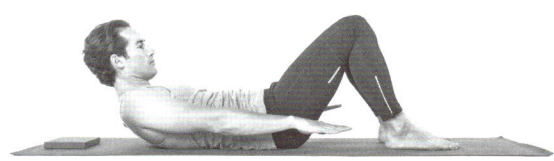

- 숨을 내쉬고 머리와 목의 자세를 유지한 상태에서 팔을 뒤쪽으로 넘기고(귀보다 더 뒤로 넘어가서는 안 된다) 길게 늘인다.

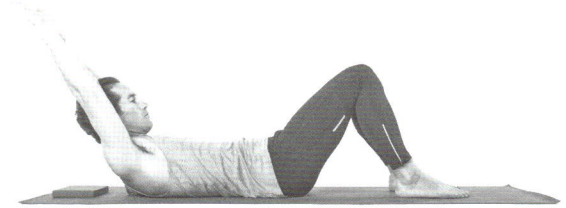

- 자세를 유지하며 숨을 들이마신다.
- 숨을 내쉬고 침착하게 머리, 목, 팔을 다시 바닥으로 내리고 전신을 쭉 뻗어준다.

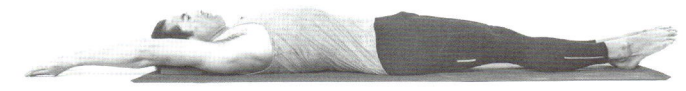

- 머리를 부드럽게 좌우로 흔들어 모든 긴장을 풀어준다.
- 목에 무리가 가지 않고 복근을 사용할 수 있다면 2번 반복한다.

> **NOTE**
> - 만약 목이 많이 긴장되었다고 느껴진다면 팔을 뒤쪽으로 넘기지 않는다. 팔을 매트에 편안하게 내려두고 첫 번째 부분까지만 따라 한다.
> - 숨을 들이마시고 움직이기 전에 복근을 개입시켜두면 도움이 된다.
> - 이 운동을 하면서 골반이나 허벅지 쪽을 바라볼 때 사과나 테니스공을 턱 아래에 두고 떨어지지 않도록 잡고 있다고 상상해 보자.

❱❱ 헌드레드(모든 단계)

❱❱❱ 기본 동작

- 등을 대고 누워서 무릎을 구부린다. 발은 고관절과 일직선으로 정렬한다.
- 골반을 몇 번 기울여 척추 중립 상태를 만들거나 척추를 바닥에 밀착시킨다(30쪽).
- 복근·골반기저근을 활성화시킨다.
- 한 번에 한쪽 다리씩 들어 올려 테이블 탑 자세를 만든다.

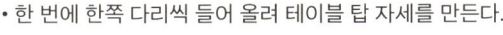

- 숨을 들이마시며 준비한다.
- 숨을 내쉬면서 컬 업 동작으로 머리를 들어 올린다. 이때 목 전체를 길게 늘이고 시선은 허벅지에 고정한다.
- 양팔을 어깨높이까지 올리고, 손바닥을 바닥을 향한다.
- 숨을 들이마시면서 팔을 위아래로 힘차게 5번 움직인다. 팔은 어깨에서부터 움직여야 한다.

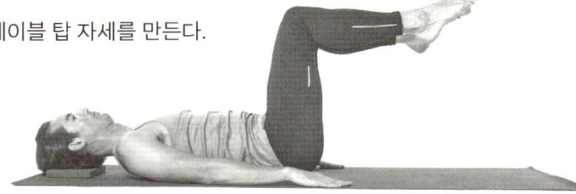

- 숨을 내쉬면서 5번 움직인다.
- 팔을 100번 움직일 때까지 반복한다.

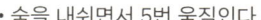

NOTE
- 목에서 긴장이 느껴지거나 목에 문제가 있다면 머리를 아래로 내린다.
- 처음부터 끝까지 복근·골반기저근을 활성화시킨다.
- 팔을 움직일 때 손 아래에 깨지기 쉬운 물건이 있다고 상상한다. 움직임을 작게 유지해야 한다.
- 동작이 자연스럽게 이어질 수 있도록 호흡에 집중한다.

> 장거리 주자에게 안정적인 코어는 매우 중요하다고 생각해요. 저는 사람들에게 여기 나오는 운동 중 5개 만이라도 매일 해야 한다고 가르쳐요. 많은 사람들이 허리가 아파서 고생하는 만큼 코어는 특히 중요해요.
>
> 로리 콜맨, 트레이너

⟩⟩⟩ 변형 동작(초급자용)

- 처음부터 100번은 너무 많다고 생각되면 50번을 목표로 잡고 횟수를 늘려가도록 한다.
- 아니면, 머리나 팔을 올리지 않고 운동한다. 복근을 개입시키고 다리를 테이블 탑 자세로 안정적으로 유지한다. 이때 등에 아치가 생기지 않아야 한다. 이렇게만 해도 복횡근이 운동된다.

- 측면 흉곽 호흡에 초점을 맞춘다.
- 훨씬 강해졌다고 느껴지면 머리와 목, 팔을 잠시 들어 올려보자.

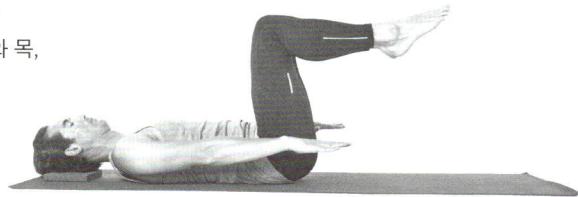

⟩⟩⟩ 심화 동작(상급자용)

- 양쪽 다리를 테이블 탑 자세로 만든 상태에서 팔을 어깨높이까지 올리고 머리를 올려 무릎 쪽을 바라본다.
- 복근에 힘을 주고 척추를 바닥에 밀착시킨 자세(36쪽)를 유지한다.
- 숨을 들이마시며 팔을 5번 힘차게 움직이고 숨을 내쉬면서 5번 움직인다.
- 양쪽 다리를 바닥 쪽으로 길게 늘이되, 등에 아치가 생기지 않도록 척추 정렬을 유지한다.

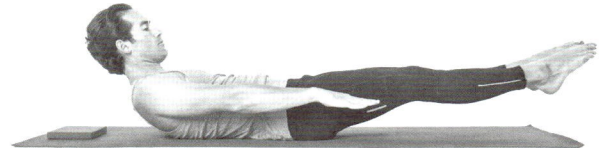

- 등에 아치가 생기면 다리를 더 높이 들어 올린다.
- 아니면, 한 번에 한 다리씩 앞쪽으로 뻗어준다.

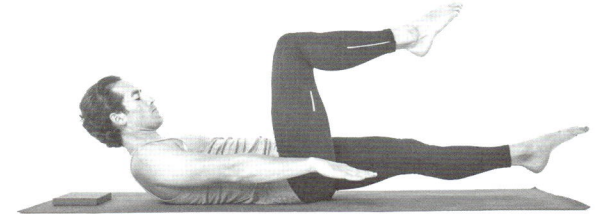

- 팔을 100번 움직이는 것을 목표로 한다.
- 운동이 끝나면 머리와 팔을 바닥으로 내리고 한 번에 한 다리씩 아래로 내린다. 전신을 쭉 뻗어준다.

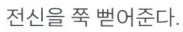

≫ 한쪽 다리 스트레칭(초급자용)

≫ 러너에게 좋은 점

싱글 레그 스트레칭(Single Leg Stretch)이라고도 불리는 이 운동은 코어 근육을 강화하고 유연성을 기르며, 협응력을 시험할 수 있다. 햄스트링, 복근, 둔근, 목, 고관절 굴곡근을 고르게 늘려주는 데 효과적이다. 고관절 굴곡근은 다리를 들어 올리는 데 중요한 역할을 한다. 달릴 때 고관절 굴곡근을 얼마나 자주, 얼마나 많이 사용하는지 떠올려보자. 만약 온종일 책상 앞에 앉아 있다면, 고관절 굴곡근이 햄스트링이나 둔근처럼 경직되기 쉽다. 고관절 굴곡근을 간과하는 러너도 많지만, 이를 강화하고 길게 늘이는 일은 매우 중요하다.

≫ 기본 동작

- 등을 대고 눕는다.
- 무릎을 굽히고, 발은 고관절과 일직선으로 정렬한다.
- 골반을 몇 번 기울여 척추 중립 자세를 찾는다.
- 복근·골반기저근을 활성화시킨다.
- 오른쪽 다리를 먼저 올린 다음 왼쪽 다리를 올려 테이블 탑 자세를 만든다.

- 머리를 올린다. 이때 골반 쪽을 바라볼 수 있도록 목 전체를 길게 늘인다.
- 양손으로 오른쪽 무릎이나 종아리의 한쪽을 가볍게 잡는다.
- 왼쪽 다리를 앞으로 뻗는다. 다리는 공중에 떠 있어야 하고 발끝을 뻗어준다.

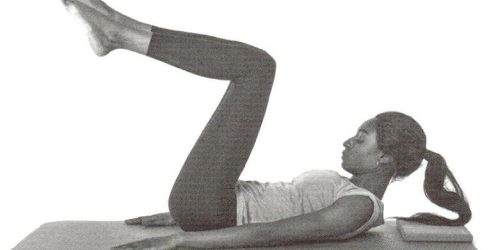

- 숨을 들이마시며 준비한다.
- 숨을 내쉬고 다리 방향을 바꿔준다. 이때 손도 함께 다리에서 다리로 옮겨야 한다. 목을 구부린 상태를 유지하면서 골반이나 허벅지 쪽을 바라본다.

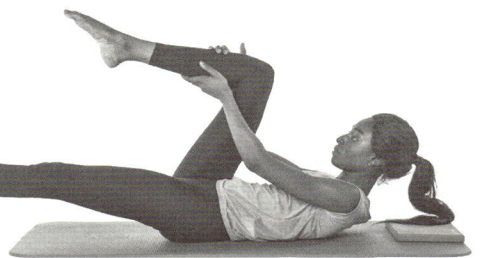

- 계속해서 천천히 몸을 통제하며 동작을 이어간다. 측면 흉곽 호흡이나 자연스러운 호흡 중 편안한 쪽을 선택한다.

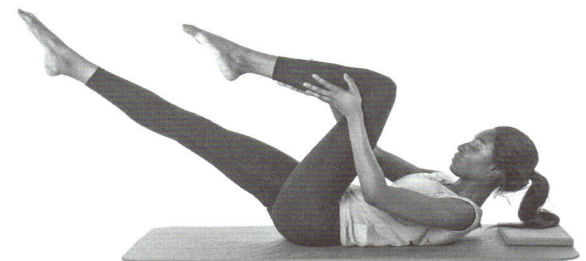

- 16번 반복한다. 머리와 목을 바닥으로 내린 다음 처음에 올렸던 다리를 내리고 나머지 한쪽 다리를 내린다. 전신을 쭉 뻗어준다.

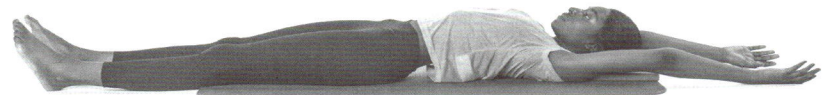

NOTE
- 계속 복근을 개입시키고 몸통이 움직이진 않는지 의식해야 한다.
- 몸의 나머지 부분을 이완시키도록 노력한다. 어깨가 귀까지 올라가지 않는지 살펴본다.
- 숨을 참아서는 안 된다. 측면 흉곽 호흡이 어렵다면 다리가 제자리로 돌아올 때마다 짧게 숨을 내쉬도록 한다.

> 저는 몇 년 전 필라테스와 달리기가 서로 무관하지 않음을 알게 되었고, 그 이후의 상황은 완전히 달라졌어요. 저는 오랜 기간 목과 등, 고관절에 통증이 지속되어 고생했는데, 바로 나쁜 자세 때문에 그렇다는 것을 알게 되었어요. 런던 마라톤을 준비하면서 필라테스를 주요 훈련으로 삼았어요. 이렇게 몸을 늘리고 강화하는 운동을 하지 않았다면 부상 없이 마라톤을 완주하지 못했을 거라고 확신해요.
>
> 산드라 데이비스, 러너

≫ 양쪽 다리 스트레칭(중급자·상급자용)

⟫⟫ 러너에게 좋은 점

더블 레그 스트레칭(Double Leg Stretch)이라고도 불리는 이 운동은, 한쪽 다리 스트레칭(122쪽)보다 훨씬 어렵다. 정렬을 제대로 유지하려면 복근의 힘과 통제력이 필요하다. 그렇긴 하지만, 한쪽 다리 스트레칭과 마찬가지로 코어 근육을 강화하고 유연성을 기르며 협응력을 시험할 수 있다. 햄스트링과 복근, 둔근, 목과 고관절 굴곡근을 늘려주는 동작이다. 고관절 굴곡근을 길게 늘이면 햄스트링이나 장경인대, 대퇴사두근에서 느껴지는 긴장도 점차 풀린다. 또한 어깨 가동성에도 도움이 되는 운동으로, 팔을 움직이는 데에도 효과적이다.

> **NOTE** 목에 문제가 있다면 동작을 신중히 수행하거나, 적절한 변형 동작으로 대체하자.

⟫⟫ 기본 동작

- 등을 대고 누워서 무릎을 구부린다. 발은 고관절과 일직선으로 정렬한다.
- 척추 중립 자세를 만든다.
- 복근·골반기저근을 활성화시킨다.
- 오른쪽 다리를 먼저 올린 다음 왼쪽 다리를 올려 테이블 탑 자세를 만든다.
- 머리를 올리고, 무릎 쪽을 바라볼 수 있도록 목 전체를 길게 늘인다.
- 양손을 양쪽 무릎의 옆에 가볍게 올려둔다.

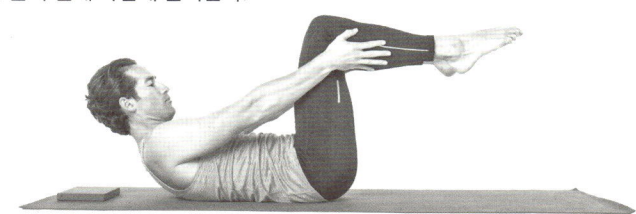

- 숨을 흉곽으로 들이마시며 준비한다.
- 숨을 내쉬면서 양팔을 귀가 있는 곳까지 뒤쪽으로 길게 늘인다.
  동시에 다리를 앞으로 뻗어준다.

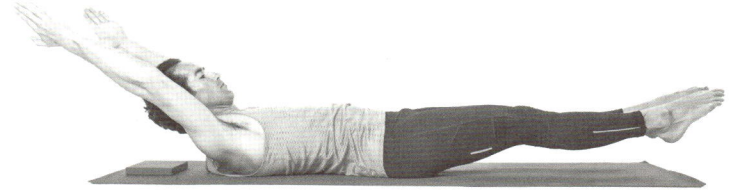

- 숨을 들이마시고 시작 자세로 돌아온다. 이때 머리와 목은 구부러진 자세를 유지해야 한다.
- 숨을 내쉬고 팔을 뒤로 길게 늘이고 다리를 앞으로 뻗어주는 동작을 반복한다.
- 10번 반복한 다음 양팔을 몸 옆으로 내린다. 머리를 내려준 다음 한 번에 한 다리씩 바닥으로 내린다. 전신을 쭉 뻗어준다.

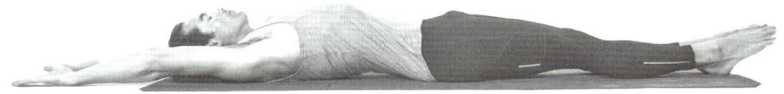

NOTE
- 등에 아치가 만들어져서는 안 된다. 처음부터 끝까지 복근을 사용해야 한다.
- 등에 아치가 만들어진다면 좀 더 강해질 때까지는 다리를 좀 더 높게 들어 올려서 길게 늘이도록 한다.
- 계속 무릎을 바라보아야 한다. 목과 머리가 아래로 떨어져서는 안 된다.

››› 변형 동작

- 목이 긴장한 것처럼 느껴진다면 머리를 바닥으로 내린다.
- 팔을 중간까지만 뒤로 보내고 다리를 더 높이 올린 상태를 유지한다.

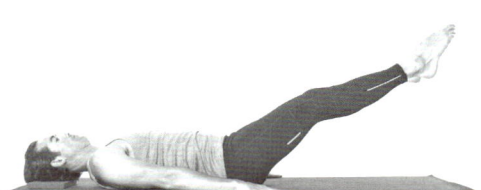

- 다리만 뻗고 팔 동작은 생략한다.

- 한쪽 다리 스트레칭(122쪽) 동작을 따라 한다.

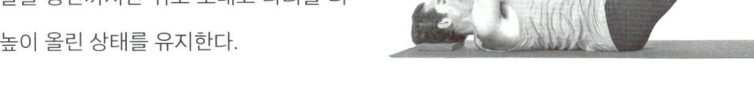

››› 심화 동작

- 반복 횟수를 늘린다.
- 동작의 속도를 완전히 늦춘다.
- 팔로 원을 그리며 몸 옆으로 내리면서 시작 자세로 돌아온다. 동시에 무릎을 다시 몸통 쪽으로 가져온다.

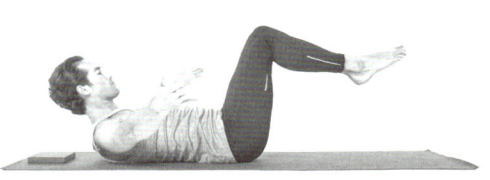

> 제가 필라테스 수업을 듣기 시작한 이유는 정말 그 당시에 달릴 수가 없었기 때문이에요. 바로 첫 번째 수업에서 얻은 것은 바로 잠이었어요! 정말 오랜만에 처음으로 숙면할 수 있었고 너무 놀라웠어요. 저는 이제 다시 달릴 수 있게 되었고 필라테스를 배우면서 달라졌음을 느낄 수 있어요. 자세와 달리는 방식이 가장 많이 바뀌었어요. 한 가지 더 말하자면, 필라테스는 결코 쉬운 운동이 아니에요! 분명 러닝보다 훨씬 어려운 운동이에요! 필라테스를 해보면 있는지도 몰랐던 근육을 사용하게 될 거예요. 그래도 전 필라테스가 너무 좋아요.
>
> 바바지데 오델레예 에반슨, 러너

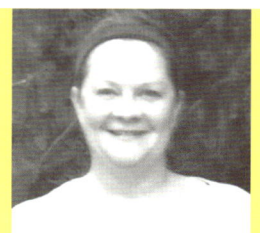

베리티 웨스트는 이제 막 달리기를 시작했고 달리기의 매력에 빠지게 되었다.

필라테스는 저에게 제대로 달리는 법을 가르쳐 주었어요. 누구나 처음에는 잘못된 자세로 달리게 마련이죠. 그래서 몸에게 올바른 자세를 가르쳐주어야 해요. 개인적으로 저는 달릴 때 바닥을 보는 경향이 있는데(얼굴부터 바닥으로 떨어지는 것을 피하려고요), '몸을 똑바로 세우고 달린다'는 것을 기억해 내면 확실히 계속 앞으로 나아갈 수 있게 되고 발을 질질 끄는 것을 멈추는 데 도움이 돼요. 머리 위에 헬륨 풍선을 달고 있다고 상상하면, 달리고 난 후 생기는 등과 목의 통증을 예방하는 데 도움이 돼요. 필라테스를 하면서 점점 코어의 힘이 좋아지면서 달리기 자세도 좋아졌고, 전반적으로 몸이 튼튼해졌어요. 필라테스로 유연성이 정말 좋아졌고 몸에 대해 좀 더 자세히 알게 되었어요. 또 몸이 무엇을 할 수 있는지도 알게 되었죠. 예전부터 허리가 아파서 고생했는데 매일매일 자세를 의식하게 되면서 이제는 정말 괜찮아졌어요. 필라테스를 시작한 이후로 허리가 아파서 접골사를 찾아간 적은 단 한 번도 없답니다!

》 어깨 브리지(모든 단계)
》》 러너에게 좋은 점

어깨 브리지는 러너에게 매우 유용하고 인기 있는 운동이다. 이 동작은 몸통의 안정성을 기르고 척추를 길게 늘이며, 약해진 둔근을 활성화하는 데 효과적이다. 둔근이 제대로 활성화되지 않거나 약하면, 러너들이 좌절하기도 한다. 둔근이 약하면 다양한 문제가 생길 수 있으며, 종종 요추와 골반의 불안정으로 이어지기도 한다(4장 참고). 더 빠르게 달리고 싶거나, 오르막길을 전력 질주하고 싶거나, 햄스트링 부상의 위험을 줄이고 싶다면 둔근을 강화하자!

숄더 브리지(Shoulder Bridge)라고도 불리는 이 동작은 척추 정렬과 가동성을 향상시키는 데 도움이 된다. 햄스트링과 코어 근육을 강화하고, 요추 기립근과 대퇴사두근의 유연성 향상에도 효과적이다. 이와 함께 고관절을 열어주고 고관절 굴곡근을 부드럽게 늘려준다. 즉, 러너에게 필요한 요소들을 두루 갖춘 동작이다.

달리고 난 후 허리와 햄스트링이 땅기거나 아플 때, 혹은 하루 종일 앉아 있었던 날에도 아주 효과적이다. 달리기 후 스트레칭 용도로 활용할 경우에는 심화 동작보다는 초급자를 위한 기본 동작을 따라 하는 것이 좋다. 어깨 브리지는 몸통의 안정성을 유지하며 움직이는 동작이기 때문에, 서혜부나 햄스트링에 문제가 있을 때 재활 운동으로도 매우 효과적이다.

》》 기본 동작(초급자용)

- 등을 대고 누워서 무릎을 구부린다.
  발은 고관절과 일직선으로 정렬한다.
- 양팔을 몸 옆에 편안하게 둔다.

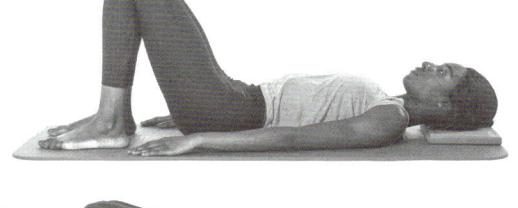

- 골반을 몇 번 기울여 척추 중립 상태를 만들고 둔근을 활성화하기 시작한다.
- 둔근을 개입시키고(둔근을 쥐어짠다) 복근·골반기저근을 활성화시킨다.
- 숨을 흉곽으로 들이마시며 준비한다.

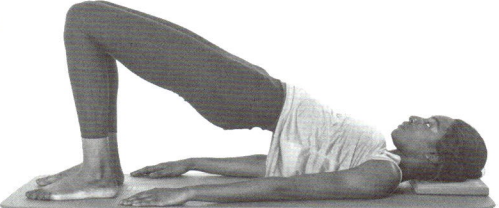

- 숨을 내쉬면서 척추를 맨 아래부터 한 번에 한 마디씩 천장을 향해 천천히 말아 올린다.
- 맨 위에서 숨을 들이마신다.
- 숨을 내쉬면서 다시 천천히 척추를 한 번에 한 마디씩 바닥으로 침착하게 내린다.
- 최대 10번 반복한 다음 전신을 쭉 뻗어준다.

NOTE
- 척추를 바닥에서 들어 올릴 때 고관절이 무릎보다 더 높이 올라가서는 안 된다. 무릎에서부터 어깨까지 일직선이 되어 있는지 확인한다.
- 체중을 양발에 고르게 실어야 한다.
- 몸이 떨리는 곳은 없는지 의식해야 한다. 처음부터 끝까지 몸통을 안정적으로 유지할 수 있도록 노력한다.
- 처음부터 끝까지 복근과 둔근을 개입시켜야 한다.
- 동작이 자연스럽게 이어질 수 있도록 호흡에 집중한다.

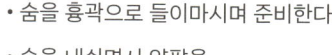

심화 동작(초급자·중급자용)

어깨 브리지 운동의 이번 심화 동작은 어깨의 가동성을 높여주면서 협응력을 시험한다. 가벼운 덤벨을 사용한다면 팔 운동은 되지만 몸통을 안정적으로 유지하기는 좀 더 어려워진다.

- 등을 대고 누워서 무릎을 구부린다. 발은 고관절과 일직선으로 정렬한다.
- 양팔을 몸 옆에 편안하게 두고, 덤벨을 사용하는 경우라면 손에 든다.
- 골반을 몇 번 기울여 척추 중립 상태를 만든다.
- 둔근과 복근·골반기저근을 활성화시킨다.

- 숨을 흉곽으로 들이마시며 준비한다.
- 숨을 내쉬면서 양팔을 위로 들어 올려 뒤쪽으로 뻗어준다. 동시에 척추를 맨 아래에서부터 한 번에 한 마디씩 천천히 천장을 향해 바닥에서 말아 올린다.

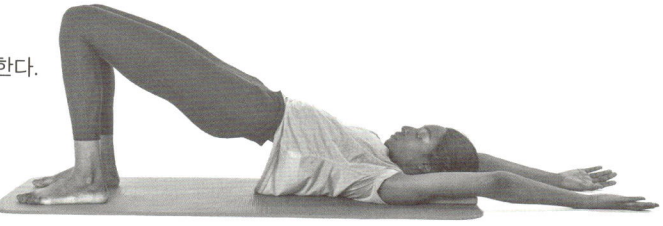

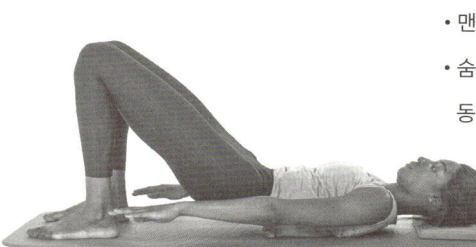

- 맨 위에서 숨을 들이마신다.
- 숨을 내쉬면서 양팔을 천천히 매트로 다시 내리는 동시에 척추를 차분히 바닥으로 내린다.

- 최대 10번 반복한다. 운동이 끝나면
  다시 바닥으로 내려오고,
  양쪽 무릎을 가슴 쪽으로 당겨서 안아준다.

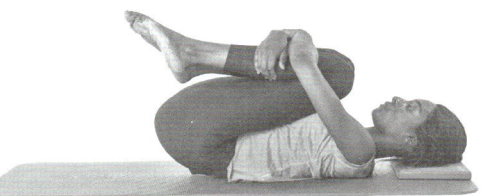

- 양쪽 무릎을 처음에는 한쪽으로, 다음에는 반대쪽으로 회전시켜
  허리를 마사지한 후, 전신을 쭉 뻗어준다.

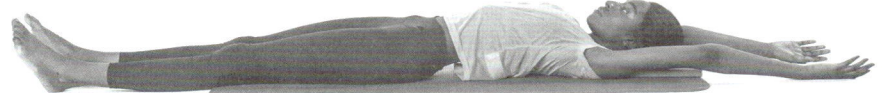

≫ 심화 동작(중급자용)

어깨 브리지 운동의 이번 심화 동작은 마지막에 복부를 말아 올리는 동작이 추가된다. 이전 버전보다 여러 가지 동작을 동시에 수행하기가 훨씬 어려우므로, 동작의 속도를 늦추고 움직임이 자연스럽게 이어질 수 있도록 노력해야 한다.

- 등을 대고 누워서 무릎을 구부린다. 발은 고관절과 일직선으로 정렬한다.
- 양팔을 몸 옆에 편안하게 두고, 덤벨을 사용하는 경우라면 손에 든다.
- 골반을 몇 번 기울여 척추 중립 상태를 만든다.

- 둔근과 복근·골반기저근을 활성화시킨다.
- 숨을 흉곽으로 들이마시며 준비한다.
- 숨을 내쉬면서 양팔을 위로 들어 올려 뒤쪽으로 뻗어준다. 동시에 척추를 맨 아래에서부터 한 번에 한 마디씩 천천히 천장을 향해 바닥에서 말아 올린다.

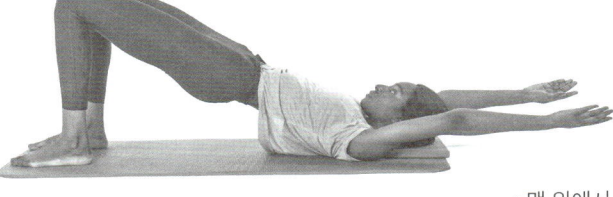

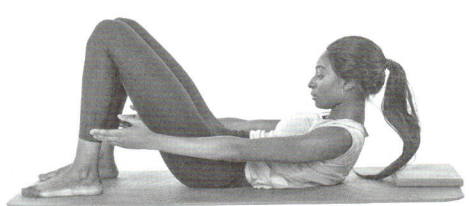

- 맨 위에서 숨을 들이마신다.
- 숨을 내쉬면서 양팔을 천천히 매트로 다시 내리는 동시에 척추를 차분히 바닥으로 내린다. 둔근이 매트에 닿으면 머리와 목을 들어 올려 허벅지 쪽을 바라본다.
- 숨을 들이마시며 자세를 유지한다.

- 숨을 내쉬면서 머리를 다시 바닥으로 내리고, 다시 몸을 말아 올려 어깨 브리지 자세를 만든다.
- 최대 10번까지 반복한다. 운동이 끝나면 다시 바닥으로 내려오고, 양쪽 무릎을 가슴 쪽으로 당겨서 안아준다.

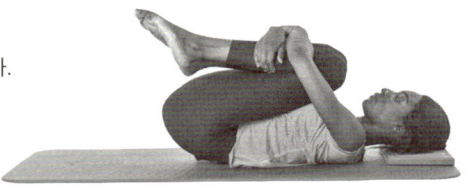

- 양쪽 무릎을 처음에는 한쪽으로, 다음에는 반대쪽으로 회전시켜 허리를 마사지한 후, 전신을 쭉 뻗어준다.

⟫⟫⟫ 심화 동작(상급자용)

어깨 브리지 운동의 이번 심화 동작에서는 골반을 안정적으로 유지하기가 더 어려우므로 둔근 운동이 훨씬 더 많이 된다. 또한 모든 코어 근육을 목표로 하는 운동이다.

- 등을 대고 누워서 무릎을 구부린다. 발은 고관절과 일직선으로 정렬한다.
- 양팔을 몸 옆에 편안하게 두고, 덤벨을 사용하는 경우라면 손에 든다.
- 골반을 몇 번 기울여 척추 중립 상태를 만든다.
- 둔근과 복근·골반기저근을 활성화시킨다.
- 숨을 흉곽으로 들이마시며 준비한다.
- 숨을 내쉬면서 척추를 맨 아래부터 한 번에 한 마디씩 천장을 향해 천천히 말아 올린다.

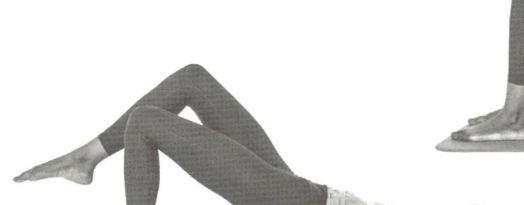

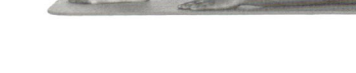

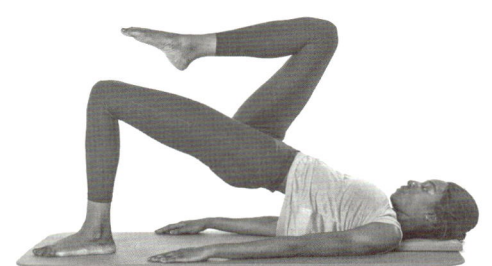

- 자연스럽게 호흡한다.
- 몸을 위로 들어 올린 어깨 브리지 자세에서 오른발을 바닥에서 위로 들어 올린다.
- 들어 올린 무릎을 가슴 쪽으로 굽힌다.

- 다리를 천장 쪽으로 곧게 펴고 발끝을 뻗어준다.
- 숨을 들이마시며 그 자세를 유지한다. 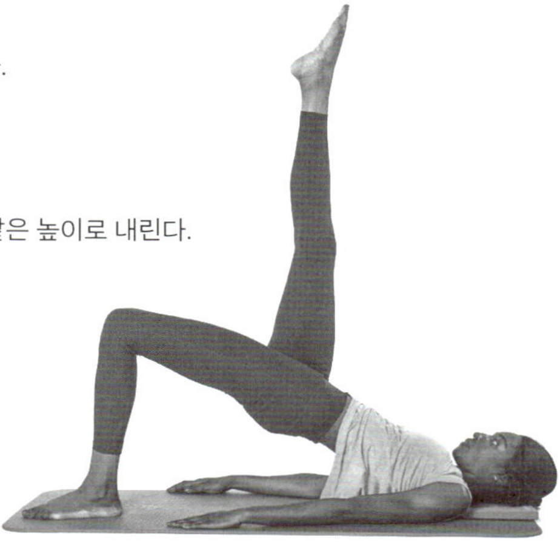
- 숨을 내쉬고 들어 올린 다리를 구부린 무릎과 같은 높이로 내린다.

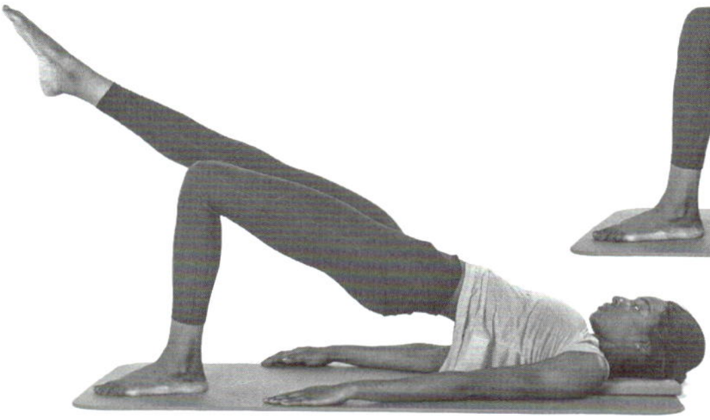

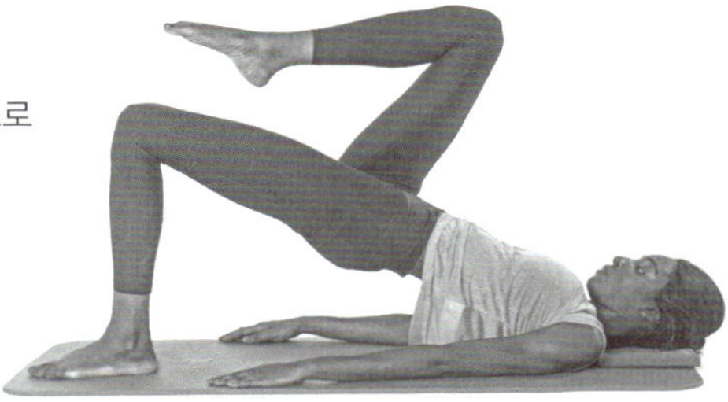

- 숨을 들이마시고 오른쪽 다리를 다시 천장 쪽으로 들어 올린다. 이때 고관절을 움직이지 않고 안정적으로 유지해야 한다.

- 4번 반복한다.
- 무릎을 가슴 쪽으로 굽히고 오른발을 바닥으로 내린 다음 침착하게 척추를 하나씩 말듯이 내려간다.

- 반대쪽으로 4번 반복한다. 양쪽 무릎을 가슴 앞으로 당겨 안아준다. 처음에는 한쪽으로, 다음에는 반대쪽으로 회전시켜 허리를 마사지한다. 전신을 쭉 뻗어준다.

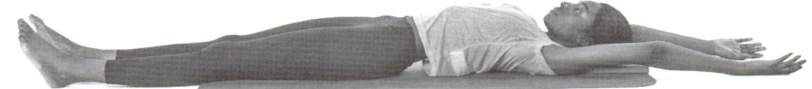

NOTE
- 골반은 움직이지 않아야 하며, 양쪽 고관절의 높이는 같아야 한다. 몸이 기울어졌다면 둔근을 다시 들어 올려 자세를 바로잡는다.
- 몸통을 안정적으로 유지하고, 다른 부위의 움직임도 인지해야 한다. 떨리는 부분이 자세를 바르게 점검한다.
- 처음부터 끝까지 복근과 둔근을 개입해야 한다.
- 햄스트링에 쥐가 난다면 둔근 활성화가 부족하거나 약한 경우일 수 있다. 엉덩이 근육은 반드시 충분히 써야 한다.

» 한쪽 다리 브리지 (중급자·상급자용)

⫸ 러너에게 좋은 점

이 운동은 어깨 브리지 동작을 또 다르게 발전시킨 것으로, 한쪽 다리를 들어 올린 상태에서 수행하는 싱글 레그 브리지(Single Leg Bridge)다. 이 자세는 균형 잡기가 쉽지 않지만, 골반을 안정적으로 유지하고 통제하는 데 효과적이며, 달리기에 여러모로 도움이 된다. 특히 둔근과 고관절 부위에서 나타나는 좌우의 힘 차이나 불균형을 인식할 수 있고, 이를 개선하는 데 도움이 된다. 예를 들어, 운동할 때 한쪽이 다른 한쪽보다 더 강하게 느껴진다면 둔근의 힘이 좌우로 다르다는 뜻이다. 또는 한쪽 고관절 굴곡근이 더 불편하게 느껴질 수도 있다.

⫸ 기본 동작

- 등을 대고 누워서 무릎을 구부린다. 발은 고관절과 일직선으로 정렬한다.
- 양팔을 몸 옆에 편안하게 둔다.
- 척추 중립 자세를 만든다.
- 복근·골반기저근과 둔근을 힘을 준다.
- 숨을 들이마시며 준비한다.
- 숨을 내쉬고 척추를 부드럽게 바닥에서 말아 올려 어깨 브리지 자세(137쪽)를 만든다.

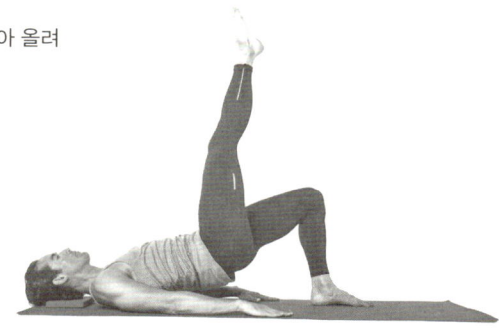

- 맨 위에서 숨을 들이마신다.
- 숨을 내쉬고 오른발을 바닥에서 떼고 다리를 천장 쪽으로 길게 늘이고 발끝을 뻗어준다.

- 숨을 들이마시고 천천히 몸을 통제하며 척추를 다시 바닥으로 내린다.

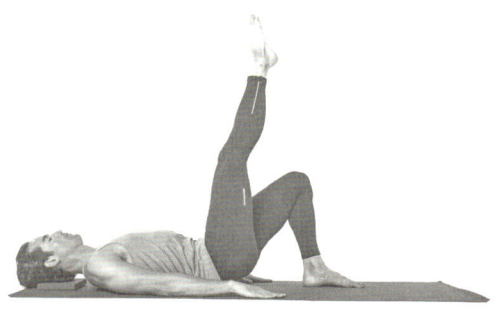

- 숨을 내쉬고 다시 척추를 바닥에서 들어 올려 어깨 브리지 자세를 만든다. 이때 다리를 계속 들고 있어야 한다.
- 최대 6번까지 반복한 다음 다리를 바꾼다.

> **NOTE**
> - 반드시 양쪽 고관절의 높이가 같아야 한다.
> - 처음부터 끝까지 복근과 둔근을 개입시켜야 한다.
> - 몸의 나머지 부분을 계속 편안하게 이완시키는 데 집중하고, 호흡을 통해 동작이 자연스럽게 이어질 수 있도록 한다.

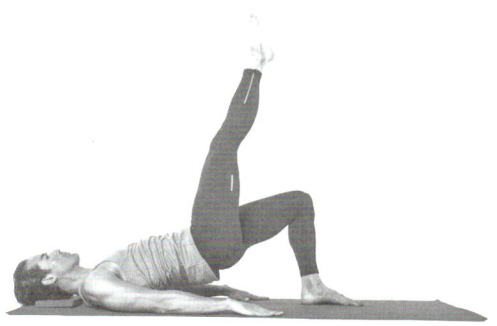

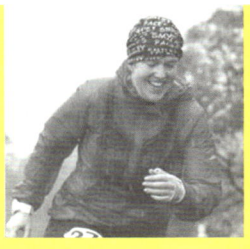

로티 브래드퍼드는 3번의 마라톤을 뛰었고, 오프로드와 트레일에서 달리는 것과 펠 러닝(Fell Running, 산악 마라톤의 일종)을 정말 좋아한다.

저는 12년 전에 필라테스를 하기 시작했어요. 달리기를 시작하기 훨씬 전이었죠. 코어를 강하게 기르고 규칙적으로 스트레칭을 하는 것, 내 몸에 대해서 자세히 알고 몸이 어떻게 움직이는지 알게 되는 것, 이 모든 것이 부상 없이 잘 달릴 수 있는 저의 능력에 직접적인 영향을 미쳤다고 굳게 믿고 있어요. 확실히 필라테스를 하면서 몸을 똑바로 세울 수 있게 되었어요! 강한 코어를 가지고 있으니 고르지 못한 지형에도, 발의 높이가 서로 다를 때도 능숙하게 대처할 수 있게 되었어요. 필라테스는 뇌졸중을 회복하는 데도 도움이 되었어요. 그때 저는 고작 28살이었고, 뇌졸중으로 균형 감각이 완전히 무너졌었어요. 열심히 필라테스를 한 덕분에 균형 감각을 기를 수 있었고, 힘한 지형도 신나게 달릴 수 있는 강인한 힘과 자신감을 얻게 되었어요.

≫ 힙 서클 (중급자·상급자용)

≫ 러너에게 좋은 점

힙 서클(Hip Circle)은 고관절의 가동성을 높이고, 고관절 굴곡근·내전근(허벅지 안쪽)·외전근(허벅지 바깥쪽)·코어 근육을 강화하는 데 효과적인 운동이다. 다리로 원을 그릴 때 중요한 것은 고관절과 골반을 움직이지 않고 안정적으로 유지하는 것이다. 실제로 이 동작을 해보면 골반을 고정하는 일이 꽤 어렵다는 것을 알게 되는데, 이로써 달릴 때 골반이 얼마나 쉽게 흔들리고 불안정해지는지도 느낄 수 있다. 또한 햄스트링이 땅길 때 풀어주는 데에도 매우 좋은 스트레칭이다.

≫ 기본 동작

- 등을 대고 누워서 무릎을 구부린다. 발은 고관절과 일직선으로 정렬한다.
- 척추 중립 자세를 만든다.
- 복근·골반기저근을 활성화시킨다.
- 오른쪽 다리를 들어 올리고 천장을 향해 곧게 편다. 발끝을 뻗어준다.

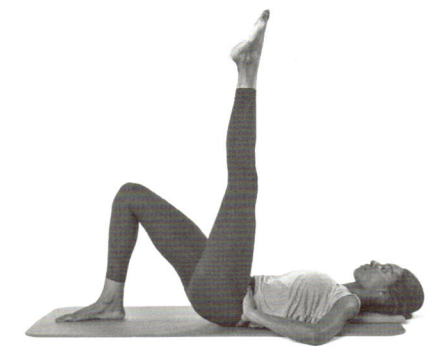

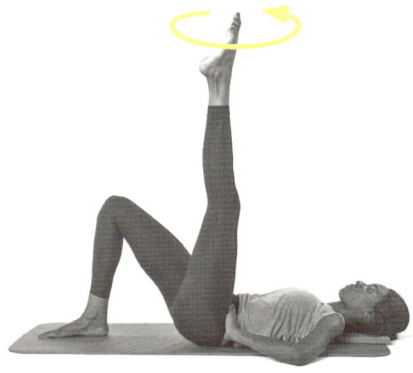

- 숨을 흉곽으로 들이마시며 준비한다.
- 숨을 내쉬고 발가락으로 천장에 작은 원을 그린다. 이때 고관절에서부터 움직여야 한다.
- 다리로 계속 원을 그리면서 숨을 다시 들이마신다.
- 숨을 내쉬고 반대쪽으로 원을 그린다. 계속 작게 원을 그려야 한다.
- 숨을 들이마시며 다리를 가운데로 가져온다.

- 숨을 내쉬고 다리를 몸의 옆쪽으로 뻗어준 다음, 빙 둘러 앞쪽을 지나 몸통 쪽으로 가져온다. 다리로 큰 원을 그리는 동작이다.

- 측면 흉곽 호흡을 하면서 내쉬는 숨에 양방향 각각 4번씩 원을 그린다.
- 다리를 바꾼다.

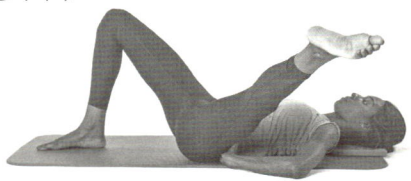

NOTE
- 골반이 움직이는지 확인하기 위해 양손을 양쪽 고관절 위에 올려둔다.
- 원을 그릴 때 엉덩이가 바닥에서 떨어져서는 안 된다.
- 원의 크기가 커질수록 동작이 어려워지므로 골반이 안정적으로 유지되고 있는지 의식해야 한다.
- 동작이 자연스럽고 부드럽게 연결되어야 한다.
- 골반이 움직인다면 다시 원을 작게 그리기 시작해야 한다.
- 복근을 계속 개입시키고 구부린 무릎이 무엇을 하고 있는지 의식해야 한다.
- 구부린 무릎이 이리저리 흔들리거나 함께 회전하고 있는가? 만약 그렇다면 무릎을 움직이지 않고 안정적으로 유지해야 한다!

⟫⟫ 변형 동작(초급자용)

- 탄력 밴드나 요가 스트랩을 사용한다.
  밴드를 왼쪽 발바닥에 걸고 밴드의 양쪽 끝을 왼손으로 잡는다.
- 반대쪽 팔을 옆으로 뻗어 몸통을 안정적으로 유지한다.
- 골반을 안정적으로 유지하면서 다리로 원을 그린다.
- 양쪽 각각 4번씩 반복한다.

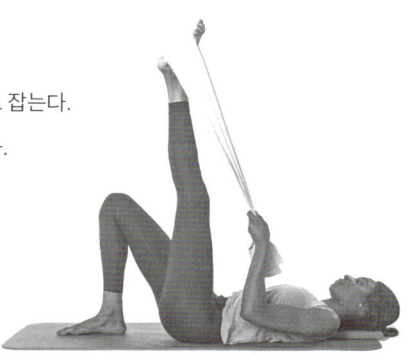

⟫⟫ 심화 동작(상급자용)

- 반복 횟수를 늘린다.
- 원을 더 크게 그린다. 이때 절대 골반이 함께 회전해서는 안 되고, 복근을 계속 개입시켜야 한다.

> 저는 어깨 브리지 동작을 정말 좋아해요. 척추를 길게 늘이고 등 근육이 풀리는 느낌이 들거든요. 힙 서클 동작도 정말 좋아해요. 실제로 다리가 강해지고 달릴 때 골반을 안정적으로 유지하는 방법을 배울 수 있었기 때문이에요.
>
> 재닛 리, 러너

» 리버스 레그 풀(중급자·상급자용)

»» 러너에게 좋은 점

리버스 레그 풀(Reverse Leg Pull)은 다리를 뒤로 밀어내는 동작으로, 코어, 요추, 고관절, 팔, 어깨, 둔근을 고루 강화하는 데 효과적인 운동이다. 장거리 러닝 후 피로가 누적됐을 때나, 구부정한 자세로 오랜 시간 앉아 있었을 때처럼 흉근이 짧아진 경우에도 도움이 된다. 가슴을 열어주면서 흉근을 스트레칭하고, 고관절 굴곡근의 긴장을 풀어주는 데도 유익하다. 삼각근(팔의 위쪽)도 함께 단련되며, 어깨의 안정성을 높이고 척추와 골반을 정렬 상태로 유지하는 능력을 점검할 수 있는 운동이다.

> **NOTE** 만약 손목에 문제가 있다면, 작은 쿠션 위에 손을 올리던지 이 운동을 생략한다.

»» 기본 동작

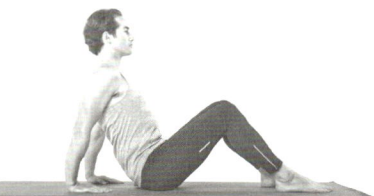

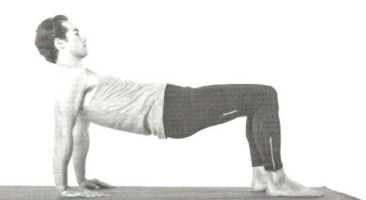

- '앉는 뼈'로 앉아서 몸을 똑바로 세우고, 양쪽 무릎을 몸 앞에서 구부리고 발을 바닥에 붙여둔다.
- 양손을 엉덩이 바로 뒤에 두고, 손가락은 다리 쪽을 향한다.

- 복근·골반기저근을 활성화시킨다.
- 숨을 들이마시며 준비한다.
- 숨을 내쉬고 몸통을 바닥에서 들어 올려 상체와 하체가 직각이 되는 박스 자세를 만든다.

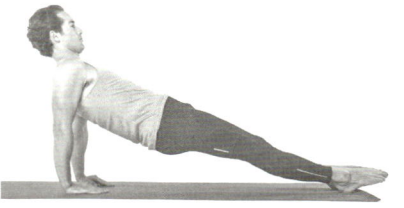

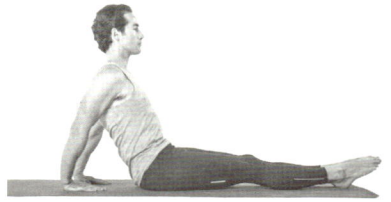

- 계속 머리는 정면을 향하고 턱은 가슴 쪽으로 살짝 당긴다.
- 숨을 들이마시고 자세를 유지한다.
- 숨을 내쉬고 먼저 한쪽 다리를 길게 늘인 다음 나머지 한쪽 다리도 앞으로 뻗어준다.

- 측면 흉곽 호흡을 하며 3번 호흡하는 동안 자세를 유지한다.
- 다시 숨을 들이마시고 내쉬고, 다리를 계속 뻗은 상태에서 몸을 천천히 바닥으로 내린다.
- 4번 반복한 다음 전신을 쭉 뻗어준다.

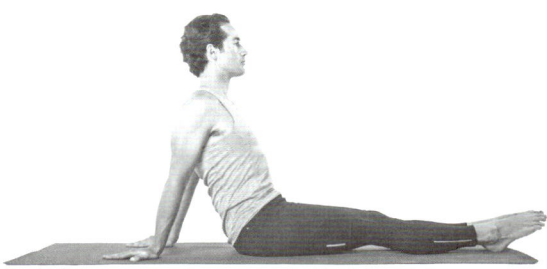

NOTE 손의 자세가 불편한 사람도 있을 것이다. 손가락이 몸 반대쪽을 향했을 때 좀 더 편하다면 손의 방향을 바꾸도록 하자.

⟫⟫ 변형 동작(초급자용)

- 반복 횟수를 줄이고 맨 위에서 자세를 유지할 때 호흡 횟수를 줄인다.
- 몸을 들어 올린 다음 시작 자세로 돌아와 운동을 마친다. 무릎을 구부린 상태에서 박스 자세까지만 만든다.
- 아니면 한 번에 한쪽 다리만 뻗은 다음 무릎을 굽힌 자세로 돌아온다.

- 계속 고관절과 가슴을 열어두어야 하고 몸통을 안정적으로 유지해야 한다.
- 동작이 자연스럽게 이어질 수 있도록 호흡에 집중한다.

⟫⟫ 심화 동작(상급자용)

- '앉는 뼈'로 앉아서 몸을 똑바로 세우고, 양쪽 무릎을 몸 앞에서 구부리고 발을 바닥에 붙여둔다.
- 양손을 엉덩이 바로 뒤에 두고, 손가락은 다리 쪽을 향해야 한다.

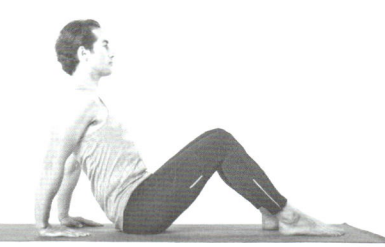

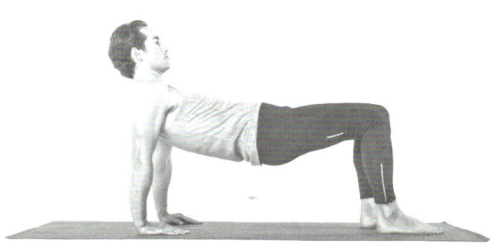

- 복근·골반기저근을 활성화시킨다.
- 숨을 흉곽으로 들이마신다.
- 숨을 내쉬고 몸통을 바닥에서 들어 올려 박스 자세를 만든다.
- 계속 머리는 정면을 향하고 턱은 가슴 쪽으로 살짝 당긴다.

- 숨을 들이마시고 자세를 유지한다.
- 숨을 내쉬고 먼저 한쪽 다리를 길게 늘인 다음 나머지 한쪽 다리도 앞으로 뻗어준다.
- 자연스럽게 호흡하면서 다리를 뻗은 자세에서 한쪽 다리를 재빨리 천장 쪽으로 들어 올린다. 이때 발을 구부린다.

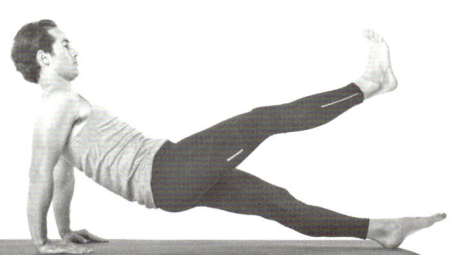

- 시작 자세로 돌아오며 발끝을 뻗어준다.
- 반대쪽 다리로 반복한다.
- 총 6번 반복한 다음 침착하게 몸통을 바닥으로 내리고 전신을 쭉 뻗어준다.

NOTE
- 심화 동작을 능숙하게 하게 되면 측면 흉곽 호흡을 하기 시작한다. 다리를 들어 올릴 때 숨을 들이마시고, 다리를 내릴 때 숨을 내쉰다.
- 자신감이 생기면 반복 횟수를 늘린다. 이때 반드시 몸통을 안정적으로 유지하고 가슴을 열어야 한다.
- 어깨에서부터 발가락까지 일직선을 유지해야 한다. 몸이 아래로 처져서는 안 된다.

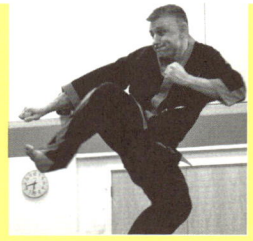

그레이엄 파크스는 태권도 사범이자 검은띠 5단 유단자로, 달리기를 시작한 지는 3년이 되었다. 주로 건강과 체력 단련을 위해 달리고, 자신을 취미 러너라고 소개했다. 일주일에 한 번 필라테스 수업을 받고 있다.

필라테스를 통해 근육을 통제하는 법을 배우게 되었어요. 더 천천히 움직이고 동작을 통제하는 데 초점을 맞추다 보니 달리기뿐만 아니라 훨씬 과격한 운동인 태권도에도 도움이 되었어요. 필라테스를 시작한 이후로 몸이 지금 무엇을 하고 있는지 더 자세히 알게 되었고 확실히 훨씬 더 강해졌어요. 러너로도 전보다 강해졌지만, 그 과정이 쉽진 않았어요. 무엇보다 정신적인 부분이 가장 어려웠어요. 일주일에 한 번 필라테스 수업을 가서 필라테스 '구역'에 들어가면 마음이 깨끗해져요. 몸이 어떻게 움직이는지에 대해 집중하는 것은 '내 몸 안에' 좀 더 확실히 머무르는 데 정말 도움이 돼요. 필라테스는 마음에도 정말 좋은 운동이라는 것을 꼭 이야기하고 싶어요!

›› 시저스(모든 단계)

››› 러너에게 좋은 점

시저스(Scissors)는 햄스트링을 깊이 스트레칭하고, 고관절 가동성을 높이며, 코어 근육을 활성화하는 데 효과적인 운동이다. 다리를 교차해 가위처럼 움직이는 이 동작은 팔과 다리를 규칙적으로 움직이면서도 몸통을 안정적으로 유지하는 달리기 자세와 유사하다. 협응력과 체력을 함께 길러주며, 등의 위쪽을 시원하게 늘려주는 효과도 있다.

> **NOTE** 햄스트링이 너무 땅긴다면 변형 동작을 해본다.(그런데 햄스트링이 땅기면 오히려 제대로 스트레칭을 해야 한다!)

››› 기본 동작

- 등을 대고 눕는다.
- 양쪽 무릎을 구부리고, 발은 고관절과 일직선으로 정렬한다.
- 척추 중립 자세를 만들고, 팔을 몸 옆에 둔 상태에서 몸을 편안하게 이완시킨다.
- 복근·골반기저근을 활성화시킨다.
- 오른쪽 다리를 들어 올려 천장을 향해 길게 늘인다. 발끝을 뻗어준다.

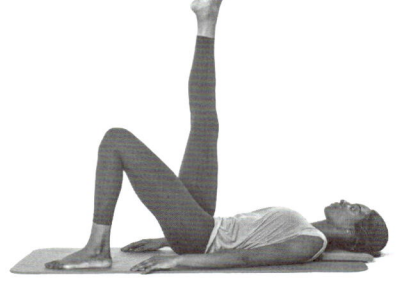

- 왼쪽 다리를 바닥을 따라 뻗으면서 발끝을 뻗어준다.
- 머리와 목을 말아 올리고 오른쪽 무릎 쪽을 바라본다.
- 양손으로 종아리나 허벅지의 옆쪽을 감싼다.

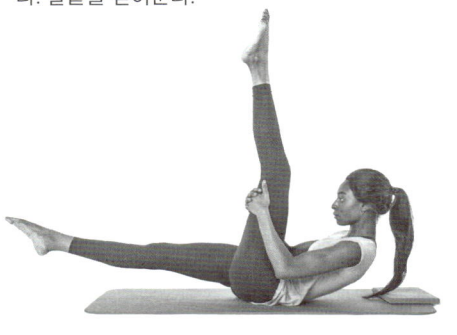

- 숨을 들이마시며 준비한다.
- 숨을 내쉬고 가위 동작으로 힘차게 양쪽 다리의 위치를 바꾼다.
- 다리로 가위 동작을 계속 이어간다. 다리가 위로 올라올 때 손으로 허벅지를 잡고, 양쪽 다리가 중간에 서로 교차할 때 숨을 들이마신다.

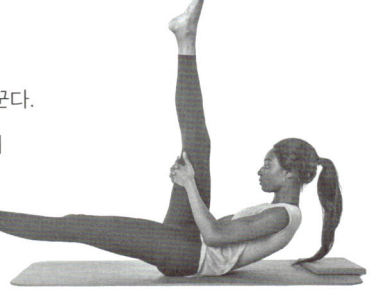

- 아래에 있는 다리가 바닥 위에 떠 있어야 한다. 다리를 바닥에 두지 않도록 주의한다!
- 가위 동작을 16번 반복한다.
- 머리를 바닥으로 내리고 양쪽 무릎을 가슴 쪽으로 당긴다. 그런 다음 한 번에 한 다리씩 바닥으로 내린 후 전신을 쭉 뻗어준다.

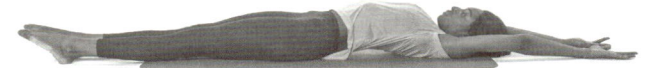

NOTE
- 다리를 움직이는 동안 골반을 안정적으로 유지해야 하고, 척추는 중립 상태가 되어야 한다. 골반이 움직인다면 동작의 속도를 낮춰 골반을 움직이지 않고 안정적으로 유지하는 데 집중한다.
- 양손으로 다리를 가볍게 만져야 한다. 손으로 다리를 당겨서는 안 된다. 처음부터 끝까지 복근을 사용하고 개입시켜야 한다.
- 햄스트링이 땅긴다면 변형 동작을 한다.

⟩⟩⟩ 변형 동작

- 햄스트링이 많이 땅긴다면 양쪽 무릎을 가슴 쪽으로 살짝 구부린다.
- 목 근육이 긴장한 상태라면 머리를 아래로 내리고 양팔을 몸 옆에 둔다. 다리를 움직이는 것만으로도 햄스트링의 유연성을 기르고 코어 근육을 강화할 수 있다.

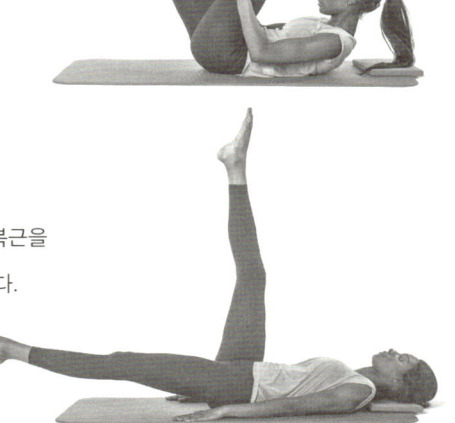

- 처음부터 끝까지 척추를 중립 상태로 유지하고 복근을 사용해야 한다. 등에 아치가 만들어져서는 안 된다. 만약 아치가 만들어진다면 다리를 바닥까지 내리지 말고 중간까지만 내린다.

⟩⟩⟩ 심화 동작

- 반복 횟수를 늘린다.
- 숫자 2를 세는 동안 아래에 있는 다리를 위아래로 움직이는 동작을 추가한다. 이때 반드시 골반을 안정적으로 유지해야 한다.

▶ 공처럼 구르기(모든 단계)

▶▶ 러너에게 좋은 점

요추 가동성을 높이고, 등 전체를 마사지하듯 이완시켜주는 운동이다. 달리기 후 허리와 둔부에 쌓인 긴장을 풀어주는 데 효과적이며, 코어와 둔근을 강화하고 협응력을 높여준다. 심화 동작에서는 균형 감각을 시험해볼 수 있다. 어렸을 적 침대나 매트 위에서 몸을 말고 굴렀던 기억을 떠올리게 하는 동작으로, 자유롭고 유쾌한 감각을 함께 주는 운동이기도 하다.

> **NOTE** 만약 등에 심각한 문제가 있거나 골밀도에 문제가 있다면 이 운동은 생략하는 게 낫다.

▶▶ 기본 동작

- '앉는 뼈'로 앉아서 몸을 똑바로 세운다. 만약 매트를 사용하는 경우라면 몸의 뒤쪽으로 구를 수 있는 공간을 마련하기 위해 매트 앞쪽 가장자리로 몸을 움직인다. 반드시 주위에 있는 가구를 모두 치워야 한다. 몸을 많이 움직이는 동작으로 처음에는 경로를 벗어나는 경우가 많기 때문이다.
- 양쪽 무릎을 굽히고, 발을 바닥에 붙여둔다.
- 양손을 정강이에 가볍게 올려두고 턱을 가슴 쪽으로 당긴다.

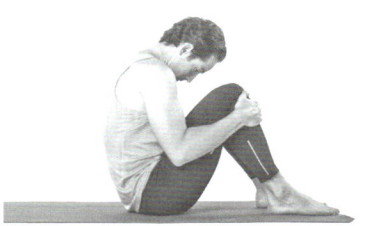

- 복근·골반기저근을 활성화시킨다.
- 숨을 들이마시며 준비한다.
- 숨을 내쉬고 공처럼 뒤로 구른 다음 반동 작용으로 다시 몸을 세운 자세로 돌아온다.

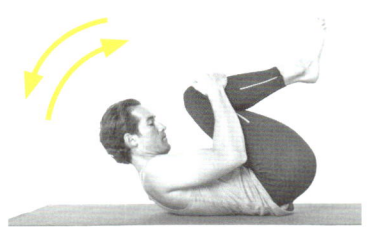

- 10번 반복한 다음 전신을 쭉 뻗어준다.

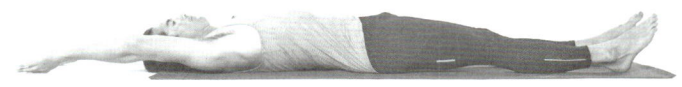

NOTE
- 반드시 턱을 계속 가슴 쪽으로 당겨야 하고, 뒤로 구를 때 목이 바닥에 닿아서는 안 된다.
- 계속 호흡해야 하고, 반드시 처음부터 끝까지 복근을 사용해야 한다.
- 팔을 이용하여 몸을 뒤로 당기지 않도록 노력한다.

> 공처럼 구르기는 제가 가장 좋아하는 운동이에요. 동작이 재미있고 코어와 척추 가동성에 정말 좋은 운동이기 때문이에요.
> 사라 소여, 울트라 마라토너이자 필라테스 강사

≫ 심화 동작

- 반복 횟수를 늘린다.
- 반동을 줄이고 동작의 속도를 늦춘다.
  복부를 훨씬 더 많이 통제해야 할 것이다.
- 균형감을 시험해 보자. 앉은 자세로 돌아올 때
  발이 바닥 위에 떠 있어야 한다.
  복근을 개입시켜 몸의 떨림을 멈추도록 하자!

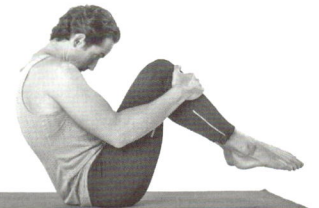

- 몸이 가장 올라온 상태에서 바닥에서 발을 떼고
  자세를 유지하는 시간을 늘린다.

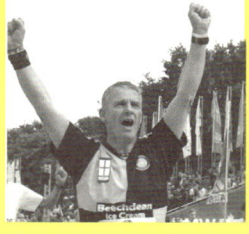

마크 버렐은 2012년에 달리기를 시작했고, 지금은 트레일 러닝, 마라톤, 울트라 마라톤을 달리고 있다. 지난 2년간 5번의 마라톤과 4번의 울트라 마라톤을 완주했다. '울트라 본커스(Ultrabonkers)'라는 블로그를 운영하고 있다.

저는 물리 치료사의 권유로 필라테스를 시작했어요. 고관절과 골반이 삐뚤어져 있어서 똑바로 펴야 했거든요! 코어가 강해지면서 달리기 효율도 높아지고 자세와 속도도 좋아졌어요. 필라테스를 시작한 이후로 둔근과 햄스트링, 대퇴부 사두근 등 모든 부분이 제자리를 찾으면서 다치는 횟수가 훨씬 줄어들었어요. 예전에는 달리기로 인해 무릎이 아프다고 생각했는데, 사실은 고관절과 골반, 둔근이 제 역할을 하지 못해서 무릎을 지탱하지 못한 거였어요. 제가 가장 좋아하는 운동은 달리기 방식에 도움이 되는 어깨 브리지 동작과 고관절 굴곡근에 특히 도움이 되는 옆으로 누워서 하는 여러 동작들이에요. 또 둔근을 움직일 수 있는 모든 운동을 좋아해요.

≫ 롤 백(초급자용)

⟫⟫⟫ 러너에게 좋은 점

롤 백(Roll Back)은 복근과 둔근을 강화하는 기본 동작이다. 척추를 말듯이 천천히 뒤로 내리는 동작으로 복부를 깊게 개입시키는 감각을 익힐 수 있다. 롤 업(144쪽) 동작이 어렵게 느껴지는 사람이라면 이 동작으로 먼저 복부 조절 능력을 길러보는 것이 좋다.

⟫⟫⟫ 기본 동작

- '앉는 뼈'로 앉아서 몸을 똑바로 세운다.
  무릎을 굽히고 발은 바닥에 둔다.
- 양손은 허벅지 옆에 가볍게 올린다.

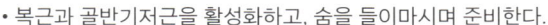

- 복근과 골반기저근을 활성화하고, 숨을 들이마시며 준비한다.
- 숨을 내쉬며 등을 천천히 둥글게 말아 'C' 모양을 만든다. 복근은 안으로 밀어 넣는다.
- 요추를 한 마디씩 바닥으로 내리기 시작한다.

- 숨을 들이마시며 자세를 유지하고, 내쉬며 시작 자세로 돌아온다.
- 8회 반복한 뒤 전신을 쭉 뻗는다.

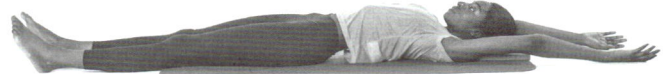

> **NOTE** • 복근을 안으로 밀어 넣을 때 갈비뼈를 고관절 쪽으로 보낸다는 상상을 해보자.
> • 복근에 힘을 유지하고, 시작 자세로 돌아왔을 때는 척추 전체를 길게 늘여 완전히 몸을 세운 자세가 되어야 한다.

⟫⟫⟫ 심화 동작

- 반복 횟수를 늘린다.
- 척추를 바닥에 더 가깝게 보내는 것을 목표로 롤 백 동작을 한다.
- 동작 중 발을 구부려 종아리 스트레칭을 더한다.
- 척추를 스트레칭하며 롤 업(144쪽) 동작으로 넘어간다.

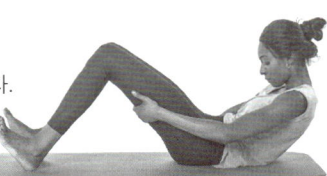

›› 척추 스트레칭을 하며 롤 업 (중급자·상급자용)

››› 러너에게 좋은 점
롤 업(Roll Up)은 복근을 강화하고 척추와 햄스트링의 유연성을 길러주는 전통적인 필라테스 동작이다. 동작의 흐름에 따라 자연스럽게 복부와 척추를 조절하는 감각을 익힐 수 있으며, 힘 있고 안정된 달리기 자세를 위한 기본 훈련이 된다.

››› 기본 동작
- 등을 대고 누워서 다리를 몸 앞으로 뻗어준다.
- 복근·골반기저근을 활성화시킨다.
- 숨을 들이마시며 준비하고,
  곧게 뻗은 양팔을 가슴 위로 들어 올린다.

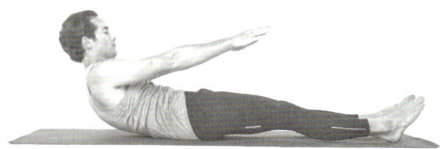

- 숨을 내쉬고 머리, 목, 몸통을 바닥에서 말아
  올리기 시작하여 몸을 세워 앉은 자세를 만든다.
- 맨 위에서 숨을 들이마신다.

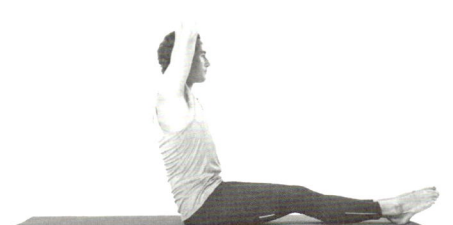

- 숨을 내쉬고 몸을 앞쪽으로 길게 늘인다.
  팔을 발 쪽으로 뻗어 척추 스트레칭 자세를 만든다.
- 숨을 들이마시며 스트레칭 자세를 유지한다.

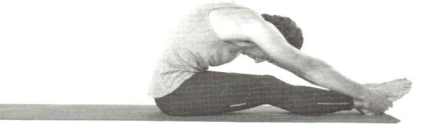

- 숨을 내쉬고 팔을 들어 올리며
  몸을 세워 앉은 다음, 침착하게 몸을 통제하며
  몸을 아래로 말아 내려 누운 자세를 만든다.

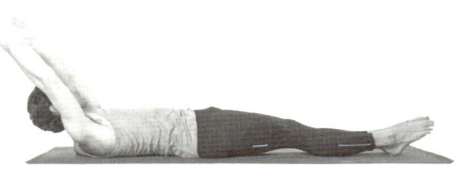

- 8번 반복한다. 전신을 쭉 뻗어준다.

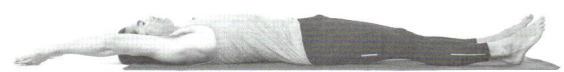

NOTE
- 천천히 몸을 움직여야 한다. 호흡을 통해 동작이 자연스럽게 이어질 수 있도록 하고, 계속 척추 전체를 길게 늘이면서 복근을 사용해야 한다.
- 다리가 바닥에서 떨어져서는 안 된다.
- 반드시 몸을 통제하며 천천히 누운 자세로 돌아와야 한다. 안도감에 바닥으로 털썩 드러눕지 않도록 노력한다!

>>> **변형 동작**
- 복근이 그렇게 강하지 않고 반동 없이 바닥에서 올라오기가
  힘들다면, 작은 수건을 말아서 허리 밑에 둔다.
  특히 척추전만(29쪽)인 경우라면 도움이 된다.

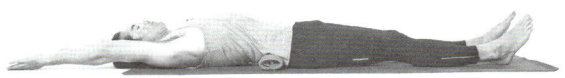

- 무릎을 구부린 채로 운동 동작을 따라 한다.

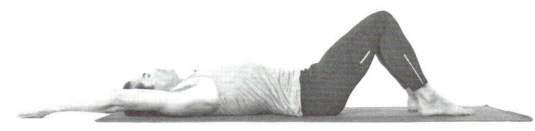

- 초급자라면 탄력 밴드를 활용한 롤 업(146쪽) 동작을 시도해 보자.

≫ 탄력 밴드를 활용한 롤 업(초급자용)

탄력 밴드를 활용하여 보다 안정적으로 동작을 익힐 수 있도록 돕는 기본 운동이다. 복근의 조절 능력을 키우는 데 집중하며, 초급자도 안전하게 척추 움직임과 복근 활성화 훈련을 시작할 수 있다.

⟩⟩⟩ 기본 동작

- '앉는 뼈'로 앉아서 몸을 똑바로 세우고 무릎을 구부린다.
- 탄력 밴드를 양쪽 발바닥에 걸고 다리를 앞으로 뻗어준다.
- 탄력 밴드의 양쪽 끝을 단단히 잡는다.

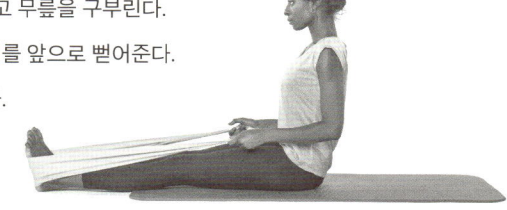

- 복근·골반기저근을 활성화시킨다.
- 숨을 들이마시며 준비한다.
- 숨을 내쉬고 몸을 침착하게 바닥으로 내린다.
  이때 복근을 안으로 밀어 넣어야 한다.

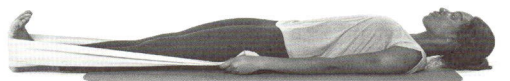

- 바닥에 닿았을 때 숨을 들이마신다.
- 숨을 내쉬고 탄력 밴드를 활용하여 침착하게
  몸을 매트에서 들어 올린다. 이때 몸을 통제하며 천천히
  움직여야 하고, 팔을 너무 많이 사용해서는 안 된다.
  반드시 복근을 사용해야 한다!

- 최대 10번까지 반복한다.

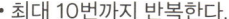

> **NOTE**
> - 어깨를 안정적으로 유지해야 한다. 앉은 자세로 올라올 때 어깨가 귀까지 올라가서는 안 된다.
> - 처음부터 끝까지 복근을 사용해야 한다.
> - 동작이 자연스럽게 이어질 수 있도록 호흡에 집중한다.

›› 힙 트위스트(상급자용)

››› 러너에게 좋은 점

힙 트위스트(Hip Twist)는 가슴을 열어주고, 복사근을 포함한 모든 복근을 강화하며, 대퇴사두근과 고관절 굴곡근을 단련하는 상체 회전 운동이다. 이 동작을 수행할 때 필요한 회전력과 체력은 달리기 실력을 향상시키는 데 도움이 된다. 다리로 원을 그리면서 몸통은 흔들리지 않게 유지해야 하므로, 몸의 중심을 안정적으로 유지하는 훈련이 되며, 실제 러닝 상황에서 골반의 흔들림을 줄이는 데 효과적이다.

> **NOTE** 등이나 손목, 팔꿈치에 통증이 있는 경우에는 무리하지 말고 변형 동작으로 조절하자.

››› 기본 동작

- '앉는 뼈'로 앉아서 몸을 똑바로 세우고 무릎을 구부린다.
  발을 바닥에 붙여둔다.
- 양손을 몸 뒤쪽 바닥에 두고, 양쪽 고관절 너비보다 살짝 더
  넓게 벌려둔다. 손가락이 뒤를 향하게 한다
  (손가락이 바깥쪽을 향하는 게 더 편하다면 그렇게 둬도 좋다).
- 몸을 뒤로 젖히고, 체중을 양손에 싣는다.

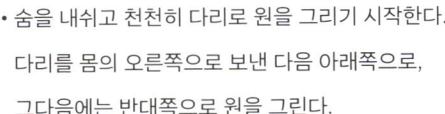

- 복근·골반기저근을 활성화시킨다.
- 한쪽 다리를 들어 올려 몸 앞으로 길게 늘이고,
  발끝을 뻗어준다.
- 나머지 한쪽 다리를 들어 올려 V 자세를 만든다.
  다리를 서로 모으고, 발끝을 계속 뻗어야 한다.

- 숨을 들이마시며 준비한다.

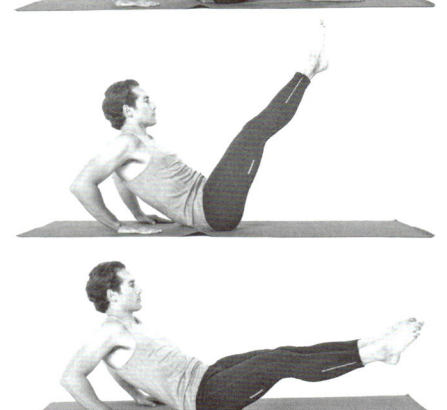

- 숨을 내쉬고 천천히 다리로 원을 그리기 시작한다.
  다리를 몸의 오른쪽으로 보낸 다음 아래쪽으로,
  그다음에는 반대쪽으로 원을 그린다.

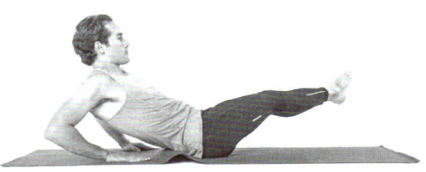

- 숨을 들이마시며 시작 자세로 돌아온다.
- 한 방향으로 4번 반복한 다음 반대 방향으로 4번 원을 그린다.
- 전신을 쭉 벋어준다.

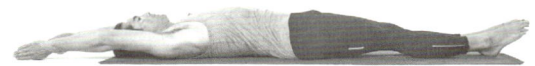

NOTE
- 중심이 무너져서는 안 된다. 처음부터 끝까지 몸을 길게 늘이고 복근을 개입시켜서 척추를 지탱해야 한다.
- 몸통과 골반을 안정적으로 유지해야 한다. 몸통과 골반이 다리와 함께 회전해서는 안 된다.
- 동작이 중간에 끊어지지 않고 자연스럽게 이어져야 한다.
- 어깨에 긴장을 풀어준다. 어깨가 귀까지 올라가서는 안 된다.
- 계속 다리를 곧게 펴주고, 양발을 모으고 발끝을 벋어줘야 한다.
- 호흡해야 한다!

⟫ 변형 동작

- 팔꿈치를 굽히고 팔의 윗부분에 의지하여 몸을 젖힌다.

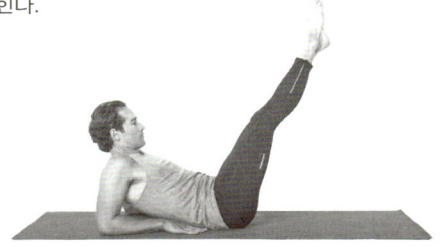

- 다리로 온전한 원을 그리는 대신 다리를 옆에서 옆으로 움직인다.

- 회전 동작을 할 때, 골반을 움직이지 않을 자신이 있고 복근이 더 강해졌다고 느껴질 때까지는 원을 작게 그린다.

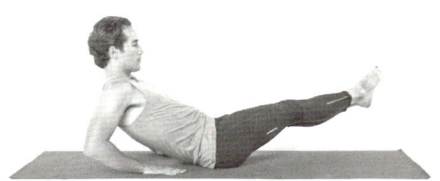

» 크리스 크로스(모든 단계)

››› 러너에게 좋은 점

크리스 크로스(Criss Cross)는 사이드 킥 시리즈(91~97쪽)의 여러 운동처럼 복사근을 중점적으로 단련하는 동작이다. 복사근을 강화하면 달릴 때 몸통이 좌우로 비틀리는 현상을 줄일 수 있다. 장거리 달리기 후반에 근력이 떨어지면서 몸이 흔들리는 경우가 많은데, 이때 에너지가 낭비되므로 코어 강화가 매우 중요하다. 크리스 크로스는 복부 아래쪽, 고관절 굴곡근, 심부 경추 굴곡근을 강화하면서 흉추(29쪽)의 가동성도 높여준다. 협응력 향상에도 효과적인 전신 운동이다.

NOTE 목이나 등에 문제가 있다면 동작에 주의하거나 변형 동작을 해보자.

››› 기본 동작

- 등을 대고 눕는다.
- 무릎을 구부리고, 발은 고관절과 일직선으로 정렬한다.
- 양팔을 몸 옆에 편안하게 둔다.
- 골반을 몇 번 기울여 척추 중립 자세를 찾는다.
- 복근·골반기저근을 활성화시킨다.
- 오른쪽 다리를 위로 올려 테이블 탑 자세를 만든다.

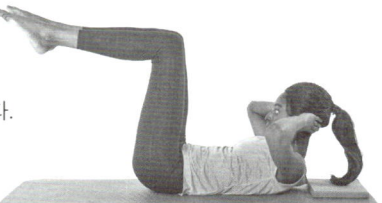

- 왼쪽 다리를 위로 올려 테이블 탑 자세를 만든다.
- 손가락을 가볍게 머리 뒤에 두고, 팔꿈치를 옆으로 펴준다.
- 머리와 목을 바닥에서 들어 올리고 무릎 쪽을 바라본다.

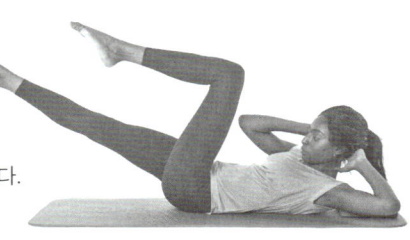

- 숨을 들이마시며 준비한다.
- 숨을 내쉬고 몸통을 왼쪽 무릎 쪽으로 회전시키면서 오른쪽 다리를 앞으로 뻗어준다. 이때 발끝을 펴야 한다.

- 숨을 들이마시며 가운데로 돌아온다.

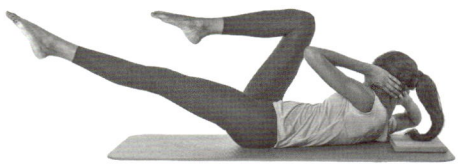

- 숨을 내쉬고 몸통을 반대쪽으로 회전시키면서 나머지 한쪽 다리를 뻗어준다.
- 10번씩 2세트 반복한다. 10번 반복한 다음 세트 중간에 휴식한다.
- 운동이 끝나면 머리와 목을 바닥으로 내리고 양쪽 무릎을 가슴 쪽으로 당긴다.
  무릎을 안아준 다음, 다리를 한쪽씩 차례대로 바닥으로 내린다. 전신을 쭉 뻗어준다.

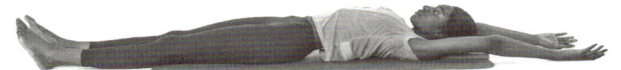

NOTE
- 팔꿈치를 머리 옆에서 편안한 상태로 벌려야 한다. 머리와 목을 앞으로 끌고 오지 않도록 주의한다.
- 반드시 처음부터 끝까지 어깨가 바닥에서 떠 있어야 한다.
- 동작이 자연스럽게 이어질 수 있도록 노력하고 호흡을 활용한다.
- 골반을 안정적으로 유지해야 하고, 계속 복근을 개입시키는 데 집중하면서 다리를 고관절과 일직선으로 뻗어준다.

››› 변형 동작

- 반복 횟수를 줄인다.
- 무릎을 굽히고 발을 바닥에 붙인 상태에서 동작을 따라 한다. 무릎 쪽으로 몸을 말아 올린 다음 회전한다.

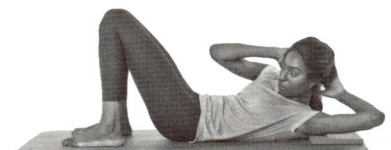

››› 심화 동작

- 반복 횟수를 늘린다.
- 다리를 더 아래로 뻗어준다.
  이때 등에 아치가 생기지 않도록 주의해야 한다.

❯❯ 티저(상급자용)

❯❯❯ 러너에게 좋은 점

티저(Teaser)는 가장 어려운 필라테스 동작 중 하나로, 복근과 고관절 굴곡근, 경추 굴곡근 등 러너에게 필수적인 근육을 강화하는 데 매우 효과적이다. 특히 코어 전체를 단련하며 척추의 가동성을 높이고, 협응력과 균형 감각까지 함께 길러준다. 동작을 진행하다 보면 어느 순간 복부 깊숙한 곳에서 '운동이 되는 지점'을 정확히 느낄 수 있다. 이때 반동으로 속이지 않고 중심을 잡으며 수행하는 것이 핵심이다.

> **NOTE** 허리 통증이 있다면 변형 동작으로 하프 티저(153쪽) 동작을 시도해 보자.

❯❯ 기본 동작

- 등을 대고 누워서 전신을 뻗어준다.

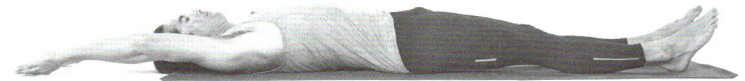

- 복근·골반기저근을 활성화시킨다.
- 숨을 들이마시며 준비한다.
- 숨을 내쉬면서 팔, 다리, 몸통을 동시에 들어 올려 V 모양을 만든다. 팔과 다리는 서로 평행해야 한다.

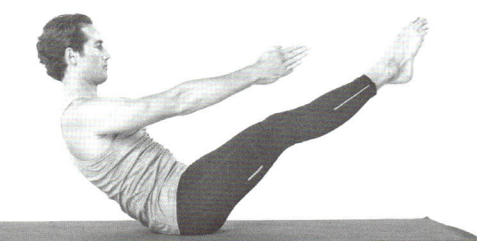

- 숨을 들이마시며 맨 위에서 몸이 흔들리지 않도록 균형을 잡는다.
- 숨을 내쉬고 몸을 통제하며 천천히 바닥으로 내려온다. 아래로 내려오면서 팔과 다리를 동시에 움직여야 한다.
- 최대 10번까지 반복한 다음 전신을 쭉 뻗어준다.

> **NOTE**
> - 어려운 필라테스 동작 중 하나이므로 주의를 기울인다. 처음에는 몇 번만 반복하다가 횟수를 늘려간다.
> - 반드시 처음부터 끝까지 복근을 개입시키고 목을 길게 늘여야 한다.
> - 과도한 반동으로 속이지 않도록 하자! 호흡을 통해 복근을 활성화하고 침착하게 동작을 이어나가야 한다.

〉〉〉 변형 동작

- 하프 티저(오른쪽 페이지) 동작으로 대신 한다.

〉〉〉 심화 동작

- 반복 횟수를 늘린다.
- V 자세에서 다리를 살짝 아래로 내린다.
  이렇게 하면 복근 운동이 더 많이 된다.
  등에 아치가 생기지 않도록 주의한다.

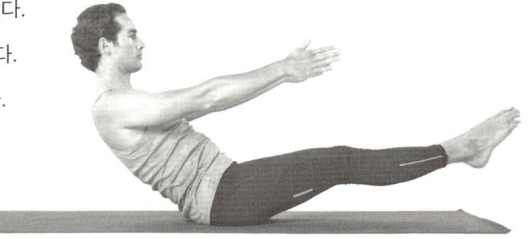

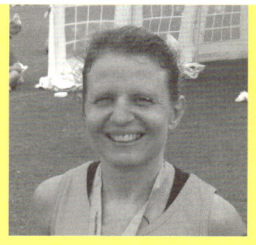

타니아 볼드윈-파스크는 8년 전부터 달리기 시작했고, 태권도 검은띠 유단자이다. 일주일에 한 번 필라테스 수업을 다니고 있으며, 근력 운동을 하고 태권도 준비 운동을 할 때 필라테스의 여러 동작을 적용하고 있다.

필라테스는 코어를 더 강하고, 더 안정적으로 만드는 데 도움을 주었고, 다른 여러 운동, 특히 달리기에 긍정적인 영향을 미쳤어요. 예전에는 달릴 때 무의식적으로 불필요한 동작을 많이 했어요. 예를 들면, 팔을 뻗을 때 손목을 살짝 비틀곤 했죠. 이제는 달릴 때 코어를 개입시키려고 노력하고, 다리로 힘차게 나아가는 데 초점을 맞춰요. 더 빨리 앞으로 나아가기 위한 동력으로 팔을 사용하지만 비틀지는 않아요. 그러면서 달리기 효율이 훨씬 더 많이 높아졌어요. 트레일 러닝을 할 때, 특히 발밑이 진흙투성이일 때 코어의 힘이 저를 지탱해 주고 있다는 것을 확실히 느낄 수 있어요. 2년 전부터 부상으로 인해 서혜부·내전근에 통증이 있는데, 골반기저근을 개입시키면 불편함이 거의 사라진다는 것을 알게 되었어요. 여러 운동을 하다 보면 많은 사람들이 나이나 성별에 상관없이 코어의 힘을 기르기 위해 애쓰는 모습을 쉽게 볼 수 있어요. 코어의 힘은 운동의 능률뿐만 아니라 부상에도 영향을 미쳐요. 저는 필라테스가 어떤 운동을 하든지 꼭 필요한 기본이 되는 운동이라고 생각해요.

›› 하프 티저

앞에서 본 티저 운동의 변형으로, 복근과 균형 감각을 점진적으로 기르는 데 도움이 된다.

››› 기본 동작

- '앉는 뼈'로 앉아서 몸을 똑바로 세우고 무릎을 구부린다.
  발은 바닥에 붙여둔다.
- 체중을 몸 뒤에 있는 양손에 싣고,
  손가락은 다리 쪽을 향하게 한다.
- 복근·골반기저근을 활성화시킨다.
- 숨을 들이마시며 준비한다.
- 숨을 내쉬고 오른쪽 다리를 몸 앞에서
  사선으로 들어 올린다.
- 숨을 들이마시고 그 자세를 유지한다.
- 숨을 내쉬고 왼쪽 다리를 사선으로 들어 올려
  오른쪽 다리와 합친다.

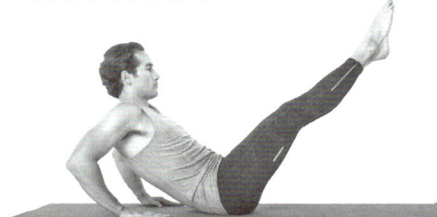

- 숨을 들이마시고 자세를 유지한다.
- 숨을 내쉬고 무릎을 구부린다. 한 발을 바닥으로 내린 다음 나머지 한 발을 내린다.
- 최대 10번까지 반복한 다음 전신을 쭉 뻗어준다.

››› 심화 동작

- V 모양으로 다리를 들고 있을 때, 한 손을 바닥에서 떼고 앞으로 보낸다. 팔을 다리와 평행하게 만든다.

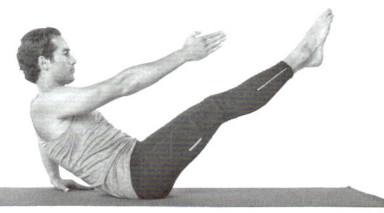

- 마지막에는 양손 모두 바닥에서 떼고
  완전한 티저 자세(151쪽)를 만들어보려고 노력한다.

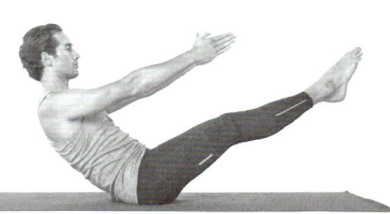

- 반드시 처음부터 끝까지 복근을 활성화시켜야 한다.
- 이 동작을 연습하면서 복근이 더 강해지면 완전한
  티저 동작을 할 수 있을 것이다.

≫ 톱질(모든 단계)

⟫ 러너에게 좋은 점

톱질(Saw) 동작은 다트(66쪽), 스완 다이브(62쪽) 동작과 마찬가지로, 이 운동을 하면 흉추(29쪽)의 가동성을 높이는 데 도움을 준다. 달리면 근육이 피로해지면서 등과 어깨 부분이 경직되고 몸통이 앞으로 무너지기 시작한다. 이전에도 여러 번 언급했듯이, 등과 어깨의 근육은 온종일 책상 앞에서 웅크리고 앉아 있을 때도 영향을 받는다! 이 운동은 등 근육을 강화하고 늘려주며, 회전 동작은 복사근을 강화할 것이다. 햄스트링과 내전근이 늘어나는 느낌도 들 것이다.

> **NOTE** 디스크에 문제가 있다면 이 운동을 할 때 조심해야 한다. 회전 동작을 편안하게 할 수 있어야 한다.

⟫ 기본 동작

- '앉는 뼈'로 앉아서 몸을 똑바로 세우고 척추 중립 자세를 만든다.
- 양쪽 다리를 앞으로 뻗고, 어깨보다 살짝 더 넓게 벌린다.
- 스트레칭의 강도를 높이기 위해 발을 구부린다.
- 팔을 몸 옆으로 벌린다. 어깨와 높이가 같아야 한다.

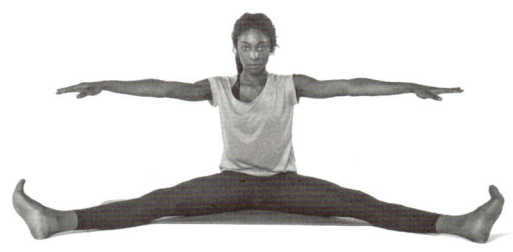

- 복근·골반기저근을 활성화시킨다.
- 숨을 들이마시며 준비하고, 천천히 몸통을 오른쪽으로 돌린다.

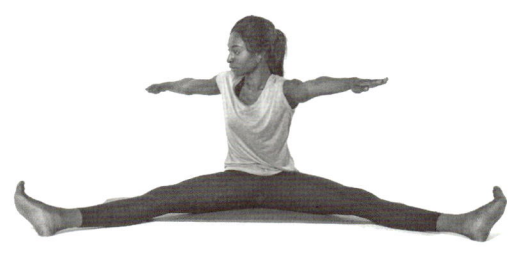

- 숨을 내쉬고 가슴을 다리 쪽으로 내리면서 왼손 새끼손가락을 오른쪽 새끼발가락 쪽으로 뻗어준다. 오른쪽 팔을 몸 뒤쪽으로 길게 늘인다.

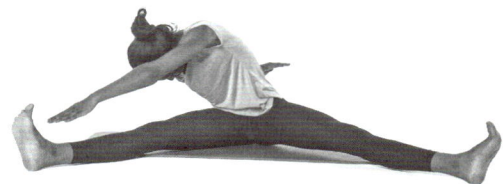

- 숨을 들이마신다.
- 숨을 내쉬면서 새끼손가락을 '톱질하듯' 3번 움직인다. 발가락 쪽으로 갔다가 침착하게 반대쪽으로 돌아온다.
- 숨을 들이마신다.
- 숨을 내쉬면서 복근을 개입시키고 몸을 들어 올려 앉은 자세로 돌아온다. 이때 척추 전체를 길게 늘여야 한다.
- 숨을 들이마시며 다시 몸을 똑바로 세워 앉는다.
- 숨을 내쉬고 반대쪽으로 반복한다.

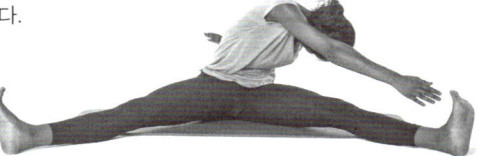

- 양쪽 각각 3번씩 반복한다.

NOTE
- 햄스트링이나 허리가 뻐근하고, 다리를 앞으로 쭉 뻗으면서 앉기 어렵다면, 작은 쿠션이나 폼 블록 위에 앉아보자. 그렇게 하면 몸을 똑바로 세워 앉을 수 있고, 골반의 각도가 좋아져 가동성을 기를 수 있다. 아니면 변형 동작을 시도해 보자.

- 처음부터 끝까지 계속 복근을 활성화시켜야 한다.
- 계속 무릎과 발가락이 천장을 향해 바르게 정렬한다. 무릎이 안쪽으로 돌아가서는 안 된다.
- 회전 동작을 할 때 고관절에서부터 몸을 위로 들어 올린다. 이때 절대로 반대편 엉덩이가 바닥에서 떨어져서는 안 된다.

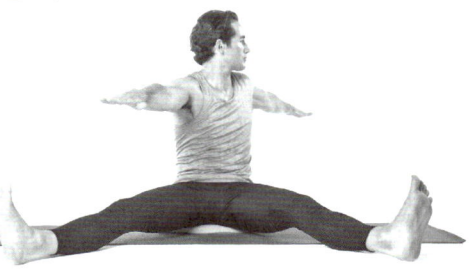

⫸ 변형 동작

- 만약 햄스트링이 너무 땅긴다면 무릎을 살짝 구부리고 양쪽 다리를 모아준다.

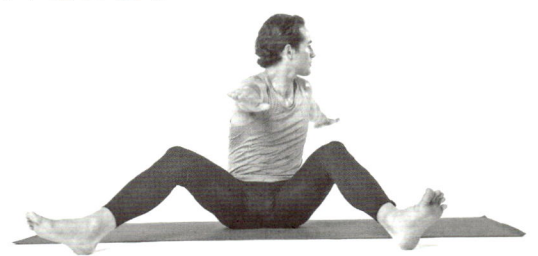

- 어깨나 팔을 바깥쪽으로 뻗는 게 불편하다면 팔을 몸 앞에서 접고 옆에서 옆으로 회전한다.
- 반복 횟수를 줄인다.

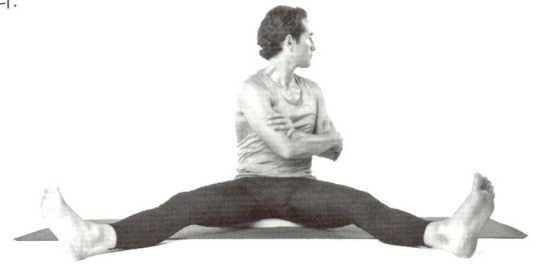

⫸ 심화 동작

- 다리를 살짝 더 넓게 벌린다.
  이때도 '앉는 뼈'로 앉아서 몸을 똑바로 세우고, 다리를 바르게 정렬한 상태를 유지할 수 있어야 한다.
- 반복 횟수를 늘린다.

> 개인적으로 코어가 강해지는 것은 마음이 강해지는 것과 같다고 생각해요. 코어와 마음은 서로 연결된 것 같아요! 또 제가 근육이 많은 편이라 근육을 길게 늘이는 것도 중요해요.
>
> 플러 데이비, 러너

≫ 척추 비틀기(모든 단계)

≫ 러너에게 좋은 점

척추 비틀기(Spine Twist)는 전통적인 매트 필라테스 동작으로, 복근과 등 근육을 강화하고 척추의 유연성과 정렬을 개선하는 데 효과적이다. 달리기 자세가 좋아지고 골반의 안정성을 높이는 데 도움을 주는 정말 좋은 운동이지만, 몸을 비틀 때 척추를 길게 늘이고 안정적으로 유지하기 위해서는 올바르게 복근을 통제할 수 있어야 한다. 그래야 구부정해지지 않고 몸을 똑바로 세우고 앉아 있을 수 있다. 보기보다 어려운 운동이므로 척추 정렬에 특히 주의를 기울이도록 하자.

> **NOTE** 디스크 문제나 등에 부상이 있다면 주의를 기울여야 한다. 아니면, 이 운동을 생략해도 된다.

≫ 기본 동작

- '앉는 뼈'로 앉아서 몸을 똑바로 세우고, 척추 중립 자세를 만든다.
- 양쪽 다리를 바닥을 따라 앞으로 뻗으면서 발을 구부린다.
- 양팔을 옆으로 뻗고, 손바닥은 바닥을 향하게 둔다.

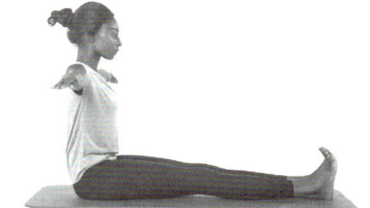

- 복근·골반기저근을 활성화시킨다.
- 숨을 들이마시며 준비한다. 척추 전체를 길게 늘인다.
- 숨을 내쉬면서 침착하게 오른쪽으로 회전한다. 몸통을 돌리는데, 먼저 머리와 목을 돌린 다음 어깨를 바라볼 수 있을 때까지 척추의 나머지 부분 전체를 돌린다.

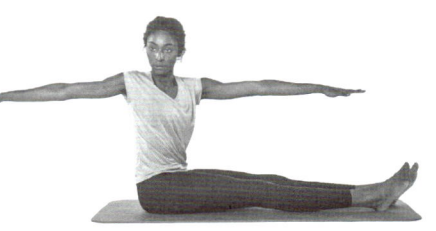

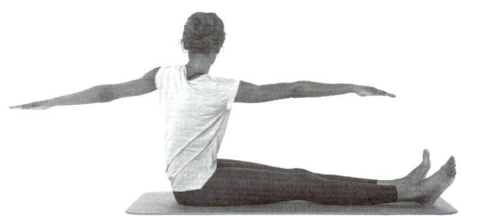

- 자세를 유지하면서 숨을 들이마신다.
- 숨을 내쉬고 몸을 통제하며 가운데로 돌아온다.
- 양쪽 각각 5번 반복한다.

NOTE
- '앉는 뼈'로 앉아서 척추 중립 자세를 유지하기가 어렵다면 작은 쿠션이나 폼 블록에 앉으면 올바른 자세를 만들 수 있을 것이다. 아니면 앉은 자세를 바꾸도록 하자.
- 반드시 허리에서부터 회전해야 한다. 팔을 자유롭게 움직일 수 있도록 몸을 움직일 때 복근을 사용해야 한다. 팔로 리드해서는 안 된다.
- 골반이 움직이는지 의식하고 골반을 안정적으로 유지해야 한다.
- 몸을 비틀 때 앞으로 기울어지지 않도록 노력해야 한다. 다리는 고정되어 있어야 한다.
- 몸을 움직일 때 어깨는 안정되어 있는가, 아니면 어깨가 귀까지 올라가는가?

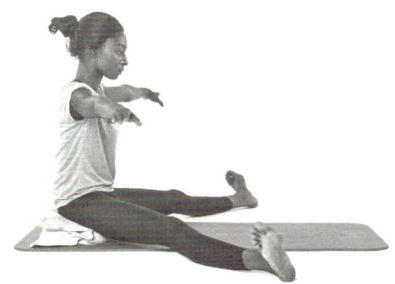

》》 변형 동작

- 앉아서 다리를 앞으로 뻗고 척추 전체를 길게 늘이면서 중립 자세를 유지하기가 어렵다면, 혹은 햄스트링이 너무 땅겨서 다리를 곧게 펼 수 없다면 다음의 다리 자세 중 하나를 선택하자.

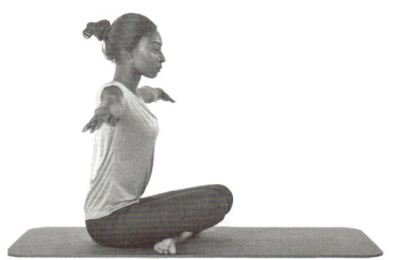

- 책상다리

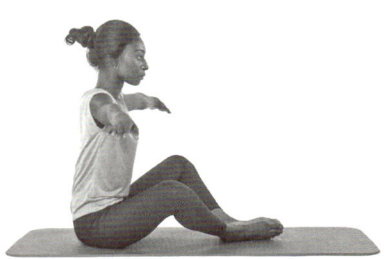

- 발바닥 서로 붙이기

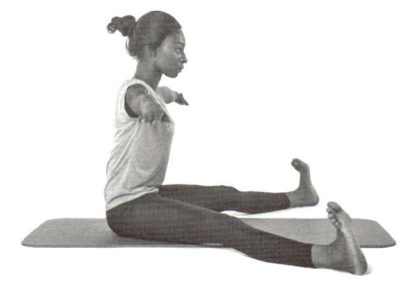

- 다리를 열고 완전히 뻗기

- 어깨 문제로 팔을 몸 옆으로 벌리고 있기가 불편하다면, 몸을 비틀 때 손을 어깨에 올리도록 하자.

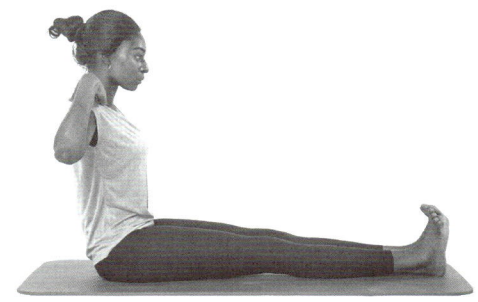

- 아니면, 손을 몸 앞에서 모아 기도하는 자세를 만들고 팔꿈치는 몸 옆에 둔다.

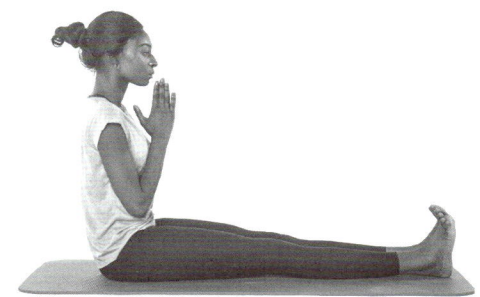

- 아니면, 팔을 몸 옆에 두고 손끝·손을 바닥에 둔다.

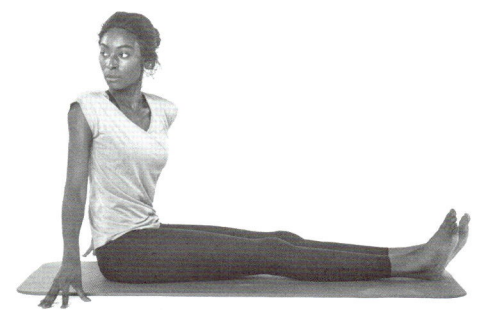

》》》 심화 동작

- 반복 횟수를 늘린다.
- 동작의 범위를 늘린다.

> 실제로 필라테스를 하면서 다친 적이 없어요. 저는 골반 주위 근육이 약하고 경직되어 있어서 조금만 관리를 소홀히 하면 고관절에 문제가 생기곤 해요. 그런데 필라테스를 규칙적으로 하면서 골반의 균형이 좋아지고 코어가 강해졌어요. 고관절과 엉덩이 운동이 되는 필라테스 동작을 정말 좋아해요!
>
> 플러 데이비, 러너

≫ 척추 가동성과 복사근 스트레칭(모든 단계)

⟫ 러너에게 좋은 점

스트레칭 동작이지만 복사근을 강화하는 운동이다. 이 운동을 하면 달릴 때 몸통을 비트는 일이 줄어들게 된다. 이전에도 이야기했듯이 달릴 때 몸통을 비틀게 되면 달리기에 써야 하는 소중한 에너지를 낭비하게 된다. 이 운동은 허리에 아주 좋은 운동이므로 운동 루틴에 포함하거나, 달린 후 허리의 긴장을 풀어주기 위해 할 수도 있다.

⟫ 기본 동작

- 등을 대고 누워서 무릎을 굽히고, 발은 고관절과 일직선으로 정렬한다. 팔을 몸 옆으로 뻗어준다.

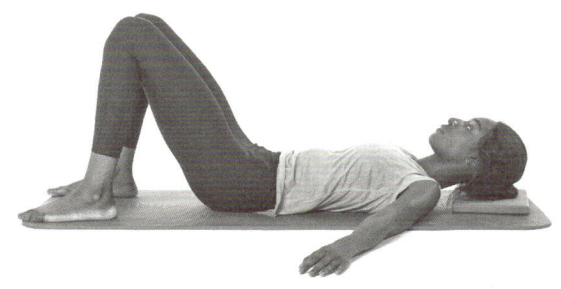

- 골반을 몇 번 기울여서 척추 중립 자세를 만든다.
- 복근·골반기저근을 활성화시킨다.
- 오른발을 바닥에서 떼고 안쪽으로 회전시켜 오른쪽 발목을 왼쪽 허벅지 위에 올린다.

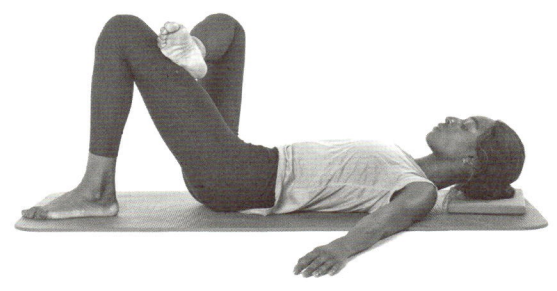

- 숨을 들이마시며 준비한다.

- 숨을 내쉬고 오른쪽 무릎을 침착하게 바닥으로 내린다.
  이때 왼쪽 고관절을 들어 올리고 척추를 회전시킨다.

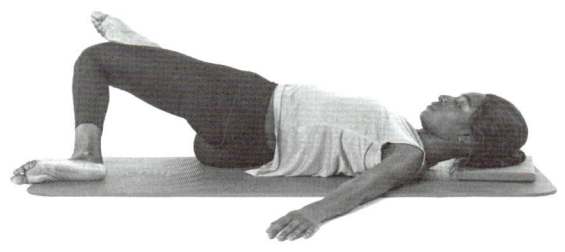

- 숨을 들이마시며 스트레칭 자세를 유지한다.
- 숨을 내쉬고 복근을 개입시키면서 무릎을 다시 시작 자세로 들어 올린다.
- 총 4번 반복한 다음 방향을 바꾼다.

> **NOTE**
> - 스트레칭이 너무 과도하다고 느껴지면 무릎을 중간까지만 내린다.
> - 반대쪽 고관절은 바닥에서 떨어져야 하지만 어깨는 계속 바닥에 닿아 있어야 한다. 어깨가 함께 돌아가서는 안 된다.

> 필라테스를 해서 가장 좋은 점은 자신의 자세와 코어에 대해 잘 알게 된다는 거예요. 개인적으로 이런 점이 달리기에 정말 많은 도움이 되었어요. 코어의 힘이 좋아지면서 달리기할 때 힘도 좋아졌거든요. 또 필라테스를 하면서 도움이 되었던 점은 힘과 유연성에 대한 선생님의 의견이었어요. 예를 들면, 필라테스와 달리기를 제외한 다른 운동은 거의 하지 않는 상황에서 저는 꽤 건강한 편이고 다리는 매우 튼튼하지만, 선생님은 저의 고관절 굴곡근이 유연하지 못하다고 지적했어요. 그래서 저는 유연성을 기르기 위한 운동을 정말 열심히 하고 있어요. 균형 운동도 정말 많은 도움이 되었어요. 균형 운동을 통해 다리가 정말 강해졌어요. 제가 가장 좋아하는 운동은 플랭크 동작으로, 거의 매일 플랭크 동작을 빼놓지 않아요. 또 일주일에 몇 번씩은 균형 운동을 하려고 노력하고 있어요.
>
> 수 커닝햄, 마라토너

≫ 힙 롤(모든 단계)

⟫ 러너에게 좋은 점
힙 롤(Hip Rolls)은 달린 후나 운동 중간에 하면 좋은 회복성 운동이다. 경직된 허리의 긴장을 풀어주고, 척추를 재정렬하며, 복근과 복사근을 부드럽게 활성화 해준다. 특히 심화 동작에서는 햄스트링과 종아리 근육까지 늘려줄 수 있어 달린 후 스트레칭용으로도 효과적이다.

⟫ 기본 동작
- 등을 대고 누워서 무릎을 구부린다.
  다리와 발을 서로 모은다.
- 양팔을 옆으로 뻗어준다.
  어깨높이 바로 아래에 와야 한다.

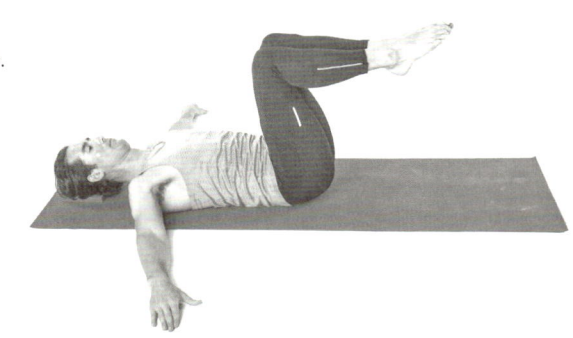

- 복근·골반기저근을 활성화시킨다.
- 숨을 들이마시며 준비한다.
- 숨을 내쉬고 양쪽 무릎을 오른손이 있는 바닥 쪽으로 내린다.
- 숨을 들이마시고 자세를 유지한다.
- 숨을 내쉬면서 가운데로 돌아온다.
- 반대쪽으로 반복한다.
- 양쪽 각각 4번씩 반복한다.

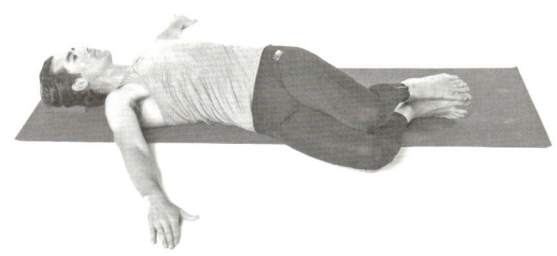

NOTE
- 반대쪽 어깨는 계속 매트에 닿아 있어야 한다.
- 처음부터 끝까지 무릎과 다리는 각각 서로 붙어야 한다.
- 무릎을 바닥에서 들어 올릴 때 반드시 등 근육이 아닌 복근을 사용해야 한다. 이때 어떤 차이가 있는지 스스로 느껴보자.

》》 심화 동작

- 더 깊게 스트레칭하고 척추를 회전시키기 위해서 양쪽 발을 바닥에서 들어 올린다.
  무릎은 고관절 위에 있어야 하고, 정강이는 천장과 평행해야 한다.
- 계속 다리와 발을 모으고 발끝을 펴준다.
- 팔을 몸 옆으로 뻗어서 어깨 바로 아래에 둔다.
- 복근과 골반에 힘을 준다.
- 숨을 들이마시며 준비한다.
- 숨을 내쉬고 몸을 통제하며
  양쪽 무릎을 오른손이 있는
  바닥 쪽으로 천천히 내린다.

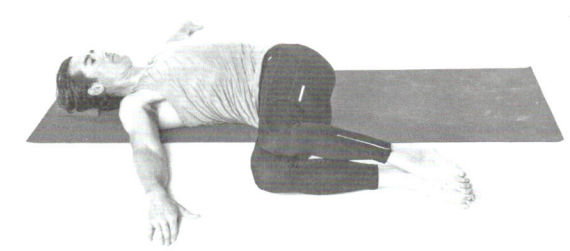

- 이번에는 아래쪽 다리를 계속 굽힌 상태에서
  위에 있는 다리를 뻗고 길게 늘인다.

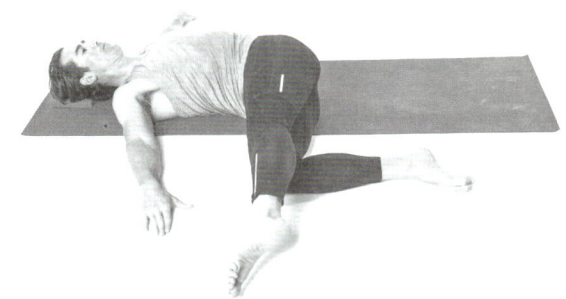

- 몇 번 호흡하는 동안 자세를 유지한다.
- 숨을 들이마시고 천천히 펼친
  다리의 무릎을 뒤로 구부린다.

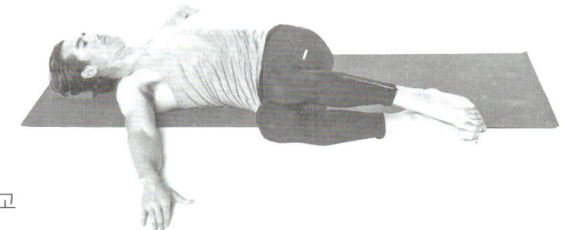

- 숨을 내쉬고 반드시 복근에 힘을 주고
  양쪽 무릎을 가운데로 들어 올린다.
- 양쪽 각각 2번씩 반복한다.

8장 | 러닝 후 스트레칭

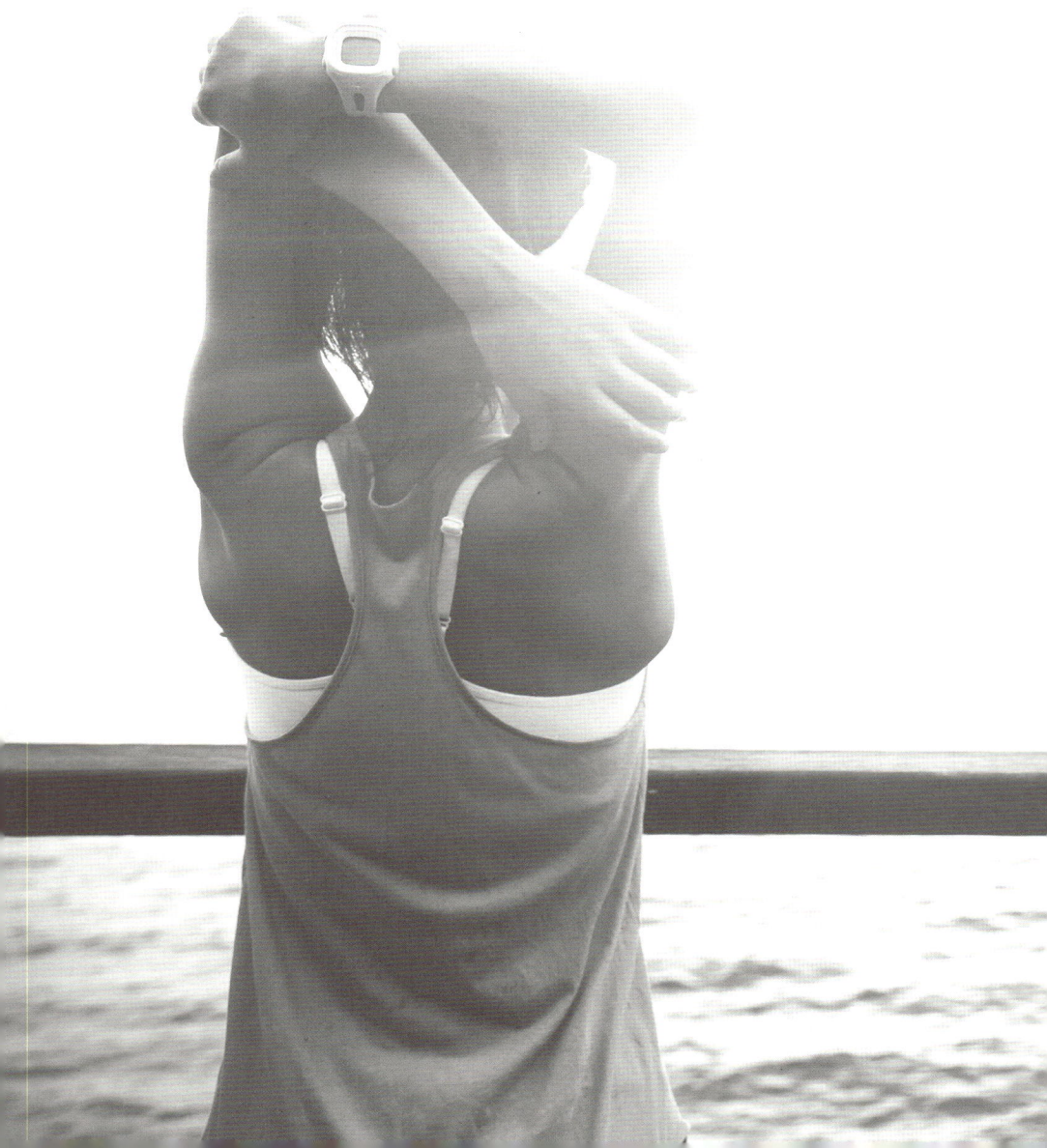

앞으로 소개할 스트레칭 동작은 반드시 달린 후, 몸이 따뜻해진 상태에서 실시해야 한다. 또는 필라테스 수업의 마지막에 활용해도 좋다. 매트에 누워서 탄력 밴드를 사용하는 동작부터, 일어서서 간편하게 할 수 있는 동작까지 다양한 스트레칭 기술이 포함되어 있다. 특히 일어서서 하는 스트레칭은 달리기를 마무리할 때나, 달리는 중간에 근육이 땅길 때 간단하게 활용하기에 알맞다.

- 스트레칭 자세는 20~30초간 유지하는 것을 목표로 한다.
- 자신의 유연성과 컨디션에 맞게 무리하지 않고 진행한다.
- 아플 정도로 하지 말고, 적당히 땅기는 느낌이 드는 선에서 멈춘다.
- 천천히, 부드럽게 진행해야 한다.

> **NOTE** 다치고 난 직후, 특히 낙상이나 정신적 외상에 의한 부상이 발생한 뒤 24~72시간 이내에는 스트레칭을 하지 않는다. 불확실한 경우에는 전문가의 조언을 받는 것이 좋다. 스트레칭 중 반동은 절대 금물이다.

누워서 하는 스트레칭

▶ 탄력 밴드로 햄스트링·내전근·외전근 스트레칭

⟩⟩⟩ 기본 동작

- 등을 대고 누워서 무릎을 구부린다.
- 오른쪽 다리를 몸 위로 뻗어준 다음 탄력 밴드의 중간 부분을 발바닥에 걸어준다.
- 양손으로 탄력 밴드의 양 끝을 잡는다.
- 복근·골반기저근을 활성화시킨다.
- 숨을 들이마시며 준비한다.
- 숨을 내쉬면서 조심스럽게 오른쪽 다리를 머리 쪽으로 천천히 당겨준다. 허벅지 뒷부분의 근육이 길게 늘어나는 것을 느낀다.

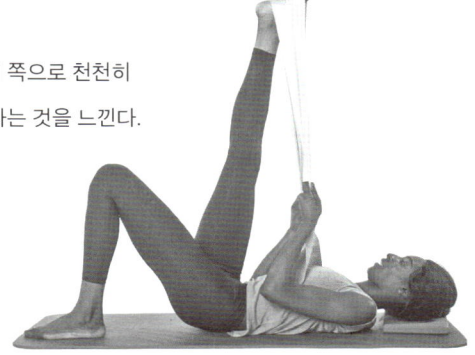

- 자연스럽게 호흡하며 20~30초 동안 자세를 유지한다.
- 스트레칭 자세를 풀어준 다음 몇 번 더 반복한다.
- 숨을 들이마신다.
- 숨을 내쉬면서 오른쪽 다리를 옆으로 내린다.
  허벅지 안쪽이 적당히 스트레칭 된다고 느껴지는
  지점까지만 다리를 내려야 한다.

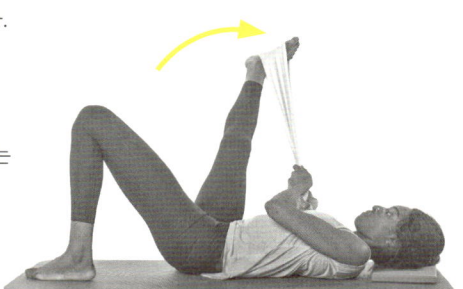

- 자연스럽게 호흡하며 20~30초 동안 자세를 유지한다.
- 숨을 들이마신다.
- 숨을 내쉬고 다리를 다시 몸 위로 들어 올린 다음,
  몸통 반대쪽으로 다리를 내리면 허벅지의 바깥쪽이
  스트레칭 되는 느낌이 든다. 스트레칭을 위해
  다리를 너무 많이 내릴 필요가 없다는 것을
  알게 된다.

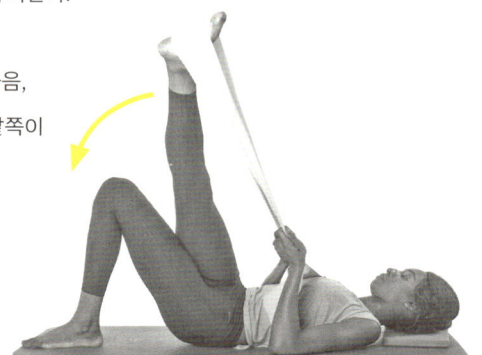

- 스트레칭 자세를 유지하면서 20~30초 동안
  자연스럽게 호흡한다.
- 숨을 들이마신다.
- 숨을 내쉬고 다리를 다시 가운데로 올린다.
- 다리를 바꾸고 전체 스트레칭 동작을 처음부터 반복한다.

» 둔근·이상근 스트레칭

»» 기본 동작

- 등을 대고 누워서 무릎을 구부린다.
- 오른쪽 발목을 왼쪽 허벅지 위에 둔다.
- 오른손을 양쪽 다리 사이로 넣어 왼쪽 허벅지의 안쪽에 둔다.
- 왼손을 왼쪽 허벅지의 바깥쪽에 둔다.
- 복근·골반기저근을 활성화시킨다.
- 머리와 목을 바닥에서 들어 올리고 무릎을 바라본다.
- 숨을 들이마시며 준비한다.
- 숨을 내쉬고 왼쪽 다리를 천천히 가슴 쪽으로 당기면서 엉덩이 부분이 스트레칭 되는 것을 느낀다.

- 자연스럽게 호흡하면서 20~30초 동안 스트레칭 자세를 유지한 다음 자세를 풀어준다.
- 반대쪽으로 반복한다.

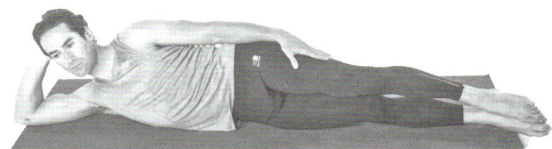

» 누워서 대퇴사두근 스트레칭

> **NOTE** 만약 무릎에 문제가 있다면 이 동작을 할 때 조심해야 한다.

»» 기본 동작

- 옆으로 눕는다.
- 팔꿈치로 받치고, 손으로 머리를 지탱한다.

- 위쪽 다리의 무릎을 구부리면서 숨을 들이마신다.
- 숨을 내쉬고 나머지 한 손으로 위쪽 다리의 발이나 정강이를 잡는다.
- 다리를 둔근 쪽으로 부드럽게 당긴다.

- 자연스럽게 호흡하면서 스트레칭 자세를 20~30초 동안 유지한다.
- 반대쪽으로 반복한다.

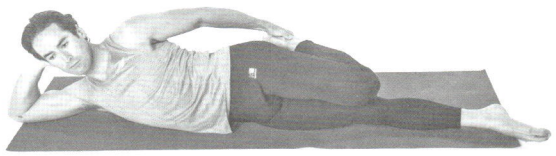

> **일어서서 하는 스트레칭**

≫ 종아리 근육과 아킬레스건 스트레칭

≫ 기본 동작

- 몸을 똑바로 세우고 서서 오른쪽 다리를 뒤에 둔다.
  발뒤꿈치로 바닥을 눌러준다.
- 앞에 있는 무릎을 구부려 앞으로 살짝 기댄다.
  이때 뒤에 있는 다리는 계속 곧게 뻗어야 한다.
- 20~30초 동안 자세를 유지하면서 종아리 뒷부분이
  길게 늘어나는 것을 느낀다.

- 다리를 바꾸고 반복한다.

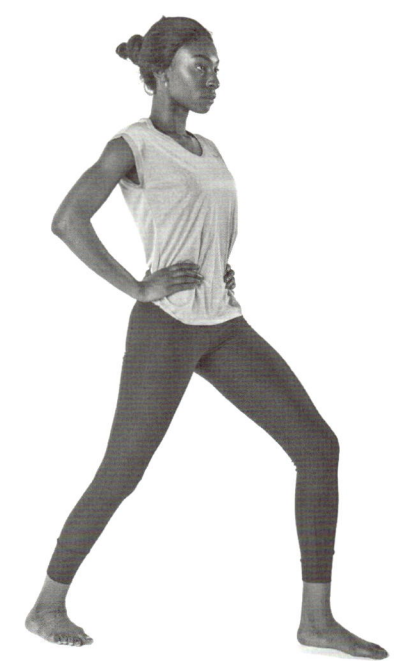

≫ 대퇴사두근과 고관절 굴곡근 스트레칭

≫ 기본 동작

- 몸을 똑바로 세우고 서서 복근을 개입시키고,
  오른쪽 발을 오른쪽 엉덩이를 향해 뒤로 들어 올린다.
- 오른손으로 오른쪽 발목을 잡는다.
- 허벅지 앞쪽이 부드럽게 스트레칭 되는 느낌이
  들 때까지 손으로 발과 다리를 엉덩이 쪽으로
  천천히 당긴다.

- 균형을 잡기가 어렵다면 무언가를 잡도록 한다.
- 등에 아치가 만들어지지 않아야 한다.
- 좀 더 강한 스트레칭을 원한다면, 양쪽 무릎을 붙이고
  골반을 뒤로 기울인다.

- 20~30초 동안 자세를 유지하면서 자연스럽게
  호흡한 다음, 다리를 바꾼다.

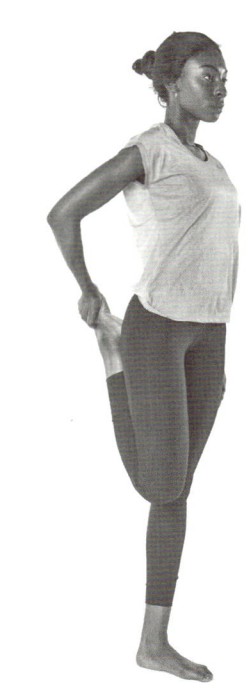

» 장경인대 스트레칭

>>> 기본 동작

- 일어서서 오른쪽 다리를 왼쪽 다리 뒤로 교차시킨다.
- 왼쪽으로 기울이면서 오른쪽 고관절을 옆으로 밀어준다.
- 왼쪽 무릎을 살짝 구부리고
  오른쪽 다리를 계속 곧게 뻗어준다.

- 30초 동안 자세를 유지하면서 장경인대를 부드럽게
  스트레칭한다. 오른쪽 고관절에서부터 오른쪽 무릎까지
  길게 늘어나는 것을 느낄 수 있을 것이다.
- 반대쪽 다리로 반복한다.

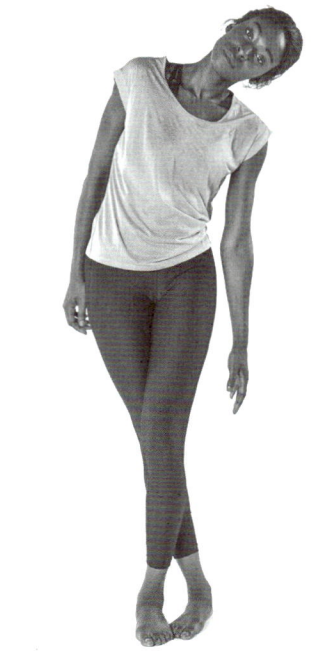

» 햄스트링 스트레칭

>>> 기본 동작

- 오른쪽 다리를 왼쪽 다리 앞으로 내민다.
  반드시 양쪽 무릎이 서로 평행해야 한다.
- 오른쪽 다리를 계속 곧게 뻗으면서 왼쪽 무릎을
  구부린다.
- 몸을 지탱하기 위해 양손을 왼쪽 허벅지에 올려둔다.
  반드시 허벅지 뒤쪽이 스트레칭 되는 것을
  느낄 수 있어야 한다.

- 20~30초 동안 자세를 유지한다.
- 반대쪽 다리로 반복한다.

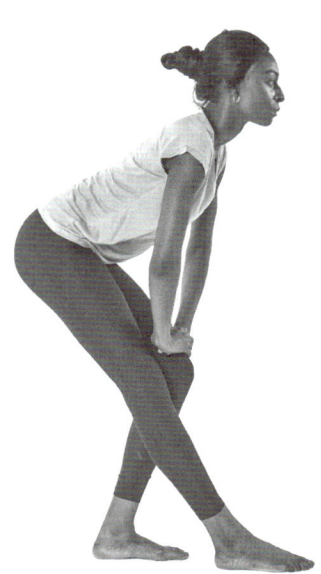

≫ 내전근 스트레칭

≫≫ 기본 동작

- 몸을 똑바로 세우고 서서 다리를 넓게 벌린다. 양발은 서로 평행해야 한다.
- 오른쪽 무릎을 구부린다. 이때 반드시 무릎이 발 위에 있어야 한다. 발을 넘어가서는 안 된다.

- 계속 왼쪽 다리를 뻗어준다.
- 스트레칭 자세를 20~30초 동안 유지한 다음, 다리를 바꾼다.

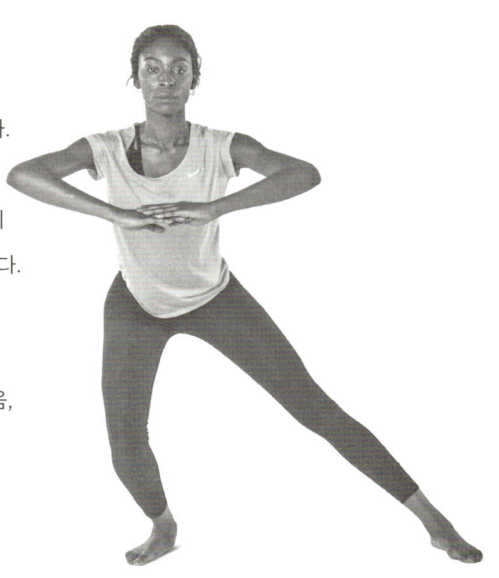

≫ 등 위쪽과 가슴 스트레칭

≫≫ 기본 동작

- 일어서서 몸을 똑바로 세운다.
- 나무를 안는 것처럼 양팔을 가슴 앞으로 올린다.

- 20초 정도 자세를 유지한다.

- 양팔을 몸 뒤쪽으로 보낸다.
- 양손으로 깍지를 끼고 천천히 팔을 위쪽으로 들어 올린다.

- 20초 정도 자세를 유지한다.

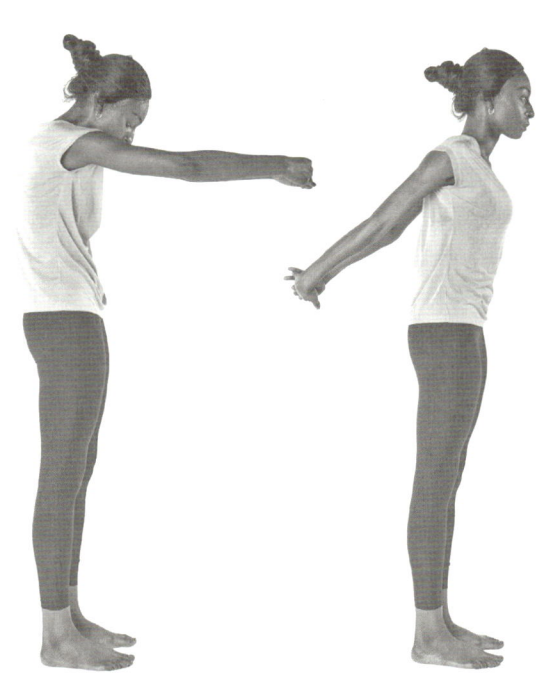

이뿐만 아니라, 다음과 같은 필라테스 동작들도 달린 후 스트레칭으로 활용할 수 있다.

> 롤 다운 동작은 제가 달리기 전과 달린 후에 꼭 하는 운동이에요. 두세 번만 해도 도움이 되고, 단 몇 분 만에 할 수 있는 운동이에요.
>
> 폴 버클, 울트라 마라토너

기타 스트레칭

롤 다운(55쪽)

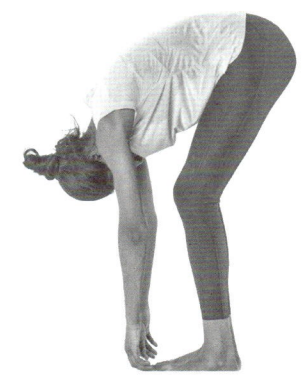

캣 스트레칭(84쪽)

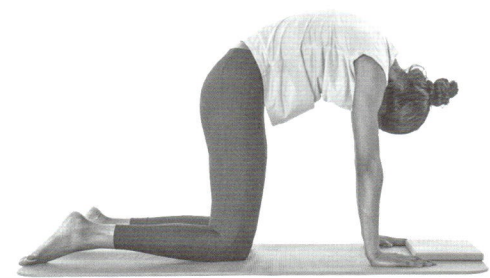

가슴 열기(105쪽)

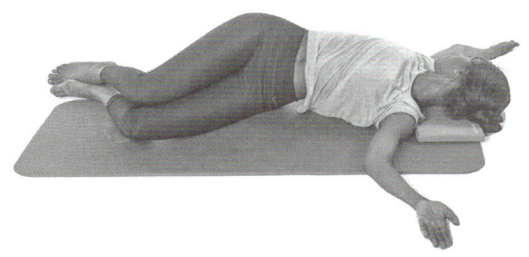

팔을 뻗은 아기 자세(87쪽)

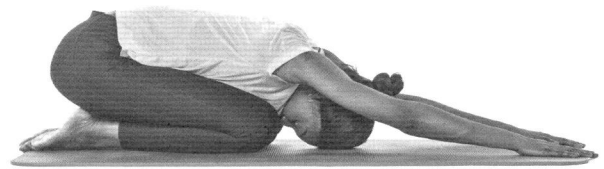

코브라 스트레칭(89쪽)

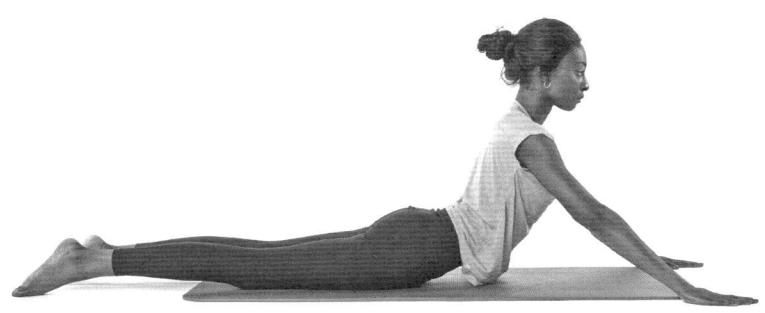

힙 롤(162쪽)

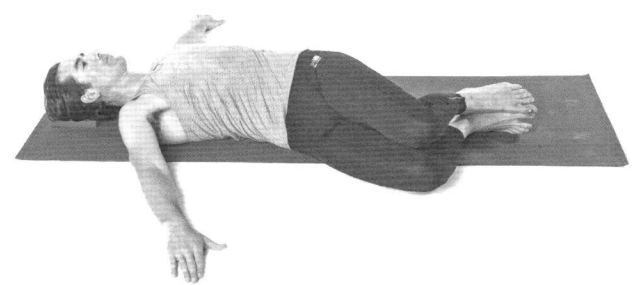

척추 가동성과 복사근 스트레칭(160쪽)

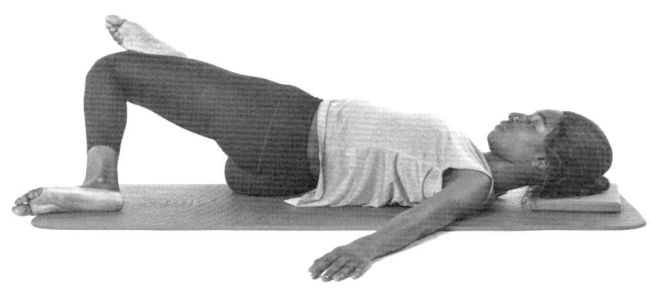

어깨 브리지(127쪽)

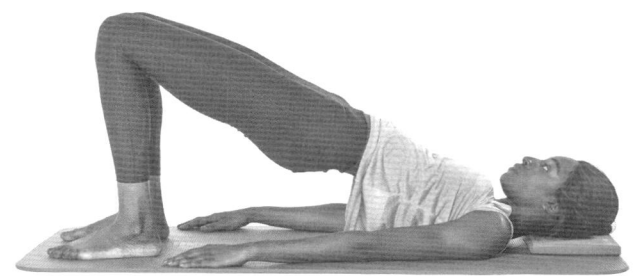

9장 | 수준별 15분 데일리 프로그램

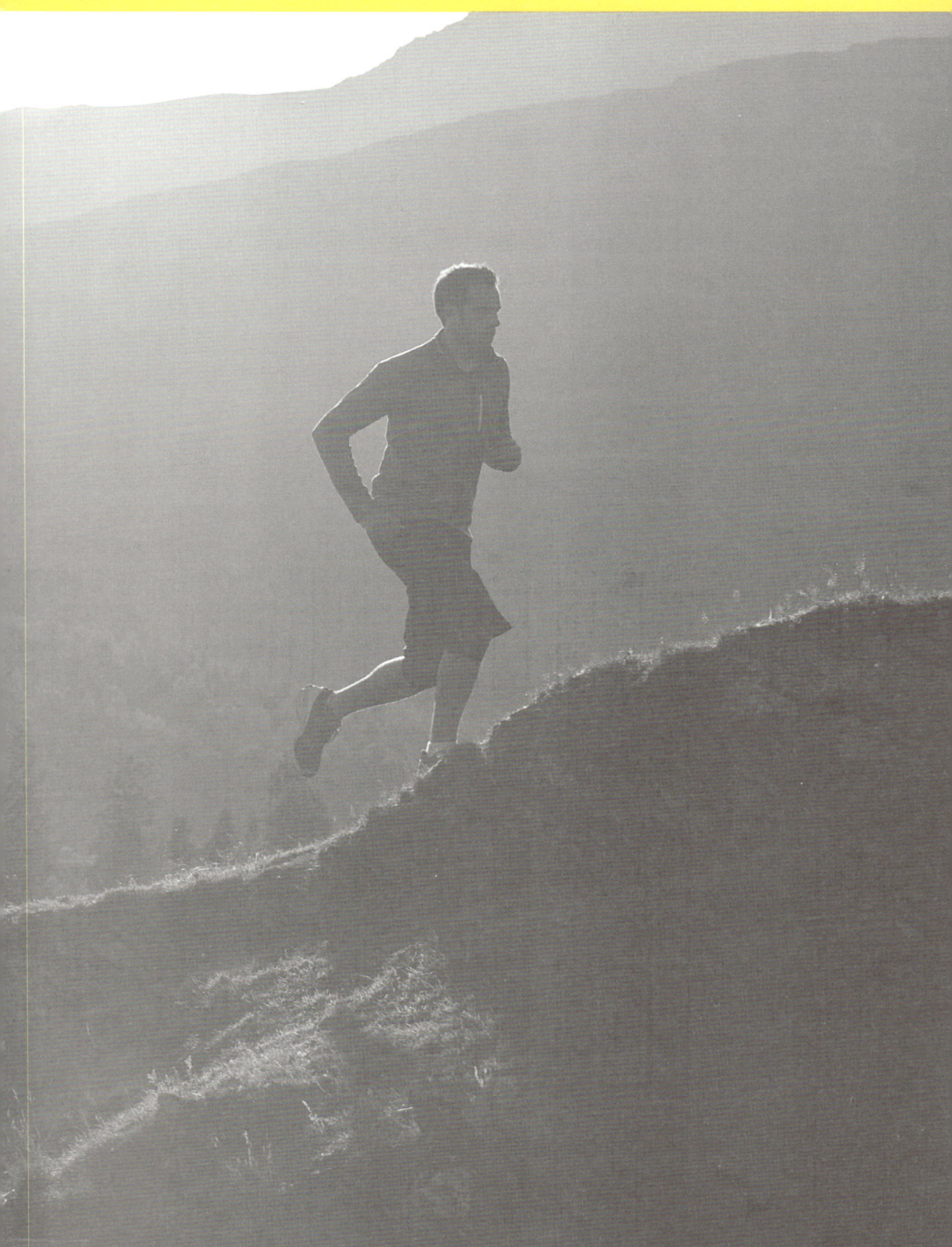

딱 하루 15분, 필라테스를 하면 달리기에 큰 도움이 된다. 9장에서 소개하는 운동 프로그램을 따라 한다면 필라테스 수련을 규칙적으로 할 수 있을 것이다. 어떤 수준으로 시작해야 할지 모르겠다면 일단 초급자용부터 시작해 보자. 어떤 부분이 효과가 있고, 어떤 부분이 더 필요한지 금방 알게 될 것이다! 그런데 만약 이 운동을 달리기 전에 하는 경우라면 반드시 미리 준비 운동을 해야 하고, 몇 가지 균형 운동도 함께 해주면 좋다. 실력이 좋아지면 반복 횟수를 늘리고 싶을 수도 있고 주어진 시간과 동작에 대한 이해, 자신의 필요에 따라 동작을 추가하거나 바꾸고 싶을 수도 있다. 여기에서 소개하는 루틴은 10~15분 정도가 걸리지만, 익숙해질 때까지는 분명 그보다 더 많은 시간이 걸릴 것이다.

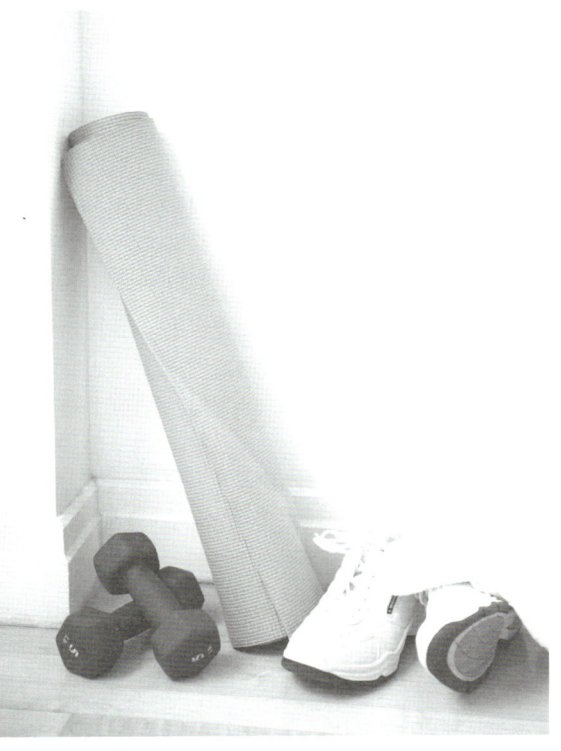

> 필라테스 동작을 10분 동안 틀리지 않고 하겠다는 목표를 세우자.
>
> 조셉 필라테스

초급자용

1일
- 롤 다운 × 3(55쪽)
- 스위밍 자세에서 백 익스텐션: 4 × 10번의 수영 동작, 백 익스텐션 2번 추가(68쪽)
- 레그 풀 프런트(71쪽)
- 팔을 뻗은 아기 자세(87쪽)
- 사이드 킥 1 × 양쪽 각각 10번(91쪽)
- 클램: 양쪽 각각 최대 16번(100쪽)
- 한쪽 무릎 접기 × 양쪽 각각 4번(106쪽)
- 넥 컬 업 × 6(117쪽)
- 어깨 브리지 × 8(127쪽)
- 롤 백 × 8(143쪽)
- 공처럼 구르기 × 8(141쪽)
- 힙 롤 × 양쪽 각각 2번(162쪽)
- 전신 스트레칭

2일
- 롤 다운 × 3(55쪽)
- 발목 가동성 × 양방향 각각 6번, 6 × 발을 뻗고 굽히기 추가(109쪽)
- 한쪽 무릎 접기 × 양쪽 각각 4번(106쪽)
- 헌드레드(준비 동작) × 2(118쪽)
- 헌드레드(120쪽)
- 어깨 브리지, 팔 동작이 더해진 심화 동작 추가 × 8(128쪽)
- 사이드 킥 2 + 허벅지 안쪽 × 양쪽 각각 10번(92쪽)
- 가슴 열기 × 양쪽 각각 6번(105쪽)
- 슈퍼맨 × 양쪽 각각 5번(64쪽)
- 팔을 뻗은 아기 자세(87쪽)

3일
- 롤 다운 × 1(55쪽)
- 기립 자세에서 팔굽혀펴기: 2세트 × 팔굽혀펴기 3번(80쪽)
- 스완 다이브 × 6(62쪽)
- 허벅지 바깥쪽과 안쪽 들어 올리기 × 양쪽 각각 16번(101-103쪽)
- 한쪽 다리 스트레칭: 총 20번을 목표로, 다리를 번갈아 가며(122쪽)
- 탄력 밴드를 가지고 힙 서클 × 양방향 각각 4번 회전과 양쪽 다리로 회전(135쪽)
- 탄력 밴드를 활용한 롤 업 × 6(146쪽)
- 척추 비틀기 × 양쪽 각각 3번(157쪽)
- 전신 스트레칭

4일
- 롤 다운 × 3(55쪽)
- 다트 자세로 삼두근 올리기 × 6(66쪽)
- 캣 스트레칭(84쪽)
- 한쪽 다리 차기 × 다리를 번갈아 가며 총 8번(76쪽)
- 사이드 킥 1 × 양쪽 각각 10번(91쪽)
- 클램: 양쪽 각각 최대 16번(100쪽)
- 넥 컬 업 × 6(117쪽)
- 한쪽 무릎 접기 × 양쪽 각각 4번(106쪽)
- 시저스: 총 최대 16번, 다리를 번갈아 가며(139쪽)
- 공처럼 구르기 × 10(141쪽)
- 크리스 크로스 × 10(149쪽)
- 전신 스트레칭

5일
- 롤 다운 × 3(55쪽)
- 어깨 안정성, 팔로 원 그리기 추가 × 각각 6번(110쪽)
- 한쪽 무릎 접기 × 양쪽 각각 4번(106쪽)
- 데드 버그 자세 × 양쪽 각각 8번(115쪽)
- 하프 티저 × 6(153쪽)
- 사이드 킥 2 + 허벅지 안쪽 × 양쪽 각각 10번(92쪽)
- 회전하는 고양이 × 양쪽 각각 6번(74쪽)
- 레그 풀 프런트, 변형 동작 2(71쪽)
- 팔을 뻗은 아기 자세(87쪽)

중급자용

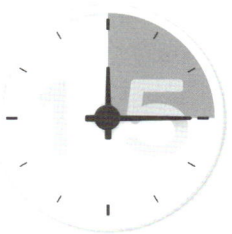

1일

- 롤 다운 × 3(55쪽)
- 스위밍 자세에서 백 익스텐션: 4 × 10번의 수영 동작, 백 익스텐션 4번 추가(68쪽)
- 레그 풀 프런트, 변형 동작 1(71쪽)
- 팔을 뻗은 아기 자세(87쪽)
- 사이드 킥 1 × 양쪽 각각 10번(91쪽)
- 클램 × 양쪽 각각 16번(100쪽)
- 한쪽 무릎 접기 × 양쪽 각각 4번(106쪽)
- 넥 컬 업 × 6(117쪽)
- 한쪽 다리 스트레칭: 총 20번을 목표로, 다리를 번갈아 가며(122쪽)
- 어깨 브리지 × 10(127쪽)
- 힙 롤 × 양쪽 각각 2번(162쪽)
- 전신 스트레칭

2일

- 롤 다운 × 3(55쪽)
- 발목 가동성 × 양방향 각각 6번, 6 × 발을 뻗고 굽히기 추가(109쪽)
- 양쪽 무릎 접기 × 총 6번, 다리를 번갈아 가며(107쪽)
- 헌드레드(준비 동작) × 2(118쪽)
- 헌드레드(120쪽)
- 어깨 브리지(중급자용) × 6(129쪽)
- 사이드 킥 2 + 허벅지 안쪽 × 양쪽 각각 10번(92쪽)
- 가슴 열기 × 양쪽 각각 6번(105쪽)
- 슈퍼맨 × 양쪽 각각 5번(64쪽)
- 팔을 뻗은 아기 자세(87쪽)

3일

- 롤 다운 × 1(55쪽)
- 기립 자세에서 팔굽혀펴기: 2세트 × 팔굽혀펴기 3번(80쪽)
- 스완 다이브 × 6(62쪽)
- 캣 스트레칭(84쪽)
- 허벅지 바깥쪽과 안쪽 들어 올리기 × 양쪽 각각 16번(101-103쪽)
- 헌드레드(준비 동작) × 2(118쪽)
- 양쪽 다리 스트레칭 × 10(124쪽)
- 힙 서클 × 양쪽, 양방향으로 4번(134쪽)
- 척추 스트레칭을 하며 롤 업 × 8(144쪽)
- 척추 비틀기 × 양쪽 각각 3번(157쪽)
- 전신 스트레칭

4일

- 롤 다운 × 1(55쪽)
- 덤벨을 들고(선택사항) 다트 자세로 삼두근 올리기 + 덤벨을 들고 4번 반복(덤벨 없이는 6번)(66쪽)
- 양쪽 다리 차기 × 6(78쪽)
- 캣 스트레칭(84쪽)
- 사이드 킥 3에서 토르페도 × 양쪽 각각 10번(94쪽)
- 헌드레드(준비 동작) × 2(118쪽)
- 시저스 × 총 16번, 다리를 번갈아 가며(139쪽)
- 한쪽 다리 브리지 × 양쪽 각각 3번(132쪽)
- 공처럼 구르기 × 10(141쪽)
- 크리스 크로스 × 총 10번, 팔꿈치와 무릎을 번갈아 가며(149쪽)
- 전신 스트레칭

5일

- 롤 다운 × 3(55쪽)
- 어깨 안정성, 팔로 원 그리기 추가 × 각각 6번(110쪽)
- 한쪽 무릎 접기 × 양쪽 각각 4번(106쪽)
- 덤벨을 들고(선택사항) 데드 버그 자세 × 양쪽 각각 8번(115쪽)
- 리버스 레그 풀 × 4(136쪽)
- 티저 × 6(151쪽)
- 사이드 킥 4, 햄스트링 추가 × 양쪽 각각 10번(96쪽)
- 회전하는 고양이 × 양쪽 각각 6번(74쪽)
- 레그 풀 프런트(71쪽)
- 팔을 뻗은 아기 자세(87쪽)

상급자용

1일
- 롤 다운 × 3(55쪽)
- 스위밍 자세에서 백 익스텐션: 4 × 10번의 수영 동작, 백 익스텐션 4번(68쪽)
- 레그 풀 프런트 × 다리를 번갈아 가며 다리 들어 올리기 총 6번(71쪽)
- 덤벨을 사용하여(선택사항) 사이트 킥 3에서 토르페도 × 양쪽 각각 10번(94쪽)
- 클램, 양발을 들어 올리고 × 양쪽 각각 10번(100쪽)
- 한쪽 무릎 접기 × 양쪽 각각 4번(106쪽)
- 헌드레드(준비 동작) × 2(118쪽)
- 헌드레드, 다리를 뻗고(121쪽)
- 어깨 브리지 × 10(127쪽)
- 힙 롤 × 양쪽 각각 2번(162쪽)
- 전신 스트레칭

2일
- 롤 다운 동작으로 기립 자세에서 팔굽혀펴기 3 × 3(80쪽)
- 발목 가동성 × 양방향 각각 6번, 6 × 발을 뻗고 굽히기 추가(109쪽)
- 양쪽 무릎 접기 × 총 8번, 다리를 번갈아 가며(107쪽)
- 헌드레드(준비 동작) × 2(118쪽)
- 양쪽 다리 스트레칭 × 10(124쪽)
- 어깨 브리지(상급자용) × 양쪽 각각 4번(131쪽)
- 사이드 킥 2 + 허벅지 안쪽 × 양쪽 각각 10번(92쪽)
- 가슴 열기 × 양쪽 각각 6번(105쪽)
- 슈퍼맨 × 10(64쪽)
- 팔을 뻗은 아기 자세(87쪽)
- 톱질 × 양쪽 각각 3번(155쪽)

3일
- 롤 다운 × 심화 동작으로 3번(55쪽)
- 덤벨을 들고 다트 자세로 삼두근 올리기 × 6(66쪽)
- 허벅지 바깥쪽과 안쪽 들어 올리기 × 양쪽 각각 16번(101-103쪽)
- 헌드레드(준비 동작) × 2(118쪽)
- 헌드레드, 다리를 뻗고(121쪽)
- 힙 서클 × 양쪽, 양방향으로 4번(134쪽)
- 척추 스트레칭을 하며 롤 업 × 10(144쪽)
- 리버스 레그 풀 × 다리 올리기 양쪽 각각 3번씩 6세트(136쪽)
- 척추 비틀기 × 양쪽 각각 3번(157쪽)
- 전신 스트레칭

4일
- 롤 다운 × 1(55쪽)
- 스완 다이브 × 8(62쪽)
- 캣 스트레칭에서 다운 독(85쪽)
- 양쪽 다리 차기 × 8(78쪽)
- 사이드 벤드 × 4, 양쪽 각각 '바늘에 실 꿰는' 동작 추가(98쪽)
- 클램, 양발을 들어 올리고 × 양쪽 각각 10번 하고 ×10번 추가(100쪽)
- 시저스 × 총 16번, 다리를 번갈아 가며(139쪽)
- 한쪽 다리 브리지 × 양쪽 각각 3번(132쪽)
- 공처럼 구르기 × 발을 바닥에서 떼고 10번(141쪽)
- 힙 트위스트 × 양방향으로 각각 4번(147쪽)
- 전신 스트레칭

5일
- 롤 다운 × 3(55쪽)
- 어깨 안정성, 덤벨을 들고 팔로 원 그리기 추가 × 각각 4번(110쪽)
- 양쪽 무릎 접기 × 양쪽 각각 4번(107쪽)
- 덤벨을 들고 데드 버그 자세 × 양쪽 각각 4번(115쪽)
- 크리스 크로스 × 팔꿈치와 무릎을 번갈아 가며 10번(149쪽)
- 티저 × 10(151쪽)
- 사이드 킥 4 + 햄스트링 스트레칭 × 양쪽 각각 10번(96쪽)
- 회전하는 고양이 × 양쪽 각각 6번(74쪽)
- 레그 풀 프런트(71쪽)
- 코브라 스트레칭(89쪽)
- 팔을 뻗은 아기 자세(87쪽)

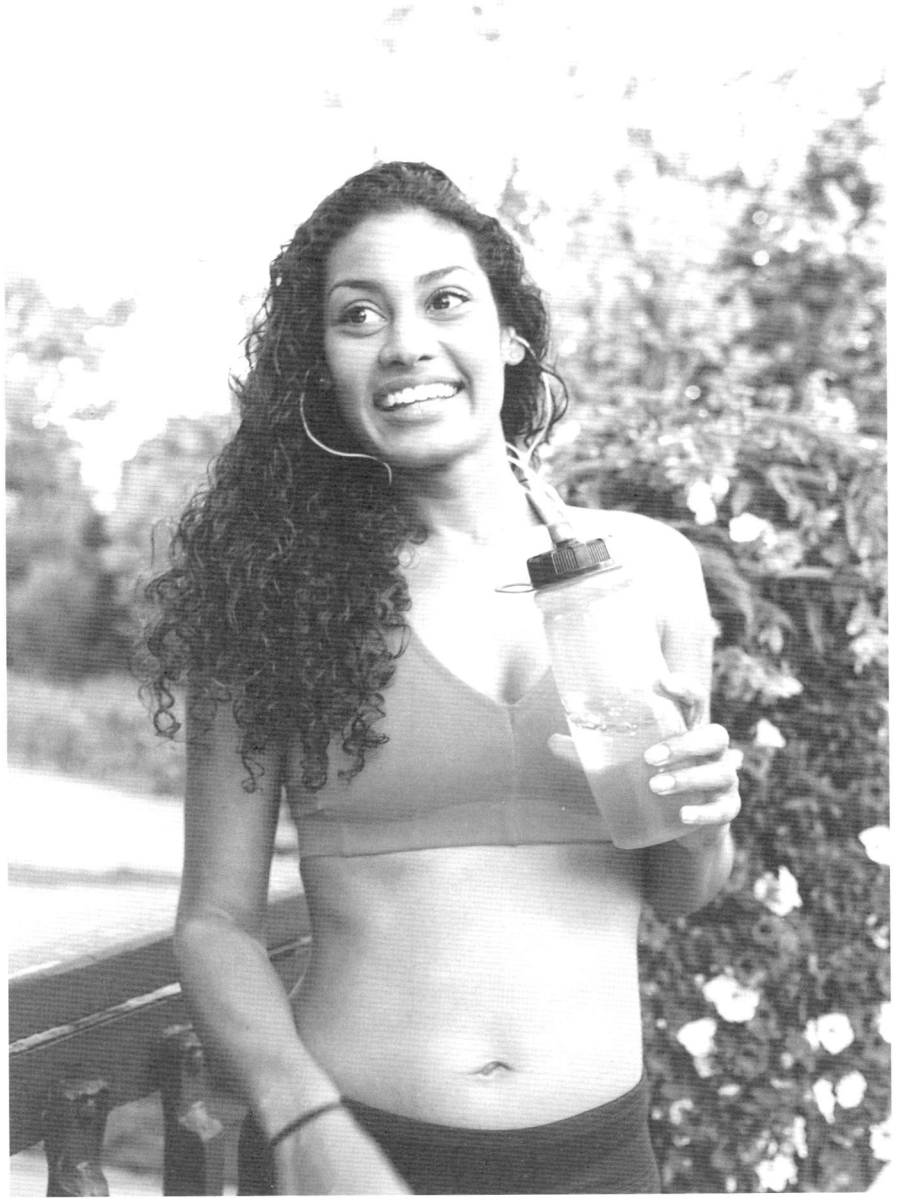

10장 | 오버트레이닝 회복 운동

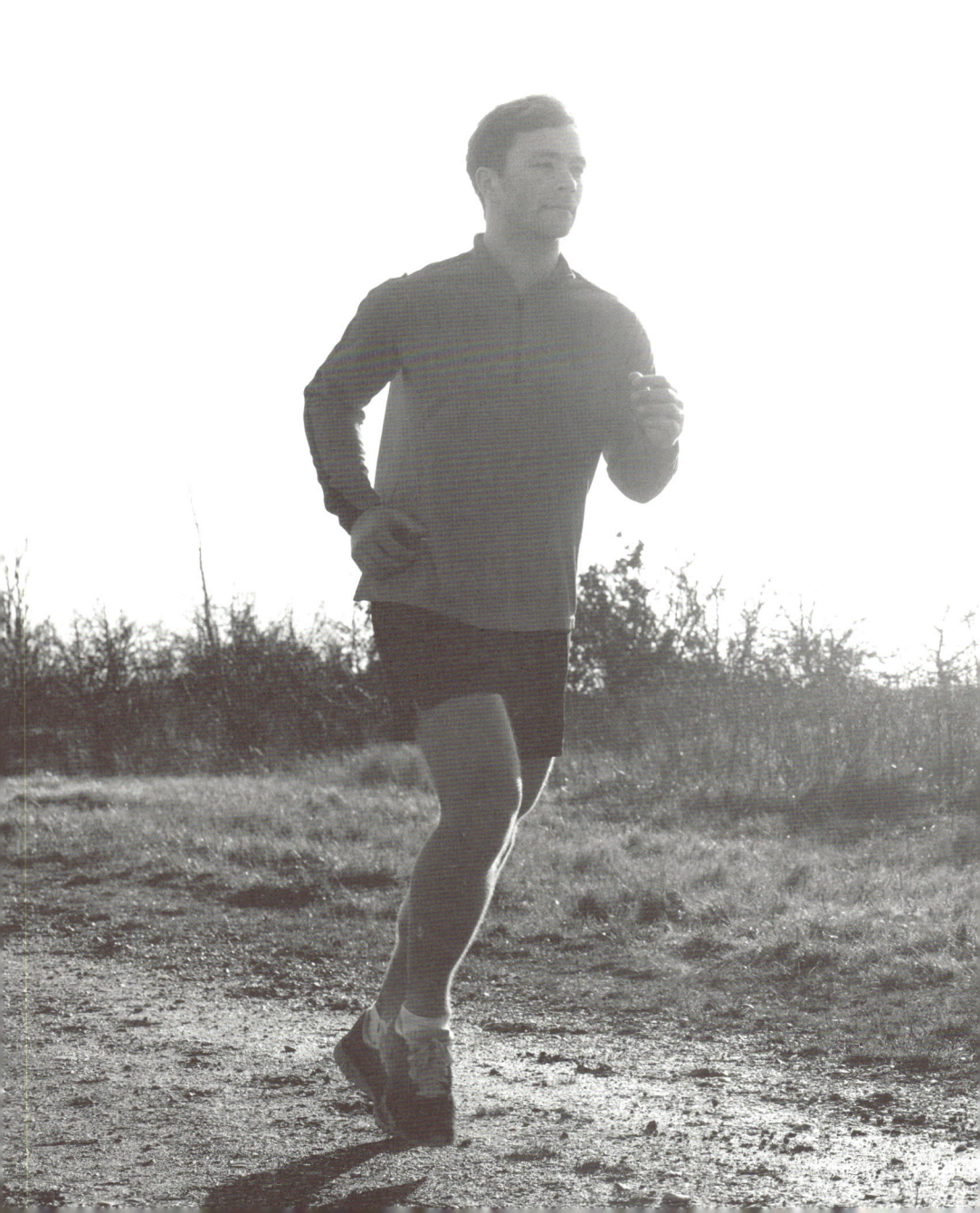

이제 막 달리기를 시작한 사람이든 울트라 마라토너이든 누구나 달리기를 하면 삶의 만족도가 향상되기 마련이다. 그런데 러너들은 과도하게 달리는 경향이 있고, 이는 오버트레이닝으로 이어지기도 한다. 간혹 체력이나 건강, 일상생활에 지장을 주면서까지 훈련에 강박을 보이기도 한다. 안타깝게도 최적의 훈련과 과도한 훈련은 정말 한 끗 차이다.

아무리 열심히 훈련해도 체력 수준이나 달리기 실력이 향상되지 않는 시기가 있다. 간혹 오히려 나빠지기도 한다. 예전에는 10km를 달리기가 그리 힘들지 않았는데, 지금은 아무리 훈련량이 많아도 10km를 달리려면 엄청나게 노력해야 한다. 연구에 따르면, 전체 러너의 절반 이상이 이러한 일을 겪게 되고 과도한 훈련을 하게 되는 시기를 갖게 된다고 한다. 만약 감기가 떨어지지 않고 숙면을 하기가 힘들고, 입맛이 없으며 계속 피곤하다면, 잠시 멈추고 혹시 과도한 훈련으로 너무 지쳐 있는 건 아닌지 생각해 보자. 자신보다 가족들이 먼저 알아채는 경우도 상당히 많다.

필라테스를 하면 치유할 수 있는 고요한 시간을 가질 수 있다. 하던 일을 잠시 멈추고 휴식하며 회복할 수 있는 시간과 자원을 몸과 마음에 줄 수 있을 것이다. 그러면 다시 일어나 달릴 수 있다. 그런데 여기에서 가장 어려운 부분은 먼저 자신이 과도하게 훈련하고 있다는 것을 인정하는 것이다.

과도한 훈련으로 인한 일반적인 증상은 다음과 같다.

- 식욕 상실과 체중 감소
- 설탕과 카페인 중독
- 불면증 혹은 자다가 자주 깨는 수면 패턴
- 기침, 감기, 두통, 인후염, 가벼운 전염병에 자주 걸리고 낫지 않음
- 성욕 감퇴
- 가벼운 상처가 아무는 데 오래 걸림
- 우울하고 기분이 오락가락하며 쉽게 화가 남, 자신감 하락
- 다리가 무겁고 아프거나 경직되어 움직이지 않음
- 집중력 저하
- 안정 시 심박수 증가

필라테스가 정말 좋은 이유는 몸이 어떻게 느끼고 작동하는지 훨씬 더 가까이에서 살펴볼 수 있기 때문이다. 훈련 과정에서 이전과는 다른 사소한 변화를 신체적으로도 정신적으로도 감지할 수 있다. 자신의 몸에 집중하면서, 누구에게나 필라테스를 통한 체력 관리는 놀라울 정도로 도움이 된다.

과도한 훈련을 방지하는 또 다른 방법은 달리기 일지를 작성하는 것이다. 달리기 시간과 경로만 기록하는 것이 아니라 필라테스 수련 내용과 전반적인 기분에 관해서도 기록한다. 예를 들면, '다리가 무거움', '완전 지침', '피곤함'과 같은 패턴이 나타날 수 있다. 최악의 상황으로 치닫기 전에 과도한 훈련의 경고 신호를 감지하고 증상이 악화되기 전에 스스로 조절할 수 있게 될 것이다.

> 저는 말하자면 옛날 러너입니다. 훈련에서 가장 중요한 건 더 많이 달리는 거였죠. 2013년 47세의 나이로 5km, 8km, 10km, 16km, 하프 마라톤, 32km 마라톤에서 개인 최고 기록을 세웠고, 일주일에 128~144km 정도를 달렸어요. 그 결과 골반의 피로 골절이 왔습니다. 8개월 동안 한 발짝도 뛸 수 없었어요. 그렇게 긴 회복 기간 중 필라테스를 권유받았지요. 그 뒤 달리기의 모든 면이 좋아졌고, 가장 중요한 사실은 부상 없이 뛸 수 있게 되었습니다. 그리고 필라테스를 시작한 이후로 오랫동안 저를 괴롭혔던 등과 무릎 문제도 해결되었다는 것도 꼭 말하고 싶어요. 수업을 마칠 때면 키가 더 커지고 더 강해진 기분이 들고, 당장이라도 달릴 수 있을 것 같아요! 저는 일주일에 3-4번 집에서 필라테스 수업을 받아요. 필라테스와 달리기 중 하나를 선택하라고 한다면 저는 필라테스를 선택하겠어요.
> 로빈 맥코이, 마라토너

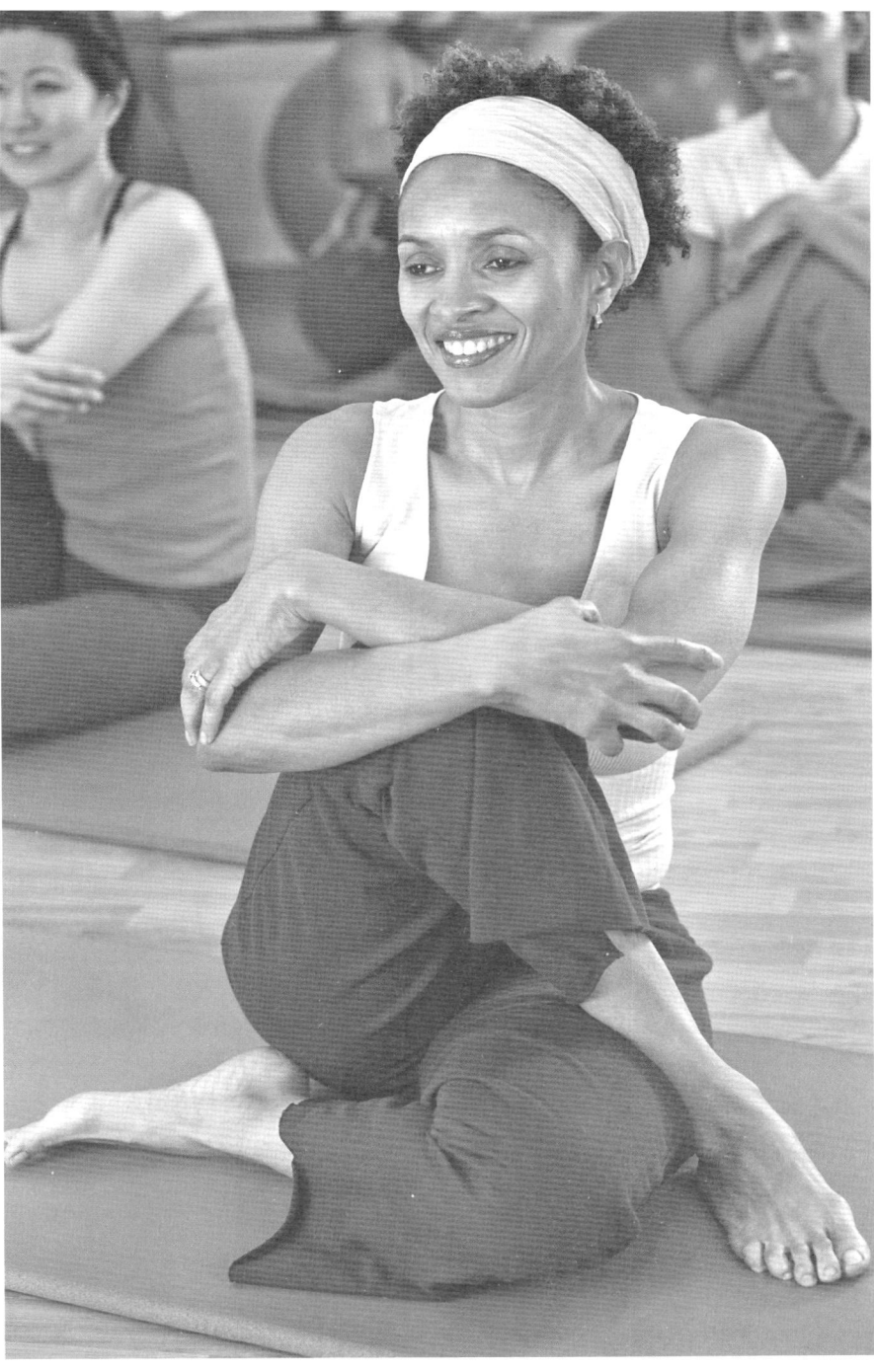

11장 | 부상 증상별 운동

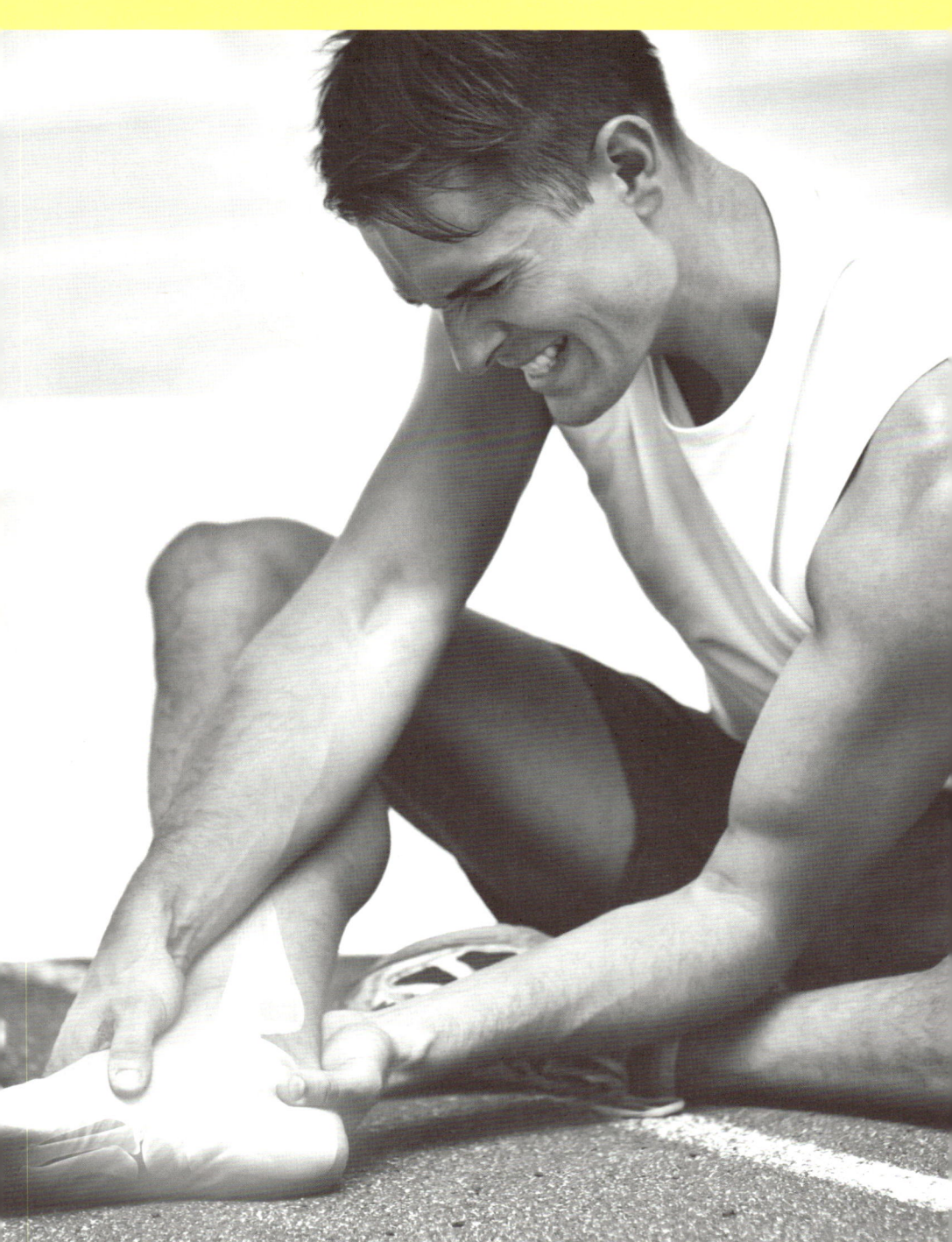

"훈련을 중단하고 휴식해야 합니다!" 이 말은 러너라면 결코 듣고 싶지 않은 말이다. 많은 러너들이 필라테스의 효과와 즐거움에 대해 알게 되는 계기가 바로 부상이다. 보통 부상 때문에 전문가를 찾아갔다가 필라테스를 소개받고, 처음으로 이 운동을 경험하게 되는 것이다. "제 접골사·물리 치료사·척추 지압사·스포츠 치료사가 꼭 필라테스를 해야 한다고 말했어요!"도 러너들이 자주 듣는 말이다.

이 장에서는 흔하게 발생하는 달리기 부상에 대해 다룬다. 기본적인 증상과 일반적인 원인, 전문가 조언과 적절한 운동법을 실어두었다. 모든 종류의 부상을 소개하지는 못하지만, 가장 자주 접하게 되는 부상을 소개한다. 이러한 내용을 지침서로 활용해 주길 바란다. 증상이 기적처럼 없어지고 부상이 저절로 사라지기를 바라기보다는 이 장의 내용을 참고하여 전문가의 조언과 도움을 찾아보길 바란다. 무엇을 해야 할지 확실히 알게 되면 잘못된 것을 바로잡을 수 있다.

정말 강조하고 싶은 점은 규칙적으로 필라테스를 하면 부상을 예방하는 데 실제로 도움이 된다는 것이다. 또한 현재 부상을 치료하는 중이더라도 필라테스가 많은 도움이 된다. 재활을 통해 어쩌면 부상 전보다 더 건강해진 몸으로 다시 달릴 수 있을 것이다.

≫ 급성 손상

과거에는 급성 손상이 발생했을 때 대부분 RICE 요법(안정Rest, 얼음찜질Ice, 압박Compression, 환부 높임Elevation)을 적용했지만, 현재는 추세가 달라지고 있다. 최근 연구에 따르면 급성 손상 후 온전히 쉬는 것보다 보호 장치를 착용한 후 가볍게 움직이는 편이 더 효과적이라고 한다. 하지만 여기서 주의해야 할 점은, 만약 다친 부위를 움직일 때 극심한 통증이 발생한다면 즉시 멈추고 전문의와 상의해야 한다.

RICE 요법을 대신하여 POLICE 요법을 소개한다. POLICE 요법은 다친 부위를 보호하고(Protection), 무리가 되지 않는 범위 내에서 가볍게 움직이면서(Optimal Loading, 체중 부하), 얼음찜질하고(Ice, 한 시간마다 10분씩), 다친 부위를 압박하고(Compression) 높게 올려주는(Elevation) 것이다. 부상의 급성 단계는 48시간에서 72시간 사이거나 간혹 더 길어지기도 한다. 부상을 치료하는 데 걸리는 시간은 부상의 심각도와 부위에 따라 달라진다. 러너들이 가장 많이 하는 질문은 바로 이것이다. "언제 낫고 언제 다시 뛸 수 있어요? 그냥 이 상태로 뛰면 안 될까요?"

⫸ 족저근막염

❯ 증상
- 발뒤꿈치 안쪽에서 발생하는 통증으로 유리 위를 걷는 것과 비슷한 느낌이다. 아침에 첫발을 내디딜 때 통증이 심하다. 근막이 따뜻해지면 통증이 줄어들기 시작한다.
- 달릴 때는 불편함이 없다가, 달리기가 끝나면 바로 통증이 발생한다.
- 치료하지 않고 방치하는 경우 불편한 부분을 보상하기 위해 걸음걸이가 바뀔 수 있고, 이는 신체 불균형으로 이어질 수 있다.

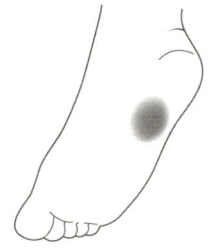

족저근막염은 유리 위를 걷는 것과 같은 느낌이 들 수도 있다.

❯ 원인
- 발 안쪽에 가해지는 지속적인 스트레스로 근막과 주변 조직에 염증이 유발된다.
- 아킬레스건이나 종아리 근육의 긴장으로 발에 스트레스가 가중된다.
- 평발인 경우 근막에 과도한 부담을 줄 수 있다.
- 간혹 닳거나 발을 제대로 지탱할 수 없는 운동화가 원인이 되기도 한다.

❯ 치료
- 발의 안쪽을 마사지한다. 테니스공이나 뾰족뾰족한 마사지 볼, 아니면 물을 가득 채워 얼린 작은 플라스틱 물병에 발을 굴려준다.
- 달린 후 10분 동안 발바닥을 얼음찜질하면 염증을 줄이는 데 도움이 된다.
- 자는 동안 양말용 부목을 착용하면 발뒤꿈치에 겔이 흡수되는 데 도움이 된다.
- 올바른 신발을 신고 있는지 확인한다. 달리기 전문 업체에서 자신의 걸음걸이를 분석해본다.
- 발 교정용 깔창이 도움이 되기도 한다.
- 휴식한다.

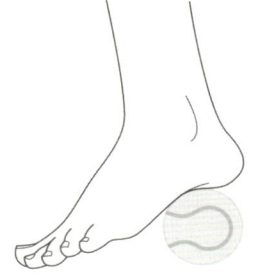

테니스공으로 마사지를 하면 도움이 된다.

❯ 예방
- 종아리 근육과 아킬레스건의 유연성을 기른다. 달린 후, 혹은 달리는 중이라도 충분히 스트레칭을 해야 한다.
- 발의 가동성을 높이고 발을 강화하는 운동을 한다(59쪽).
- 발을 강화하기 위해 발가락으로 펜이나 작은 공, 구슬, 수건을 집어 올리는 연습을 한다!

》》》 장경인대 증후군

》증상

- 무릎 관절의 바깥쪽이 불편하다.
- 달릴 때, 특히 내리막길을 달릴 때 무릎에 통증이 발생한다.
- 다리를 펴거나 굽힐 때 무릎 부위에 통증이 발생한다.
- 일반적으로 달리기를 멈췄을 때 통증이 사라진다.

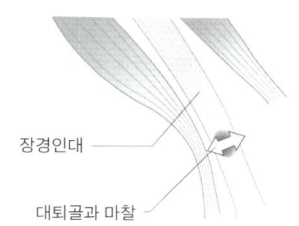

》원인

- 과도한 사용이 원인이다. 달릴 때 계속 무릎을 굽히면서 장경인대와 무릎 옆에 있는 대퇴부(허벅지 뼈)의 바깥쪽이 반복적으로 마찰하면서 염증이 발생한다.
- 또한 고르지 못한 길을 달리거나 달리기 방식과 자세가 이 부위에 스트레스를 유발하는 경우에도 발생할 수 있다.

》치료

- 장경인대를 따라 폼 롤러를 굴려준다.
- 장경인대, 대퇴사두근, 햄스트링, 둔근의 연부 조직을 마사지한다.
- 모든 다리 근육을 뻗어준다.
- 부상 부위를 얼음찜질한다.
- 장경인대 스트레칭(169쪽)을 한다.

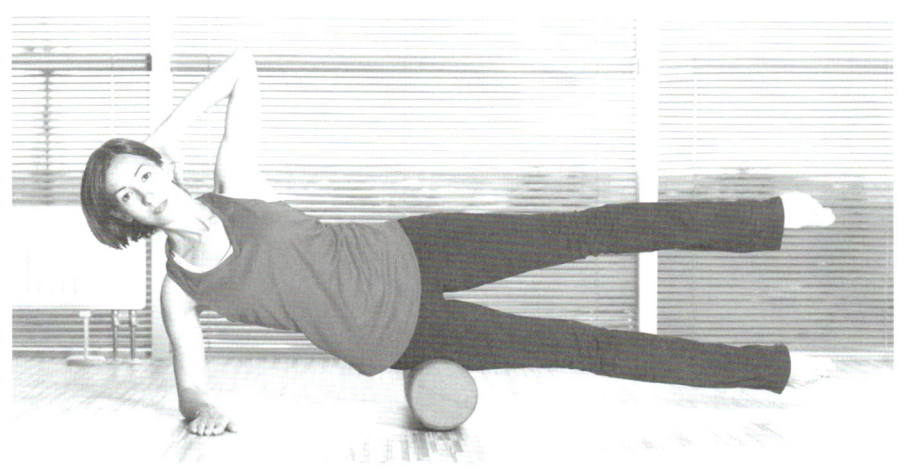

>> 예방

- 자세와 골반 안정성에 유의한다.
- 규칙적으로 스트레칭을 한다(장경인대 스트레칭 감고, 169쪽).
- 클램·측면 고관절 열기 운동을 한다(100쪽).
- 사이드 킥 운동을 한다(90-103쪽).
- 장경인대를 강화하고 길게 늘이기 위해 양쪽 다리 스트레칭(122쪽) 동작을 한다.
- 올바른 신발을 착용한다.

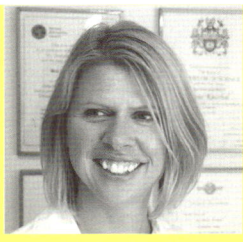

전문가 조언

접골사인 제인 카우셜에 따르면, 달리기로 인해 발생하는 가장 흔한 부상은 장경인대 증후군과 족저근막염, 아킬레스건염이다.

이러한 부상은 모두 후방 사슬(둔근, 햄스트링, 종아리)과 관련이 있다. 부상으로 인해 전혀 다른 부위가 아플 때도 있다. 후방 사슬 근육들은 강하면서도 유연해야 한다. 그래야 부상을 예방하고 최대한 빨리 재활할 수 있다. 필라테스를 규칙적으로 한다면 이 모든 것이 가능해진다. 예를 들면, 클램 운동은 둔근을 엄청나게 강화하는 동작으로, 장경인대 내에 있는 염증을 예방·완화하는 데 도움이 된다.

》》》 이상근 증후군

>> 증상

- 엉덩이 깊숙한 안쪽에 통증이 생긴다.
- 간혹 통증이 다리 뒤쪽을 따라 발까지 내려갈 수 있다.
- 계단을 오르거나 앉을 때 통증이 심해진다.

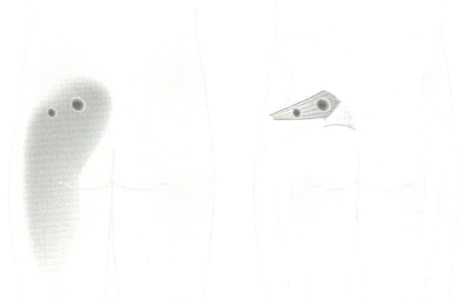

이상근 증후군

>> 원인

- 잘못된 자세와 달리기 기술
- 약한 둔근
- 내전근(허벅지 안쪽)이 경직되어 달릴 때 외전근(허벅지 바깥쪽)이 더 많은 일을 해야 하고, 그 결과 이상근에 많은 부담을 주게 된다.
- 반복적인 달리기 동작으로 간혹 이상근과 관련된 근육들이 짧아지고, 이로 인해 좌골 신경에 통증을 유발할 수 있다.

▶ 치료

- 심부 조직 스포츠 마사지
- 폼 롤러 굴리기
- 이상근 스트레칭(167쪽)
- 이상근 증후군이 평발 때문이라면 교정용 깔창이 도움이 될 수 있다.
- 휴식한다.

▶ 예방

- 자세를 개선한다.
- 둔근을 강화한다(어깨 브리지 참고, 127쪽).
- 내전근의 유연성을 기르고 내전근을 강화한다(165쪽).
- 이상근 스트레칭(167쪽)

아킬레스건염

▶ 증상

- 아킬레스건에 타는 듯한 통증이나 압통이 발생한다.
- 자는 동안 발목을 움직이지 않아 아침에 첫발을 내디딜 때 통증이 발생하고 경직된다.
- 간혹 붓고 열이 나며 '삐걱거리는' 듯한 느낌이 든다.

아킬레스건염

▶ 원인

- 자세 불균형
- 종아리 근육이 땅기거나 약함
- 훈련량이 급격히 증가한 경우, 특히 고르지 못한 지형에서 오르막 훈련이나 달리기를 했을 때
- 달리다가 발을 삐었을 때
- 잘못된 신발 – 발뒤꿈치 쪽에 쿠션이 부족한 신발
- 과도한 사용
- 평발

▶ 치료

- 급성 단계에서는 POLICE 요법을 적용한다.
- 종아리를 부드럽게 스트레칭한다(168쪽).
- 발뒤꿈치를 천천히 부드럽게 들어 올린다(59쪽).
- 스스로 부상 부위와 종아리 근육을 마사지하여 긴장을 완화한다.

▶ 예방

- 종아리 근육과 햄스트링의 유연성을 기른다.
- 종아리 근육과 아킬레스건의 근육을 강화한다(168쪽).

> 저는 현재 두 가지 부상으로 회복 중이에요. 하나는 서혜부(내전근 관련) 부상이고, 다른 하나는 족저근막염이에요. 필라테스에는 부상 관리와 재활 프로그램에 직접적으로 포함되는 특정 동작들이 있어요. 예를 들어, 둔근과 햄스트링, 그리고 내전근을 강화하는 동작은 서혜부 부상 회복에 큰 도움이 되어요. 필라테스는 전신 근력 강화에 초점을 두기 때문에, 재활 프로그램에 포함되지 않는 게 오히려 이상할 정도라고 생각해요.
>
> 타니아 볼드윈-파스크, 트레일 러너

> 아킬레스건염은 러너가 스트레칭을 소홀히 하는 경우에 생기기도 해요. 근육이 짧아지면 해당 조직에 가해지는 스트레스가 증가하게 되고, 이게 부상으로 이어지게 되죠. 스트레칭은 치료 효과가 매우 뛰어나므로 달린 후에 스트레칭을 하는 습관을 들이면 정말 좋지만, 흔히들 까먹고 있다가 지나고 나서야 생각하곤 하죠. 러너라면 몸을 다양한 방식으로 움직일 수 있는 다른 활동을 해보길 추천해요. 필라테스는 근육을 강화하면서 스트레칭 효과도 있는 정말 좋은 운동이에요.
>
> 사이먼 풀, 족부전문의

〉〉〉 러너스 니(Runner's knee, 슬개대퇴 통증 증후군)

〉 증상
- 슬개골 주변이 불편하다.
- 내리막길을 달리거나 계단을 오르거나 내려갈 때 통증이 심해진다.
- 무릎을 굽히거나 스쿼트 자세일 때 통증이 발생한다.

〉 원인
- 자세가 바르게 정렬되지 못한 경우에 발생한다. 고관절 외전근이 약해지면 안짱다리가 된다.
- 대퇴사두근, 햄스트링, 장경인대, 둔근이 경직된 경우
- 과도한 사용

러너스 니

〉 치료
- 무릎을 쉬게 한다! POLICE 요법
- 대퇴사두근, 햄스트링, 종아리 근육, 장경인대, 둔근을 부드럽게 스트레칭한다.
- 대퇴사두근, 햄스트링, 종아리 근육의 연부 조직을 마사지하거나 폼 롤러를 굴려준다.
- 장기적으로 봤을 때 발 교정용 깔창이 도움이 되기도 한다.

〉 예방
- 한쪽 다리 균형 운동(157쪽)
- 대퇴사두근 강화 운동
- 클램·측면 고관절 열기 운동(100쪽)
- 골반 안정성을 높이고 대퇴사두근과 둔근을 강화하는 운동
- 코어 강화 운동

》》》 정강이 부목

》 증상
- 다리 아래쪽의 앞부분에 통증이나 욱신거림이 발생한다. 주로 정강이뼈(경골)의 안쪽에서 통증이 느껴진다.
- 달리기를 시작할 때 통증이 심해지고, 어느 정도 달리면 통증이 완화되기도 한다.
- 달리기를 멈추면 다시 불편해진다.

》 원인
- 단기간에 달리는 거리 증가
- 과도한 사용
- 다리 아래쪽 근육과 발 사이의 근육 불균형 (피곤하거나 종아리 근육 경직)
- 딱딱한 지형 달리기
- 부적절하거나 낡은 신발
- 평발

정강이뼈 통증

》 치료
- 급성 단계에서는 POLICE 요법을 적용한다.
- 스트레칭(165~173쪽)
- 가능하면 쿠션감이 좋은 올바른 신발

》 예방
- 달리기 전에 준비 운동을 한다.
- 부드러운 길을 달린다.
- 하체를 강화한다.

> 모든 질병과 관련하여 해당 조직이 스트레스를 받게 되는 경로는 매우 다양한데, 그중 하나가 발이 놓인 위치 때문이에요. 발이 '평발과 같은' 모양이 되면 그 부분이 스트레스를 받을 수 있어요. 그렇지만 평발의 정도가 심하다고 해서 더 많은 스트레스를 받는 것도 아니에요. 아주 약간 평발과 같은 모양이라 하더라도 훨씬 많은 스트레스를 받을 수도 있어요. 이상적인 모양이란 건 없어요. 자신이 허용할 수 있는 범위 내에서 몸이 움직이는 방식에 따라 달라져요. 필라테스 수업을 들으면 최적의 자세에서 몸을 움직일 수 있게 되고 결과적으로 허용 범위 내에서 올바른 자세를 유지할 수 있어요. 이런 상황에서 부상이 발생하게 되면 교정용 깔창만 착용해도 다시 달릴 수 있을 거예요.
>
> 사이먼 폴, 족부전문의

⟫⟫⟫ 햄스트링 좌상

⟫ 증상
- 허벅지 뒤쪽이 불편하거나 붓기도 한다.
- 햄스트링 스트레칭을 하거나 달릴 때 허벅지 뒤쪽이 땅긴다.

⟫ 원인
- 단기간에 달리기 강도를 높일 때
- 제대로 준비 운동을 하지 않을 때
- 햄스트링이 약해지거나 경직되었을 때
- 햄스트링과 대퇴사두근 사이의 근육 불균형, 혹은 둔근이 약해져서 햄스트링이 너무 많은 일을 하게 되면서 과도한 사용으로 이어졌을 때

햄스트링

⟫ 치료
- 급성 단계에서는 POLICE 요법을 적용한다.
- 적절한 때 연부 조직 스포츠 마사지를 한다.

⟫ 예방
- 달리기 전에 준비 운동을 한다.
- 스트레칭과 근육을 강화하는 운동을 한다.
- 어깨 브리지(127쪽) 운동을 한다.
- 사이드 킥 운동(90-103쪽)을 한다.
- 롤 다운(55쪽) 운동을 한다.

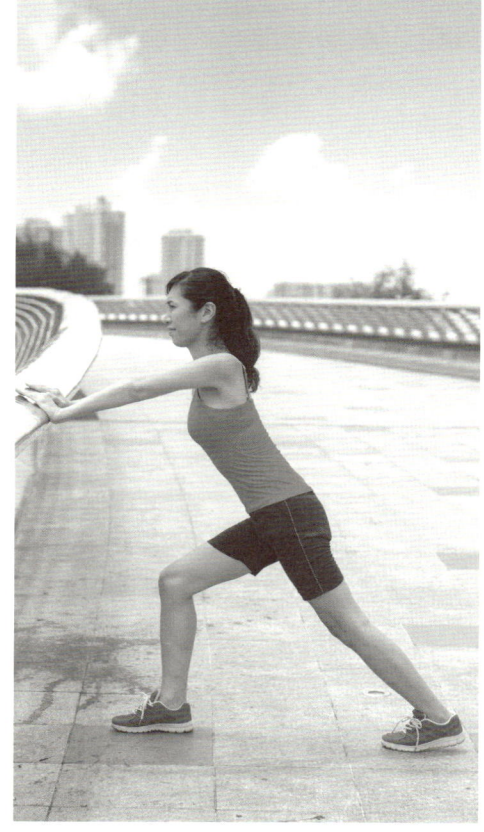

> 다시 달릴 수 있기를 기다리는 기간 동안, 필라테스는 부상으로 다친 부위를 강화하고 다른 부분들을 건강하게 유지하는 데 도움이 되었어요.
> 마리나 니버, 러너

⟫ 종아리 부상

⟫ 증상
- 종아리 근육이 땅기거나 통증을 유발한다.
- 달릴 때 통증이 계속된다.
- 종아리 근육에 부종이 발생한다.

⟫ 원인
- 달리기 전에 제대로 준비 운동을 하지 않아서 발생한다.
- 간혹 종아리 근육을 억지로 수축하는 경우 발생한다.

종아리 근육 손상

⟫ 치료
- 급성 단계에서는 POLICE 요법을 적용한다.
- 적절할 때 연부 조직 스포츠 마사지를 한다.

⟫ 예방
- 종아리 근육을 강화한다(59쪽).
- 종아리 근육을 길게 늘이고 스트레칭을 한다.
- 달리기 전에 충분히 준비 운동을 한다.
- 한쪽 다리 균형 운동(57쪽)을 한다.

> 필라테스를 하면 코어가 강화되고, 몸이 이완되며 가동성과 균형감도 좋아져요. 움직임이 부드러워지고 몸 전체가 자연스럽게 연결돼요. 이런 점에서 필라테스는 (근육, 힘줄, 근막 같은) 연부 조직 마사지와 비슷한 효과를 주죠. 마사지는 조직의 긴장을 풀고 관절을 원활하게 움직이게 하며, 불편한 부위를 완화해 몸의 흐름을 회복시켜요. 그래서 필라테스는 마사지를 받은 뒤 실천하기에도 잘 맞는 운동이에요.
>
> 팀 페인, 《스포츠 마사지 완벽 가이드》 저자이자
> 영국 스포츠 테라피 책임자

⫸ 발목 염좌

❯ 증상
- 발목 관절 주변에 통증이 발생하고 경직된다.
- 발의 옆면이 붓는다.
- 체중을 싣기가 불편하고 발목이 불안정하다.
- 멍이 발 쪽으로 내려간다.

❯ 원인
- 발목을 베었거나 접질렀을 때
- 고르지 못한 지형을 뛰었을 때
- 아킬레스건이 경직되었을 때

발목 관절 주변 통증과 경직 증상

❯ 치료
- 급성 단계에서는 POLICE 요법을 적용한다.
- 발목을 부드럽게 움직여본다.
  이때 통증이 심해져서는 안 된다.

❯ 예방
- 발목 관절을 강화한다(59쪽).
- 한쪽 다리 균형 운동을 한다(57쪽).
- 코어를 강화하는 운동을 한다.

    이러한 부상들은 적절히 치료하지 않거나 방치하면 증세가 급격히 악화된다. 대개 러너들은 부상을 인정하지 않고 멈춰야 한다는 사실을 받아들이지 않는 편이다. 분명 통증이 발생한 이유가 있으니 주의를 기울여야 한다. 길게 보면, 올바른 치료법을 빨리 찾을수록 더 빨리 달릴 수 있게 된다. 걱정하고 안달 낼 필요도 없다.

    부상으로 긴장하게 되면 그 자체만으로 정신과 육체 모두가 약해진다. 필라테스는 긴장을 풀고, 달리지 못하는 상황에서 발생하는 불안과 스트레스를 해소하는 데 도움이 된다. 신체적인 관점에서 이야기하자면, 모든 필라테스 동작은 부상 부위의 근육을 이완시킬 뿐만 아니라 재활에도 도움이 된다. 필라테스로 인해 치료 과정을 훨씬 더 쉽게 시작할 수 있다.

    앞에서 특정 부상을 예방하는 데 도움이 되는 운동 동작과 스트레칭을 몇 가지 추천했지만, 사실 모든 필라테스 동작이 근육 불균형을 해소하는 데 도움이 된다. 필라테스를 통해 자세를 바르게 정렬하고 근육을 강화할 수 있을 것이다.

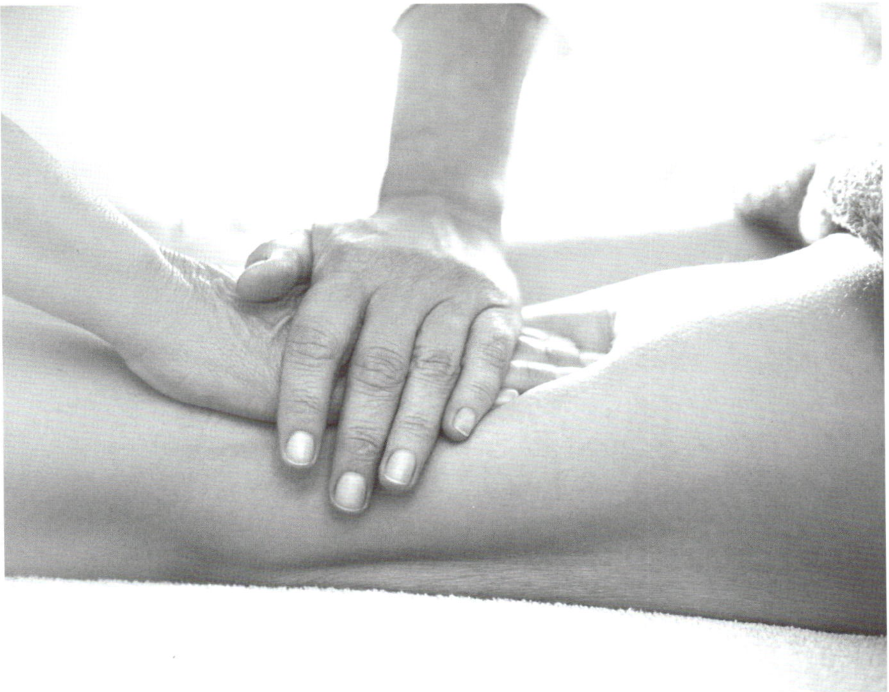

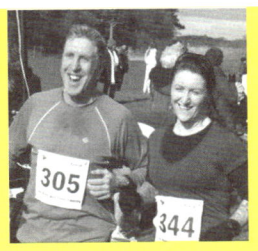

노퍽에 사는 존 포드는 5km 공원 달리기부터 마라톤까지 모든 달리기를 좋아하는 퍼스널 트레이너이다. 4번의 마라톤과 30번의 하프 마라톤을 뛰었다.

처음에는 달리다가 생긴 부상을 재활하기 위해 필라테스를 시작했는데, 실제로 단시간에 부상을 회복하는 데 도움이 되었어요. 그러면서 체력도 좋아졌어요. 필라테스로 지구력과 체력이 좋아지면서 수많은 경기에서 달리기 속도를 유지할 수 있었어요. 사실 62세가 되면 보통 달리기 기록이 하향세에 있다고 볼 수 있잖아요. 그런데도 필라테스를 꾸준히 하면서 일관성을 유지할 수 있었고, 몇 년 전보다 훨씬 더 좋은 성적을 거두고 있어요.

몇 년 전에 저는 오른쪽 다리의 햄스트링 문제로 한동안 달리지 못했고, 햄스트링 문제는 무릎 아래 거위발 부상으로 이어졌어요. 필라테스 선생님이기도 했던 제 물리 치료사는 기본적인 연부 조직 치료와는 별도로 다양한 필라테스 동작을 추가하여 재활을 도와주었어요. 당연히 지금도 그 운동들을 달리기 훈련에 포함하고 있답니다.

제가 하는 모든 수업에는 코어를 강화하는 운동이 포함되어 있어요. 코어 운동을 하면 기존의 유산소 운동으로는 가질 수 없었던 체력을 기를 수 있어요. 그러면 모든 근육이 제 역할을 하며 순서대로 작동할 수 있게 되고, 몸을 똑바로 세울 수 있게 돼요. 운동이 없었다면 결코 가질 수 없는 자신감을 느낄 수 있을 거예요.

12장 | 러닝 마인드셋

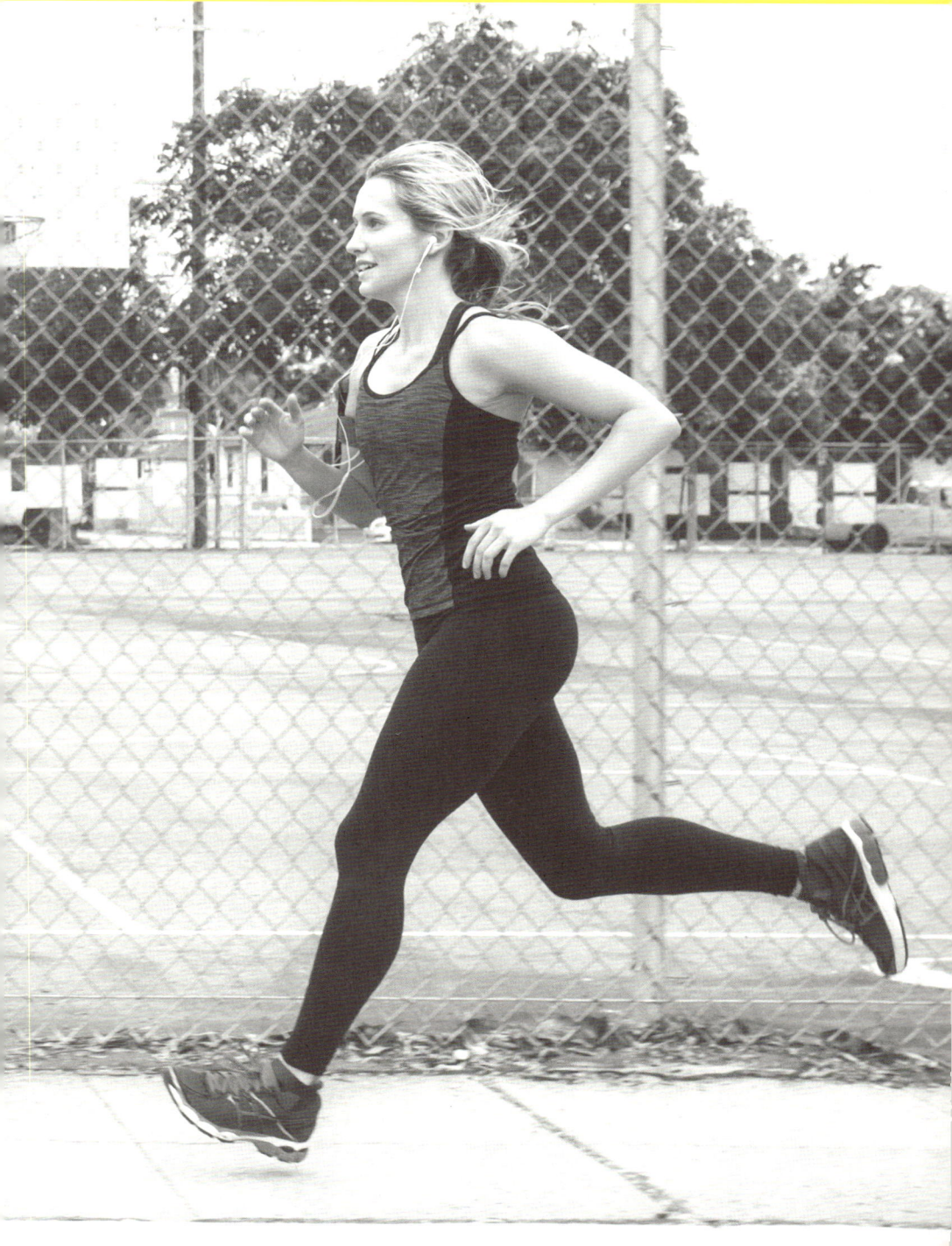

사람마다 달리는 목적은 다르다. 누군가는 시합을 위해, 또 누군가는 건강이나 체력, 혹은 재미를 위해 달린다. 하지만 달리는 사람에게 가장 큰 난관은 대문을 나서는 일이다. 비 오는 날, 할 일이 끝없이 쌓여 있다는 생각이 들면, 이 난관은 단순히 몸을 움직이는 문제가 아니라 마음의 문제가 되기도 한다. 몸은 이미 달릴 준비가 되어 있어도, 달리고자 하는 마음이 갑자기 사라지면 계획이 틀어지고 훈련에 차질이 생기기도 한다. 어렵게 집을 나서 달리기를 시작했더라도, 때로는 마음이 달리는 즐거움을 가로막기도 한다.

집중력을 예로 들어보자. 집중은 필라테스에서 중요한 원칙 중 하나이다(23쪽). 달리고 있을 때는 자신이 지금 하는 일에 온전히 주의를 기울여야 하고, 어떠한 부정적인 생각을 하거나 딴생각을 해서는 안 된다. 이 차이는 분명하다. 집중이 유지되면 개인 최고 기록을 세울 수 있지만, 흐트러지면 운동화를 진흙탕에 던져버리고 싶은 마음이 들 수도 있다.

달리기를 시작할 때는 스트레스를 날려버리고 엔도르핀이 가득한 일요일 아침을 만들어보겠다는 마음이었지만, 한순간에 마음이 직장이나 가족의 걱정거리로 옮겨갈 수 있고 달리기에 지장을 줄 수 있다. 의식적으로는 달리는 일에 계속 집중해야 하고, 무의식적으로는 그 외 모든 일들을 분리해야 한다. 지금 하는 일에 집중하는 능력도 기술이다. 이 기술을 갖게 된다면 좀 더 차분하게 달릴 수 있게 되어 만족감이 높아질 것이다. 그렇게 되면 몸도 더 행복해진다. 필라테스 수련을 통해 균형감을 익히고 호흡하면서 몸의 움직임에 완전히 집중하는 법을 배우게 된다면, 달릴 때 집중력도 훨씬 좋아질 것이다. 필라테스가 추구하는 긍정적인 마음가짐을 더 많이 갖게 된다면 일상생활에도 도움이 된다.

어떤 사람들은 달릴 때 하는 '만트라'나 긍정의 말이 뛰고 있는 그 시점에 집중하는 데 도움이 된다고 한다. 만트라는 집중을 위해 반복하고 또 반복하는 한 단어나 기억에 남는 구절이다. 만트라를 반복하면 마음을 집중하고 딴생각과 부정적인 생각을 하지 않게 된다. 긍정적인 혼잣말이라고도 불리는 만트라는 굉장히 강력한 도구가 될 수 있다. 자신의 단어나 구절을 선택한 다음, 의미를 부여하거나 불안을 덜어주는 말로 만들어보자. 이때 단어나 구절이 너무 길거나 복잡해서는 안 된다. 힘들 때 바로 머리에 쉽게 떠오르고 계속 머릿속을 맴돌아야 한다. 스포츠 심리학자들에 따르면, 만트라를 통해 마음이 부정적인 생각에서 벗어날 수 있고 실패나 실망감에 매몰되기보다는 긍정적인 에너지를 활용할 수 있게 된다고 한다. 일단 한번 해보자. 분명 효과가 있을 것이다!

달릴 때 마음을 집중하는 데 효과적인 또 하나의 방법은, 필라테스 수련처럼 호흡에 집중하는 것이다. 달릴 때 호흡에 귀를 기울이고, 호흡을 느끼고, 중심을 잡고 부정적인 생각을 떨

> 긴장과 피로에서 벗어난 몸은 균형 잡힌 마음을 위한 최적의 안식처가 된다. 삶의 복잡한 문제들 앞에서 중심을 잃지 않으려면, 먼저 몸이 제자리에 있어야 한다.
> 조셉 필라테스

쳐내는 방법으로 자신의 호흡수를 세어보자.

또 하나의 필라테스 원칙인 이완도 고려해 볼 만한 요소이다. 연구에 따르면, 달릴 때 긴장하거나 과도하게 스트레스를 받으면 부상을 당할 가능성이 커진다. 자신이 편안한 상태라고 생각하고 있더라도 마음이 다른 생각을 하게 되면 몸이 긴장하게 된다. 달릴 때 긴장하고 있는 부분이 어디인지 감지해 보는 연습을 해보자. 몸의 어떤 부분인지를 정확히 찾아내고 어떠한 상태인지, 예를 들면 주먹을 꽉 쥐고 있는지, 아니면 어깨가 귀까지 올라간 건 아닌지를 알아야 한다. 이렇게 하면 자신의 자세가 바르게 정렬되어 있는지 확인하는 데 많은 도움이 된다. 반드시 척추 전체를 길게 늘여야 한다. 그러면 발은 더 가볍게 느껴지고, 가슴을 활짝 열게 되고, 어깨를 아래로 내린 상태에서 훨씬 안정적으로 유지할 수 있을 것이다. 이 모든 것이 마음에 긍정적인 영향을 미친다.

시합 전에 드는 불안한 마음도 많은 러너들에게 영향을 준다. 제한 시간 내에 완주할 수 있을까, 필요한 물건을 다 챙겼나, 끝까지 뛸 수 있을까, 참가 번호와 등록할 때 썼던 이메일 주소를 제대로 기억하고 있는가, 이러한 질문들이 끝도 없이 이어진다. 차가 막히거나 길을 헤매는 바람에 겨우 5분을 남겨 놓고 도착하게 된다면 경기에 임하는 몸과 마음은 엄청난 혼란을 겪게 된다. 이런 상황에 직면하게 되면 '만약'을 대비하여 수도 없이 미리 화장실을 가게 되고, 에너지 젤과 신발 끈을 챙겼는지, 스마트 워치를 제대로 충전했는지 확인하고 또 확인하게 된다. 이러한 상황에서 달리기를 시작하면 부상의 확률이 더 높아지는 것은 당연한 일이다!

필요한 물품을 모두 갖추고 출발선에 서 있을 때가 바로 필라테스 호흡법을 연습하기에 매우 좋은 시간이다. 코로 깊게 숨을 들이마신 다음 입으로 숨을 내쉬는 동작을 여러 번 반복해 보자. 주위에 있는 다른 러너들을 차단하기 위해 눈을 감는다면 좀 더 온전히 자신에게 집중할 수 있을 것이다. 자신의 몸을 면밀히 살펴보고 어디 긴장한 곳은 없는지 느껴보자. 어깨를 귀까지 들어 올린 다음 뒷주머니에 넣듯이 아래로 내려준다(35쪽). 롤 다운(55쪽) 동작과 목 운동, 어깨 돌리기, 발목 돌리기 동작을 몇 번 반복한다. 마음을 집중시키기 위해 한쪽 다리로만 서 있는 동작을 해도 좋다. 경기 때마다 반복할 수 있는 자신만의 짧은 이완 프로그램을 만들어둔다면 출발선에서 기다리는 시간이 자신에게 집중하고 경기를 준비할 수 있는 반가운 시간이 된다.

장거리 달리기나 시합이 끝나면, 달린 후에 하는 필라테스와 스트레칭이 아드레날린으로 가득 찬 몸을 이완시키고, 몸과 마음 모두를 달리기로 인한 흥분과 행복감에서 서서히 진정시켜줄 것이다. 밤에 좀 더 깊게 잠들고 더 빨리 회복하는 데도 도움이 된다.

> 필라테스는 특히 장거리 달리기나 고강도 훈련을 받은 후에 몸을 이완시킬 수 있는 정말 좋은 운동이에요. 또 스트레스를 푸는 데도 도움이 돼요. 울트라마라톤을 뛴 뒤, 젖산을 줄이고 뭉친 근육을 푸는 데 큰 도움이 되었어요!
> 제인 홀, 울트라 마라토너

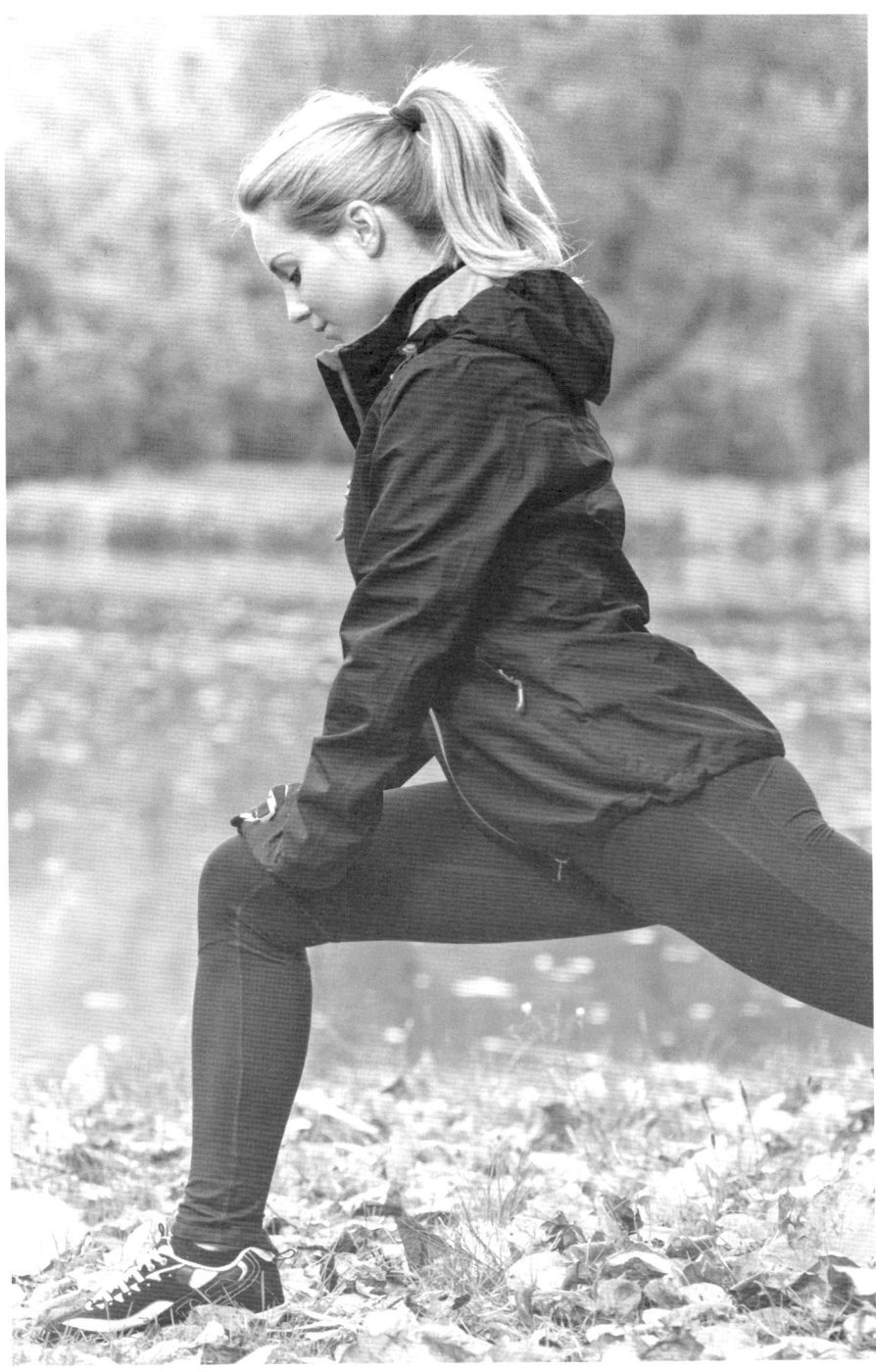

13장 | 러닝을 위한 필라테스 시작하기

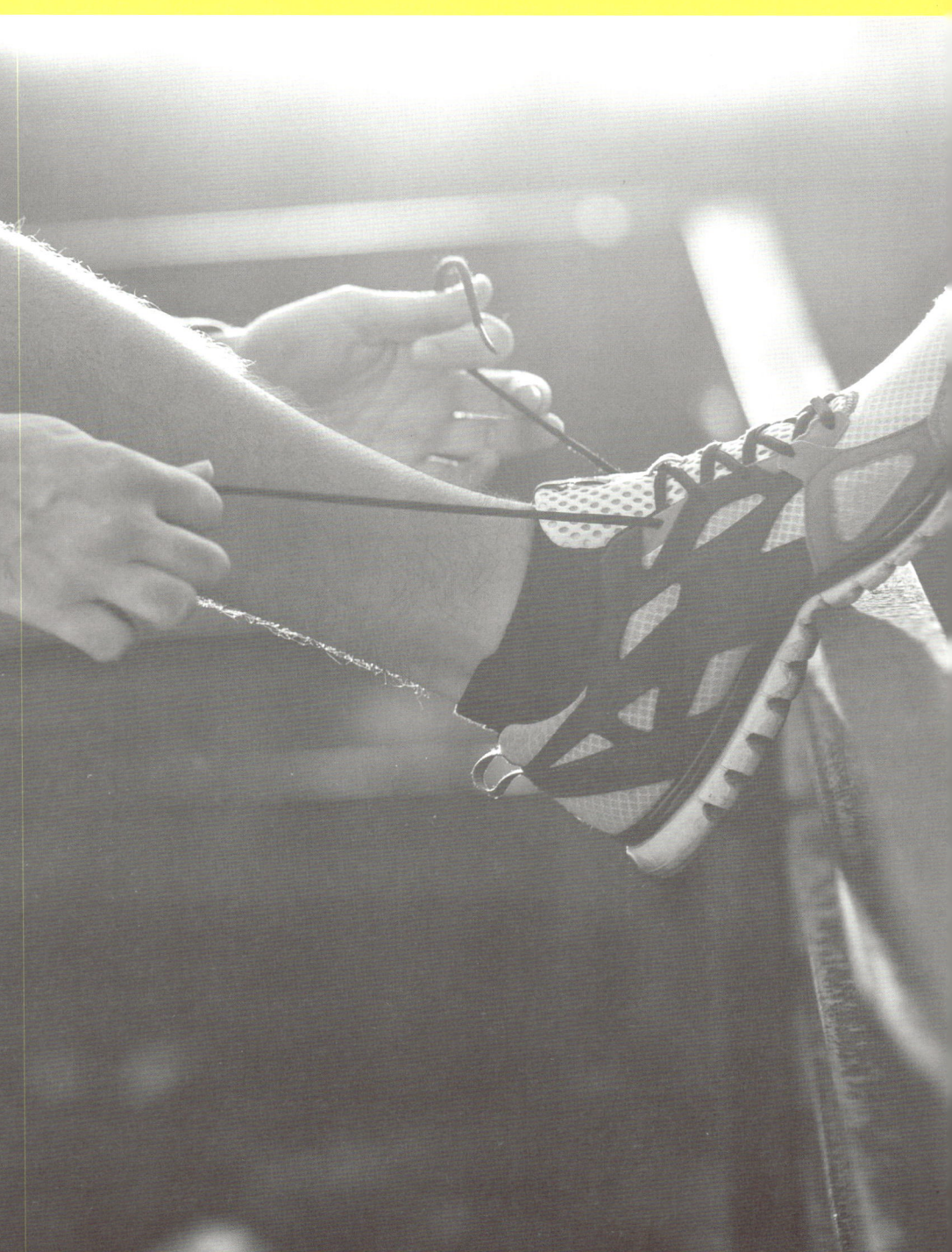

전 세계적으로 매트 필라테스 수업은 모든 헬스클럽과 체육관의 시간표에 포함되어 있다. 아주 인기가 많은 수업들도 있지만, 사실 최대 12명 정도가 가장 이상적이라고 할 수 있다. 실상은 필라테스 수업을 듣는 사람이 점점 더 늘어나면서, 너무 많은 사람들이 함께 수업을 듣는 경우가 많다.

필라테스를 처음 시작하는 경우라면, 수업에 들어가기 전에 강사에게 주요 정렬 포인트를 확인하고 필라테스에서 사용하는 용어를 간단히 설명해 달라고 요청해 보자. 강사마다 설명 방식이 다를 수 있으므로, 미리 짚고 넘어가는 것이 도움이 된다. 수업 전에는 일반적으로 건강 상태나 근골격계 문제 여부를 확인하고, 관련 설문지를 작성하게 된다.

부상이 있거나 치료 중인 경우라면, 강사가 그 내용을 숙지하고 동작을 개별적으로 조정할 수 있도록 치료사로부터 간단한 소견서나 운동 권장 사항을 받아 두는 것도 좋다. 또한 강사는 수강생이 어떤 운동을 병행하고 있는지, 현재 체력 수준은 어떤지, 필라테스를 선택한 이유가 무엇인지도 함께 확인하게 된다.

수업하는 동안 강사는 스튜디오를 여기저기 돌아다니면서 수강생들이 바른 자세로 안전하게 운동을 하고 있는지 살펴보고 자세를 고쳐줄 것이다. 강사가 시범을 보일 수도 있지만, 모든 동작을 직접 하지는 않을 것이다. 보통은 말로 지시를 내리면서 지켜본다.

처음 수업에 들어가면 살펴보아야 할 점들이 매우 많다. 잔잔한 배경음악이 흐를 것이고, 편안하게 몸을 움직일 수 있도록 매트 주변으로 공간이 확보되어야 한다. 통조림 속에 들어 있는 정어리처럼 다닥다닥 붙어 있어서는 안 된다. 궁금한 점이 생기면 물어보도록 하자. 질문은 매우 중요하다. 동작이 이해되지 않는다면 물어봐야 한다. 좋은 강사라면 이러한 상황을 반갑게 맞아줄 것이고, 아마 다른 사람들도 그 부분이 이해되지 않았을 것이다.

> 매주 필라테스 수업을 가면 거의 같은 얼굴들을 만날 수 있어요. 저희 선생님은 동작을 정말 쉽게 설명하고, 보통 동작의 난이도를 3단계로 나누어 주어서 각자의 수준에 맞게 선택할 수 있어요. 어깨 브리지 동작의 경우, 저는 몸을 들어 올린 상태를 유지하는 것을 좋아해요. 몸이 이완되면서 운동 효과가 크거든요. 실제로 가끔 잠들기도 해요. 확실히 머리를 비울 수 있어요. 체육관은 지루하지만, 내 체중을 활용하는 운동은 정말 좋아요.
>
> 마크 버렐, 울트라 마라토너

필라테스는 나이가 많든 적든, 체력이 강하든 약하든, 운동을 꺼리는 사람부터 전문 운동선수까지 대부분의 사람에게 적합한 운동이다. 누군가에게는 새로운 것을 시작하고, 수업에 나가거나 강사에게 질문하는 일이 쉽지 않다. 필라테스를 시작하려는 남성도 점점 늘고 있지만, 여전히 수업에 들어가기 전부터 주눅이 드는 경우가 있다. 그럼에도 이제 남성들 사이에서도 필라테스의 효과가 알려지며 점점 더 많은 이들이 수련을 시작하고 있다. 이는 분명 반가운 변화다. 내 수업에서도 이러한 모습을 종종 볼 수 있다. 그런데 조셉 필라테스도 남자였다. 그는 이 놀라운 운동을 모두를 위해 만들었다. 그러니 이런저런 핑계를 대지 말자. 이 책으로 필라테스에 대한 지식과 경험을 쌓았다면, 이제 해야 할 일은 필라테스 수업을 등록하는 것이다. 이 책에 나와 있는 운동과 수업을 병행한다면 부상 없이 더 강하고 더 빠른 러너가 된다.

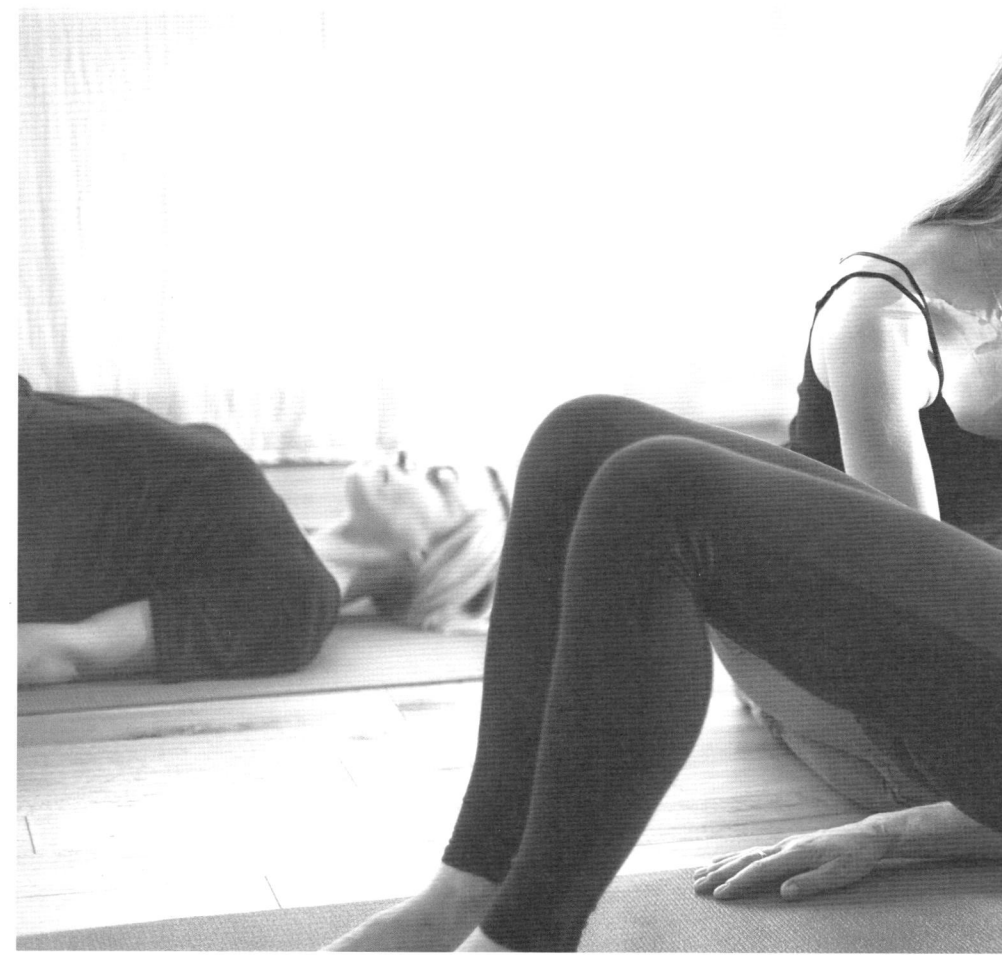

13장 러닝을 위한 필라테스 시작하기 **203**

> 저는 15년 넘게 필라테스를 가르치고 있고, 달리기 선수를 비롯하여 많은 운동선수들이 제 수업을 들었어요. 수강생들은 필라테스를 통해 등과 심부 복근이 강해지면서, 오르막길을 좀 더 효율적으로 달릴 수 있게 되었다고 이야기해요. 또 체력도 좋아지고 횡격막을 제대로 사용할 수 있게 되면서 목과 어깨에 긴장이 줄어들었다고 해요. 자신의 몸에 대해 더 잘 알게 되면서 좀 더 의식적으로 동작을 올바르게 할 수 있게 되었고, 그러면서 몸이 긴장하거나 다치는 일이 줄어들게 되었어요.
>
> 사라 파일, 매트 필라테스 강사이자 스포츠 치료사

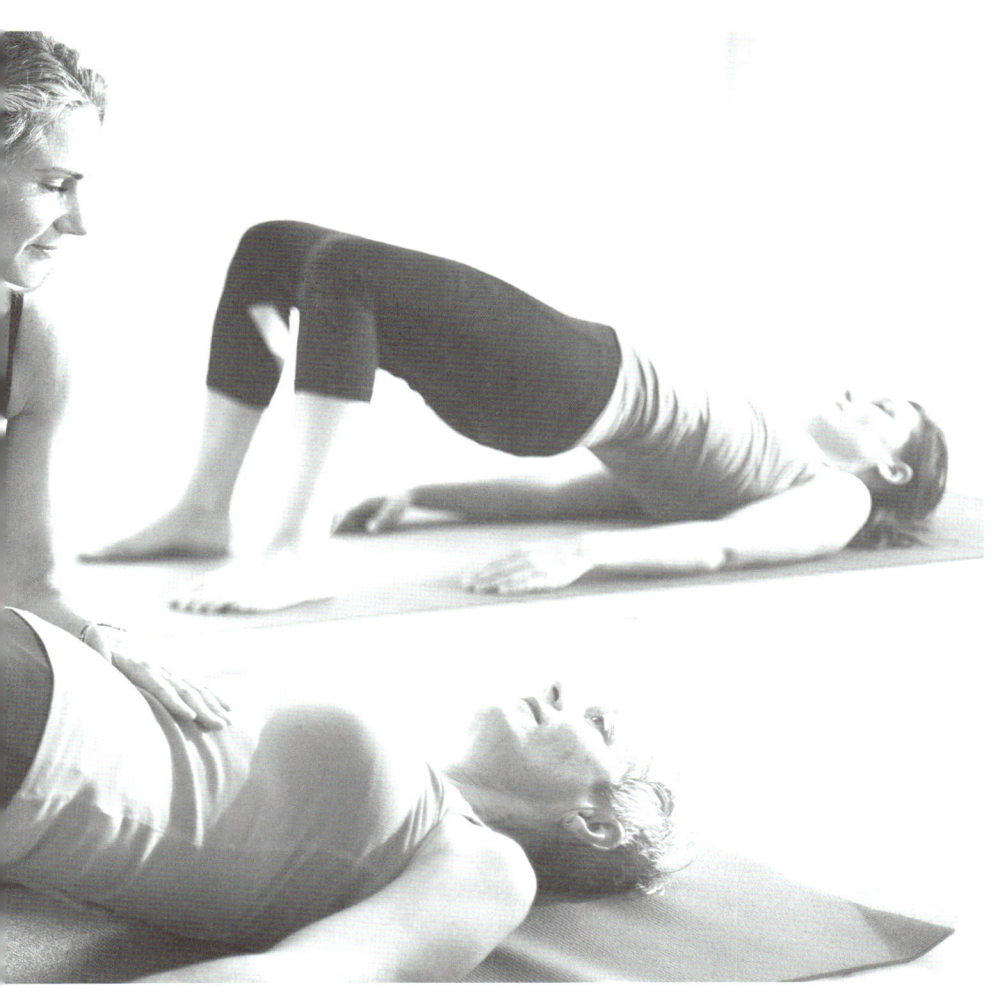

감사의 글

이 책을 만드는 데 도움을 준 수강생과 친구들, 동료 러너들에게 깊이 감사드립니다. 늘 영감을 주고, 필라테스와 달리기 지도를 의미 있게 만들어주는 분들께도 고마움을 전합니다.

제인 카우셜, 사이먼 풀, 헬렌 케네디 박사님께서는 귀한 자료와 지혜를 나누어 주셨습니다. 마지막으로, 언제나 저를 응원해 준 샬럿과 사라, 그리고 블룸즈버리 출판사의 모든 분들께도 진심으로 감사드립니다.

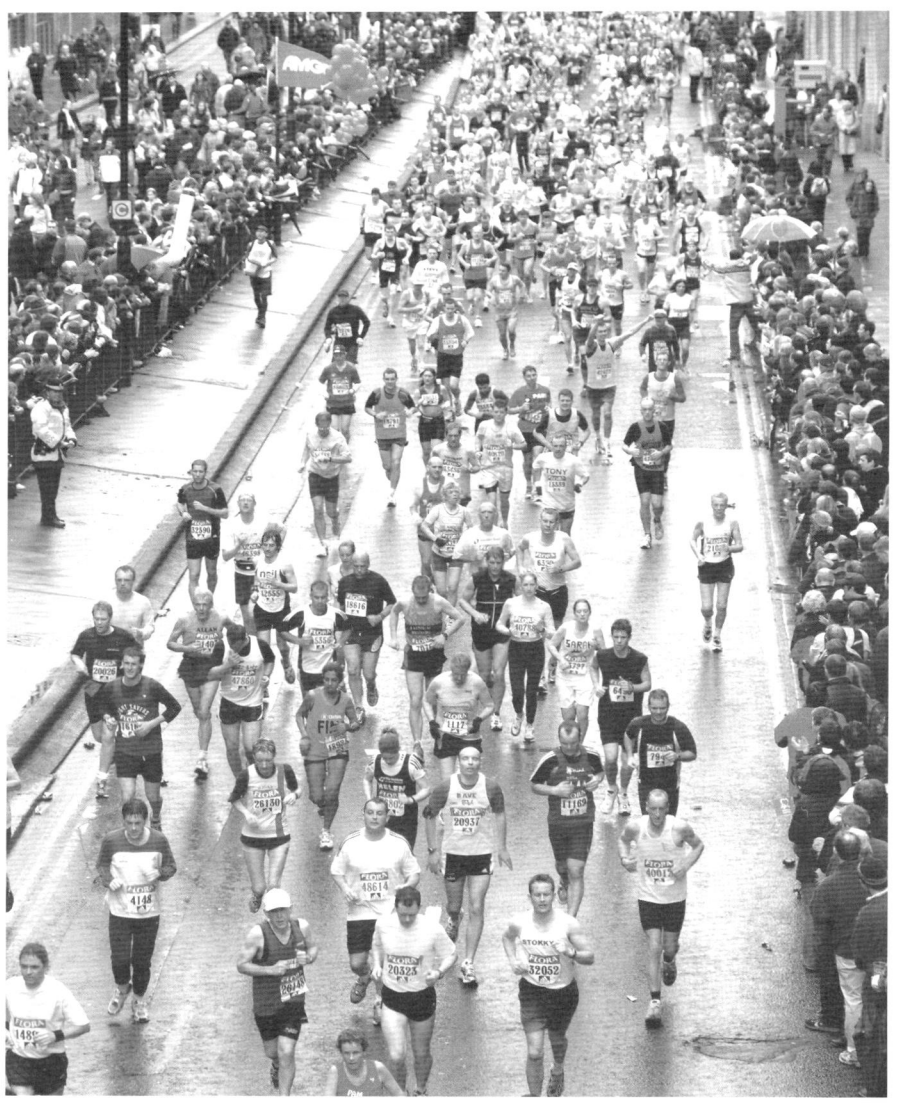

찾아보기

ㄱ

가슴 열기 105
감정 27
고관절 열고 균형 잡기 53
고유수용성 감각 54
골반기저근 33, 34
공처럼 구르기 141, 142
균형 13-14, 53, 54
균형감 56, 57
균형 운동 심화 동작 58
근골격 질환 47
근육 불균형 11, 12, 17
기립 자세에서 팔굽혀펴기 80-83

ㄴ

내복사근 12
내전근 스트레칭 170
넥 컬 업 117
누워서 대퇴사두근 스트레칭 167

ㄷ

다리 차기- 한쪽과 양쪽 76-79
다리 스트레칭- 한쪽과 양쪽 122-125
다열근 13
다트 자세 + 삼두근 올리기 66, 67
달리기 자세 33
달린 후 스트레칭 105, 162
대퇴사두근과 고관절 굴곡근 스트레칭 168
덤벨 44
둔근 12
둔근 스트레칭 167
등 근육 13

등 위쪽과 가슴 스트레칭 170

ㄹ

레그 풀 프런트 71-73
러너 니(슬개대퇴 통증 증후군) 190
러너에게 좋은 점 59
롤 다운 55, 56, 171
롤 백 143
롤 업 144-146
리버스 레그 풀 136-138

ㅁ

마음가짐, 필라테스와 달리기 197
마음 챙김 23
만트라, 달리기 197, 198
매트, 운동 43
목 준비 운동 51
몸을 똑바로 세우고 서기 31
무릎과 고관절 가동성 및 균형감 53
무릎 부상 54
무릎 접기- 한쪽과 양쪽 106-108

ㅂ

발과 균형감을 위한 두뇌 체조 60
발목 가동성 109
발목 부상 54
발목 염좌 194
발뒤꿈치와 발가락으로 걷기 61
발 운동 59
복근 12
복사근 12
척추 가동성과 복사근 스트레칭 160, 161
복직근(식스팩) 12, 29

복횡근 12, 24, 29, 33
부상 194
불안·스트레스 27

ㅅ

사이드 벤드(플랭크) 98, 99
사이드 킥 시리즈 91-97
상급자용 15분 루틴 178
시각화 기법 33
시합 전 불안 198
시저스 139
숙면 126
스완 다이브 62, 63
스위밍 68, 69
스트랩 44
스트레스성 요실금 34

ㅇ

아킬레스건과 종아리 근육 강화 59
아킬레스건염 189, 190
양쪽 다리 스트레칭 124
양쪽 다리 차기 78, 79
양쪽 무릎 접기 107
어깨 브리지 127-131, 173
어깨 안정성 110
어깨 안정화 35
어깨 준비 운동 51
업무와 자세 27, 28
운동 감각 14
운동 후 스트레칭 15
요가 매트 43
요가 스트랩 44
요실금 34, 35
요추 28, 29
외복사근 12

외전근 101, 102
이완 24, 198
이상근 스트레칭 167
이상근 증후군 188

ㅈ

자세 정렬 27-36
장경인대 스트레칭 169
장경인대 증후군 187
정강이 부목 191
조셉 필라테스 7, 11, 14, 15, 16, 19, 23, 32, 50, 175
족저근막염 186
종아리 근육과 아킬레스건 스트레칭 168
종아리 부상 193
준비 운동 50-54
중급자용 15분 루틴 177
중량 44
중심화 24
지구력 25
집중 23

ㅊ

초급자용 15분 루틴 176
척주세움근 13
척추 28-32, 36
척추 가동성과 복사근 스트레칭 160, 161, 173
척추를 바닥에 밀착시키기 36
척추 비틀기 157-159
척추 스트레칭을 하며 롤 업 144, 145
척추 중립 30, 31
척추전만 29
척추 회전 52

ㅋ

캣 스트레칭 84, 171
캣 스트레칭에서 다운 독 85, 86
코브라 스트레칭 89, 172
코어 근육 12, 13, 17
코어의 힘·안정성 11-13, 17, 24
컨트롤로지 19
크리스 크로스 149-150
클램·측면 고관절 열기 100

ㅌ

탄력 밴드 44, 146, 165,166
티저 151-152

ㅍ

팔, 어깨와 척추 가동성 운동 112
팔과 어깨 운동 111
팔을 벋은 아기 자세 87, 172
팔로 원 그리기 113, 114
평발 191
폐활량 15
폼 블록 44
편평등 자세 29
필라테스 장비 43-45
필라테스 수업 201, 202

ㅎ

하프 티저 153
한쪽 다리 브리지 132, 133
한쪽 다리 스트레칭 122, 123
한쪽 다리 차기 76, 77
한쪽 무릎 접기 106
허벅지 바깥쪽 들어 올리기 101, 102
헌드레드 118-121
햄스트링 스트레칭 169
햄스트링 좌상 192
협응 14
호흡 14,15, 23-25, 39, 40, 198
힙 서클 134, 135
힙 롤 162, 163, 172
힙 트위스트 147, 148
흉추 29, 30
흉추후만 29

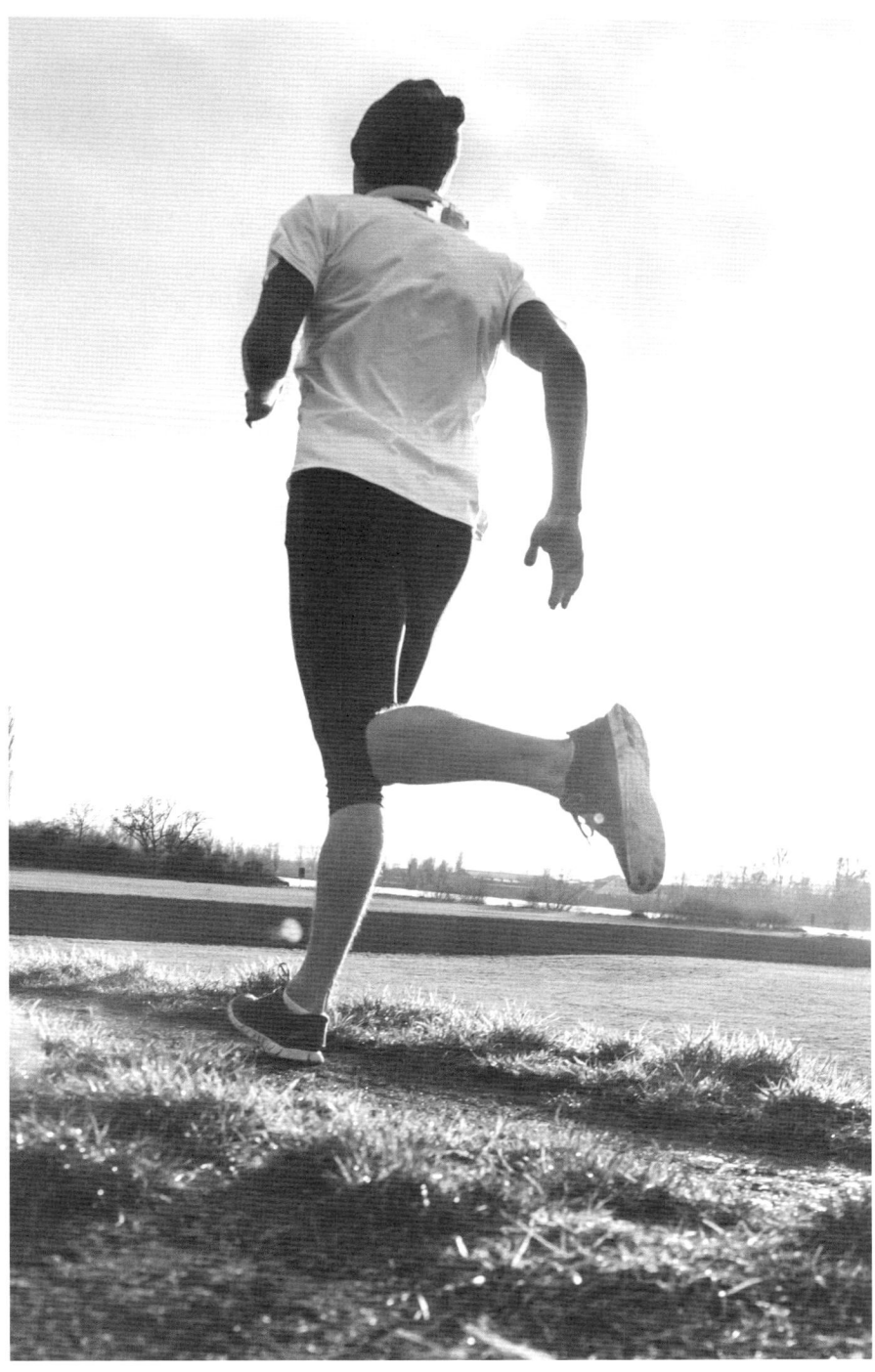

러닝 보강 운동 바이블
부상 없이 더 오래 달리기 위한 근력 운동과 스트레칭

초판 발행일 2025년 6월 30일

발행처 동글디자인

발행인 현호영

지은이 하리 에인절

옮긴이 임윤경

편 집 김지숙, 이선유

디자인 한희정

주 소 서울특별시 마포구 월드컵북로 58길 10, 더팬빌딩 9층

팩 스 070.8224.4322

ISBN 979-11-91925-27-2 (03690)

PILATES FOR RUNNERS
ⓒ Harri Angell, 2017
All rights reserved.
Korean translation copyright ⓒ 2025 This translation of PILATES FOR RUNNERS is published by DONGLE DESIGN by arrangement with Bloomsbury Publishing Plc. through EYA Co.,Ltd.

이 책의 한국어판 저작권은 EYA Co.,Ltd를 통해 Bloomsbury Publishing Plc 사와 독점 계약한 동글디자인에 있습니다.
저작권법에 의하여 한국 내에서 보호를 받는 저작물이므로 무단전재 및 복제를 금합니다.

* 잘못 만든 책은 구입하신 서점에서 바꿔 드립니다.

좋은 아이디어와 제안이 있으시면 출판을 통해 더 많은 사람에게 영향을 미치시길 바랍니다.
✉ dongledesign@gmail.com